1

Warum mit der Kettlebell trainieren?

Die Kettlebell ist ein Allround-Tool für Fitness. Du kannst kostengünstig und platzsparend trainieren. Kraft, Ausdauer und Mobilität kannst du mit einem Werkzeug steigern, das locker unter deinem Bett Platz hat. Einer der Hauptvorteile ist, dass auch schon kurze Trainingseinheiten unglaublich effektiv sein können, sodass du deine Kraft steigern und deine Gesundheit fördern kannst. Da das kürzeste Workout gerade mal zwei bis drei Minuten dauert, sind die immer gleichen Ausreden à la »Ich habe keine Zeit« Geschichte. Das Training wird somit ein echter Gamechanger in deinem Leben, deiner Gesundheit sowie deiner Produktivität sein.

Dauer der Trainingseinheiten

Mit der Kettlebell können bereits kurze Trainingseinheiten sehr effektiv sein. Ideal für Menschen, die wenig Zeit im Alltag haben. Schon regelmäßige zehn Minuten Kettlebell-Training haben einen enormen Übertrag auf die Lebensqualität.

Natürlich sind längere Trainingseinheiten, je nach Zielsetzung und aktuellem Trainingsstand, sinnvoll. Ein Leistungssportler wird mit zehn Minuten fünfmal die Woche nicht besser werden. Jemand, der gar keinen Sport macht, wird hingegen auf ein höheres Fitnesslevel gehoben, welches er sich wahrscheinlich vorher nicht vorstellen konnte. Aus persönlicher Erfahrung rate ich davon ab, länger als eine Stunde mit der Kettlebell zu trainieren, denn meist nimmt dann die Konzentrationsfähigkeit ab und damit steigt das Verletzungsrisiko.

Mobilität, Stabilität und Balance

Mit der Kettlebell trainierst du deinen ganzen Körper als Einheit. Wenn du etwas aus einem Regal nehmen möchtest, dann brauchst du nicht nur den Trizeps (Armstrecker), sondern musst deinen ganzen Körper koordiniert bewegen, um das Ziel zu erreichen. Reines Isolationstraining, das sich nur auf Muskelgruppen beschränkt, wirkt sich daher weniger auf das »reale« Leben aus. Denn wer sich besser bewegen kann, kann mehr mit seiner Kraft anfangen.

Die gesteigerte Balance und Stabilität helfen, Verletzungen und Unfällen vorzubeugen. Viele alte Menschen verletzen sich, weil sie die Fähigkeit verlieren, sich schnell wieder in Balance zu bringen oder den Körper fest anzuspannen, um nicht umgeschubst zu werden. Dieses Spiel aus locker und, wenn es drauf ankommt, »wie ein Fels in der Brandung sein« ist einer der Vorteile des Kettlebell-Trainings.

Frank Delventhal

50 Workouts mit der Kettlebell

Die besten Übungsreihen für Kraft, Mobilität, Ausdauer und Fettverbrennung

riva

Bibliografische Information der Deutschen Nationalbibliothek:
Die Deutsche Nationalbibliothek verzeichnet diese Publikation in der Deutschen Nationalbibliografie. Detaillierte bibliografische Daten sind im Internet über http://dnb.de abrufbar.

Für Fragen und Anregungen
info@m-vg.de

Wichtige Hinweise
Dieses Buch ist für Lernzwecke gedacht. Es stellt keinen Ersatz für eine individuelle medizinische Beratung dar und sollte auch nicht als solcher benutzt werden. Wenn Sie medizinischen Rat einholen wollen, konsultieren Sie bitte einen qualifizierten Arzt. Der Verlag und der Autor haften für keine nachteiligen Auswirkungen, die in einem direkten oder indirekten Zusammenhang mit den Informationen stehen, die in diesem Buch enthalten sind.

Ausschließlich zum Zweck der besseren Lesbarkeit wurde auf eine genderspezifische Schreibweise sowie eine Mehrfachbezeichnung verzichtet. Alle personenbezogenen Bezeichnungen sind somit geschlechtsneutral zu verstehen.

Originalausgabe
1. Auflage 2025

Türkenstraße 89
80799 München
Tel.: 089 651285-0

Redaktion: Mareike Weber
Umschlaggestaltung: Manuela Amode
Umschlagabbildung und alle Abbildungen im Innenteil: evoletics – ein Produkt der science on field GmbH
Layout: Meike Herzog, www.aplsee-design.de
Satz: Daniel Förster
Druck: Florjancic Tisk d.o.o., Slowenien
Printed in the EU

ISBN Print 978-3-7423-2895-3
ISBN E-Book (EPUB, Mobi) 978-3-7453-2572-0

Inhalt

Kettlebell-Training

Ausdauer und Fettverbrennung

Deine Fähigkeit, lange Kraft bereitzustellen, kann mit der Kettlebell schnell trainiert werden. Es gibt Übungen und Übungskombinationen, die sehr fordernd sind. Hier brauchst du nicht lange, um an deine Grenzen zu kommen. Dabei geht es nicht darum, das Gewicht zu steigern, sondern vielleicht noch eine ganze Runde des Trainingszirkels mehr in einer gegebenen Zeit zu schaffen. Wenn du am Anfang in 45 Minuten fünf Runden schaffst und nach einem Monat acht Runden, hat sich deine Ausdauer definitiv verbessert.

Fettverbrennung: ein gebräuchlicher, aber auch irreführender Ausdruck. Du wirst kaum etwas finden, was mehr Kalorien pro Zeiteinheit verbraucht, als Kettlebell Swings und Snatches. Die sind vergleichbar mit Ski-Langlauf bergauf. Das wären circa 400 Kilokalorien in 20 Minuten. Wenn du das nun einfach auf 60 Minuten hochskalieren möchtest, wirst du beim Training schnell feststellen, dass das nicht klappt. Viele Kalorien verbrennen ist sehr anstrengend. Es mag Leute geben, die eine Stunde fast ohne Pause ballistisch mit der Kettlebell arbeiten können (Swing, Clean, Snatch), doch die können an einer Hand abgezählt werden. Deswegen dauern Wettbewerbe mit der Kettlebell nicht länger als zehn Minuten.

Klar, dass du nur Fett verlierst, wenn du die Kalorien nicht gleich mit mehr Nahrung wieder »auffüllst«. Doch das ist ein anderes Thema. Tipp zum Abnehmen: Miss nicht nur dein Gewicht, sondern auch deinen Bauchumfang. Denn der Bauchumfang ist ein besserer Indikator für Gewichtsverlust als die Waage. Du kannst nämlich Zentimeter an Umfang verlieren, auch wenn sich dein Gewicht nicht ändert.

Kraft

Der Kraftzuwachs besteht aus einer verbesserten Technik und auch in gesteigerter Muskelmasse.

Wie stark du bist, bestimmt, wie leicht dir viele Dinge fallen. Wenn du Goblet Squats mit einer 32-Kilogramm-Kettlebell kannst, wirst du das Treppensteigen mit den Einkäufen wahrscheinlich nicht mehr als so anstrengend empfinden wie jemand, der schon Schwierigkeiten hat, eine Kniebeuge ohne Zusatzgewicht zu machen. Das eine ist eine normale Leistungssteigerung, das andere eine Verschiebung deines Erfahrungshorizonts. Wenn du weißt, wie es ist, mit deinem halben Körpergewicht in jeder Hand 100 Meter zu gehen, dann werden dir geringere Lasten nicht mehr so schwer vorkommen.

Die Steigerung der Maximalkraft ist oft noch ein Cheat-Code, um ebenso deine Ausdauer zu verbessern. Je weiter eine Tätigkeit unter deiner maximalen Stärke liegt, desto leichter fällt dir diese Tätigkeit. Je leichter dir etwas fällt, desto länger kannst du es in der Regel durchhalten. Ausnahme ist zum Beispiel Joggen, da du hier auch immer dein eigenes Gewicht mittragen musst. Es gilt also, darauf zu achten, nicht mehr Muskeln als nötig auszubilden, denn auch die müssen immer getragen werden. Das gilt zum Beispiel auch für Triathleten.

Platzbedarf und geringe Kosten

Du kannst mit der Kettlebell im Schlafzimmer, Büro (passe nur auf deine Kollegen auf) oder im Gym trainieren. Einige meiner Klienten nehmen auch eine mit Sand befüllbare Kettlebell in jeden Urlaub mit. Im Gegensatz zu einem Trainingsrack, einer Olympischen Langhantelstange sowie Gewichten ist die Kettlebell sehr kostengünstig.

Ziel des Buches

Ich möchte dir genügend Möglichkeiten, Hinweise und Inspirationen geben, deine Kraft und Gesundheit in die eigene Hand zu nehmen, sodass du dieses Buch immer wieder aufs Neue aufschlagen und etwas für dich herausziehen kannst. Du kannst mit diesem Buch gemeinsam wachsen. Du fängst an mit den Anfänger-Workouts und mit steigender Leistungsfähigkeit und Erfahrung kommst du zu immer fordernderen Workouts.

Tipps zu diesem Buch:
Es ist dein Buch. Mache dir Notizen zu den Workouts. Schreibe hinein. Später wird dir das helfen, ein Workout, das besonders gut funktioniert hat, schnell wiederzufinden.

Wenn du eine Technik neu erlernt hast, mache sie lieber häufiger als schwerer. Wenn du zum Beispiel gerade den Turkish Get-up erlernt hast (eine der besten, jedoch auch kompliziertesten Übungen im Kettlebell), bist du gut beraten, es in jedes Training einzubauen, doch so leicht, dass du dich ganz auf die Bewegung konzentrieren kannst und es noch nicht anstrengend wird. Sieh es mehr als Warm-up an.

Sicheres Training mit der Kettlebell

Hier die wichtigsten Punkte, auf die du achten solltest, damit du sicher stärker wirst und von Verletzungen verschont bleibst – der Sicherheitsgurt und Schulterblick deines Trainings. Absolviere auch immer wieder einmal Kettlebell-Kurse, um deine Technik zu überprüfen und zu verbessern.

Konzentration

Du kannst nur so lange sicher trainieren, wie du dich auch konzentrieren kannst. Das ist wie beim Autofahren. Wenn dir die Augen zufallen, dann mache eine Pause! Übrigens ist das mit dem Augenzufallen ein wichtiger Hinweis: Wenn du deine Augen vor Anstrengung schließt, dann atmest du vermutlich nicht mehr kontrolliert, und damit verabschiedet sich auch eine sichere Ausführung der Kettlebell-Technik. Wenn du mit den Gedanken woanders bist, suche dir simple Techniken aus, die du nicht »versauen« kannst. Also keine Snatches oder Turkish Get-ups, sondern eher Loaded Carries und Goblet Squats.

Nachteil von Ganzkörperübungen, von dem keiner spricht

Eine Kette ist nur so stark wie das schwächste Glied. Deine Beine, dein Rumpf und deine Arme können noch fit sein. Wenn du nicht mehr die Kraft hast, die Kettlebell beim Swing festzuhalten, dann setze sie ab! Eine fallende Kettlebell ist extrem gefährlich und kann zu schweren Verletzungen, kaputten Möbeln und Fußböden führen. Wenn, wie in diesem Beispiel, deine Griffkraft zu versagen droht, musst du die Kettlebell sicher absetzen, selbst wenn alle anderen Muskeln noch viel mehr leisten könnten.

Wenn du beim Front-Squat deinen Rücken nicht mehr unter Spannung halten kannst, ist die Übung vorbei. Selbst wenn deine Griffkraft noch lange nicht am Ende ist.

Ego is the enemy

Wir trainieren. Es geht hier nicht um Leben und Tod. Wenn zehn Wiederholungen auf dem Plan stehen, doch nach fünf geht dir die Puste aus, deine Handkraft lässt zu stark nach oder deine Technik wird schlecht – dann sind fünf Wiederholungen gut genug!

Die Kettlebell ist kein Bodybuilding. Viele denken, dass man die Muskulatur komplett erschöpfen muss, doch das gilt nur, wenn du ausschließlich Muskelmasse aufbauen willst und Bewegung sowie Alltagskraft für dich weniger interessant sind. Daher werden im Bodybuilding auch gerne Maschinen genutzt, mit denen man einen Zielmuskel gefahrlos erschöpfen kann.

Beim Kettlebell geht es darum, dich in der koordinierten Bewegung sicher und stark zu machen. Daher ist der Übertrag ins normale Leben so groß. Und meist geht damit auch eine Verbesserung der körperlichen Erscheinung einher. Für 90 Prozent aller Menschen reicht es, so zu trainieren, dass sie nach dem Duschen wieder fit sind. Das ist eine sehr gute Daumenregel für Kraft und Gesundheit.

Du bist für dich selbst verantwortlich

Das ist kein Maschinentraining. Du bist dein eigener Sicherheitsgurt. Bei einer Beinpresse kannst du einen Stopper einstellen, sodass du, wenn du dich überschätzt, nicht zerquetscht wirst. So einen Stopper gibt es bei der Kettlebell nicht. Daher ist es wichtig, sich langsam zu mehr Leistung zu steigern. So lernst du, realistisch einzuschätzen, was geht und was nicht.

Nicht nur gucken, auch lesen

Kennst du das? Du schaust ein Bild an und denkst, ey, ich mache genau das nach. Daher bitte ich dich, den Übungsteil und die Anleitungen genau durchzulesen, denn oft stehen dort wichtige Anweisungen, die aus den Übungsabbildungen nicht unbedingt hervorgehen.

Viele Bewegungen können wir mit unterschiedlichen Muskeln ausführen. Nur sind manche geeigneter und manche sind weniger geeignet. Daher ist es sehr wichtig zu wissen, welche Muskelgruppe du bei der Übung nutzen willst. So soll der Kettlebell Swing nicht auf die Beine gehen, sondern auf das Gesäß. Das hilft dir, besser in deinen Körper hineinzufühlen. So trainierst du sicherer und effektiver. Es ist immer gut zu wissen, auf was es ankommt.

Verletzungsfrei trainieren heißt, den Unterschied zwischen Training und Wettkampf zu kennen

Im Wettkampf findest du heraus, was deine 100 Prozent wirklich sind. Das Training bereitet dich im sicheren Rahmen darauf vor. Nach einem Wettkampf ist es nicht unüblich, eine bis zwei Wochen Pause machen zu müssen. Wenn du so hart trainierst, wirst du nicht besser oder stärker. Ziel sollte es daher sein, verletzungsfrei zu bleiben und bis zum nächsten Training wieder richtig fit zu sein, sodass du weiterhin hart trainieren kannst.

Jede Verletzung wirft dich weiter zurück, als das zu harte Training dich nach vorne bringt. Das Risiko-Nutzen-Verhältnis ist nicht gegeben. Das richtige Maß zu finden, ist gerade für ehrgeizige Menschen schwer. Je ambitionierter jemand ist, desto eher empfehle ich einen Trainer, der das Training plant und überprüft.

Trockene Hände und Handpflege

Deine Hände sind für Kettlebellübungen unglaublich wichtig. Wenn du nicht richtig auf sie aufpasst, kann es sein, dass du Blasen bekommst oder gar Stücke von der Haut abgerissen werden. Daher musst du lernen, Druckstellen zu tapen.

Beim Training

Wenn du merkst, dass die Kettlebell an einer Stelle deiner Hände unangenehm drückt, klebe ein normales Pflaster drauf und tape das zusätzlich ab, sodass der Druck auf deine Hand oder Finger gemildert wird. Das ist besonders wichtig, wenn du sehr viele ballistische Übungen machst, wie den Kettlebell Swing, Clean oder Snatch.

Du brauchst trockene Hände, um sicher trainieren zu können. Hier helfen ein kleines Handtuch und bei starkem Schwitzen Schweißbänder. Zusätzlich hilft Kreide. Ich bin ein Freund von loser Kreide, allerdings ist die nicht in allen Studios erlaubt. Flüssigkreide meistens schon. Sie hat aber den Nachteil, dass sie Alkohol enthält, wodurch die Haut stärker austrocknet und du schneller und mehr Hornhaut bildest. Zudem wirst du Handcreme benötigen.

Falls du Flüssigkreide benutzt, bitte achte darauf, dass du sie wirklich trocknen lässt. Wenn die Kreide noch minimal feucht ist, dann bildet sich eine Kruste auf dem Kettelbellgriff, welche deine Hände schädigt und extrem schwer von der Kettlebell zu entfernen ist.

Weder flüssige noch lose Kreide sollte übermäßig eingesetzt werden. Mehr Kreide macht deine Technik nicht besser und erleichtert dir nicht die Arbeit. Die Kreide sollte nur dazu dienen, dass deine Hände wirklich trocken sind.

Nach dem Training

Abends nach dem Training, am besten nach dem Duschen, hältst du deine Hände unter warmes Wasser, das weicht die Hornhaut auf. So kannst du leichter die harte oder zu stark erhabene Schicht der Hornhaut abtragen, entweder mit einem Bimsstein oder einem Hornhauthobel. Achte darauf, dass nur die harte Schicht entfernt wird. Generell brauchst du die Hornhaut, um deine Hände zu schützen. Wenn du sie komplett abträgst, tust du dir keinen Gefallen. Danach die Hände einfach abtrocknen, etwas eincremen, fertig.

Profitipp: Nimm Kokosbutter zum Eincremen. Die wirkt sehr pflegend, leicht desinfizierend und ist ein Geheimnis der Performing Strongmen. Außerdem hat Kokosbutter ein gutes Preis-Leistungs-Verhältnis.

Wie schwer sollen meine Kettlebells sein?

Als allgemeine Faustregel gilt:

- Frauen: 10 kg, 16 kg, 24 kg
- Männer: 16 kg, 24 kg, 32 kg

Doch das trifft oft nicht zu. Ich habe schon Frauen erlebt, die locker die 32 Kilogramm swingen konnten, und einige Männer, die sich am Anfang mit 12 Kilogramm schwertaten.

Man kann sagen, dass Männer oft mehr über Kopf drücken (pressen) können als Frauen der gleichen Gewichtsklasse. Aber bei anderen Übungen ist das nicht der Fall. Gerade bei Swings sind viele Frauen genau so stark wie die Männer.

Mein Tipp, um das richtige Gewicht für dich zu finden: Besuche Kettlebell-Kurse. Zum einen kannst du hier verschiedene Kettlebell-Gewichte testen und zusätzlich kannst du deine Technik verbessern.

Warum drei Kettlebells?

Du wirst nicht jede Übung mit einer schweren Kettlebell ausführen können. Du wirst im zweihändigen Kettlebell Swing das meiste Gewicht bewegen können. Bei einem Kettlebell Press oder Turkish Get-up (TGU) wirst du weniger Gewicht bewegen. Wenn jemand einen TGU mit der 32er kann, könnte er ganz sicher eine 40er oder schwerer swingen.

So kannst du dich über die Stückzahl steigern. Beispiel: Wenn du die 24er einmal pressen (über Kopf drücken) kannst und das irgendwann fünfmal schaffst, bist du deutlich stärker geworden. Wenn du dann sicher dasselbe Gewicht mit einer Hand zehnmal pressen kannst, macht es Sinn, es mit einer schwereren Kettlebell zu probieren. Bei dem Sprung von 24 auf 32 solltest du eher drei Durchgänge à zehn Presses drücken können, da der 8-Kilogramm-Sprung recht groß ist.

Was für Kettlebells soll ich kaufen?

Bitte nimm gusseiserne aus Metall, die in einem Guss gegossen wurden. Wenn du Schweißstellen am Griff siehst, solltest du diese meiden, da sie manchmal qualitativ nicht gut sind und mitten in der Übung brechen könnten. Um eine Kettlebell bewerten zu können, musst du eine Swing (besser Clean oder Snatch) können und einen Bottom-up Press. Wenn der Griff der Kettlebell gut in deiner Hand rotieren kann und du sie beim Bottom-up Press bombenfest halten kannst, passt es.

Kein Plastik!

Oftmals sieht man in den Discountern günstige Kettlebells aus Kunststoff. Bitte tu dir das nicht an. Das Plastik macht den Griff rutschiger und oftmals auch schädlicher für deine Hände, da sehr oft eine Gussnaht am Griff ist, die dann deine Haut abschälen kann. Zudem schwitzen die Hände stärker.

Wie sind die Workouts aufgebaut?

Viele Workouts haben folgenden Aufbau:

- Warm-up (den Körper bereit machen)
- Supersatz 1 plus Mobilisation (Active Recovery)
- Supersatz 2 plus Mobilisation (Active Recovery)
- Finisher (noch mal das letzte sicher rausholen)

Warm-up

Vermeide Training, wenn du »kalt« bist. Du bringst mehr Leistung, wenn deine Muskeln sich etwas bewegt haben und du nicht mehr so steif bist. Leichte Bewegung hilft deinen Gelenken, sich auf stärkere Belastungen vorzubereiten. Ein Warm-up sollte für das Kettlebell-Training zwischen fünf und zehn Minuten dauern. Ziel ist, sich für das Training bereit zu fühlen.

Supersätze

Mit Supersätzen kannst du sehr gut verschiedene Übungen kombinieren, sodass du weniger Pausen brauchst, sprich, du führst erst alle Übungen im Supersatz einmal aus und machst dann eine Pause. Danach beginnst du mit der nächsten Satzrunde. Dabei sollten die Übungen so gewählt sein, dass diese unterschiedliche Muskelgruppen belasten, wie Kniebeugen und Bizeps Curls oder Kettlebell Swings und Kettlebell Press.

Pausen und Active Recovery

In den Workouts sind Pausenzeiten enthalten. Die Pause soll dir Zeit geben, etwas Kraft zu regenerieren und den Fokus auf die Übung aufrechterhalten zu können. Wer die Pausen ignoriert und gleich weitermacht, trainiert stärker seine Ausdauer und weniger seine Kraft. Außerdem kann bei zu vielen Wiederholungen ohne Pause die Aufmerksamkeit sinken und damit das Verletzungsrisiko steigen. Also nutze die Pausen.

Bei manchen Workouts sind Active-Recovery-Elemente eingebaut. Diese dienen auch als bewegte Pause, um deine Muskeln für den nächsten Satz wieder aufzulockern.

Finisher

Ich habe auch einige knackige Finisher (Kurzprogramm) oder Loaded Carries als eigenständige Workouts angegeben. Wenn du noch Energie übrig hast, kannst du diese an dein Workout anhängen. Pass auf, dass du dir nicht zu viel zumutest. Achte einfach auf eine niedrige Zeit und eine RIR von 1 bis 0!

Anpassen an deinen Zeitplan

Diese Struktur gibt dir auch die Möglichkeit, den Zeitbedarf an dich anzupassen. Wenn das ausgesuchte Workout zwei Supersätze A und B hat und du jeden dreimal machen solltest, kannst du bei Zeitnot jeden Supersatz einmal weglassen und hast damit ein Drittel der Zeit eingespart. Dann würdest du anstelle von 30 Minuten nur 20 Minuten benötigen.

Auch wenn der Finisher seine Berechtigung hat, kannst du ihn weglassen, wenn du das Workout kürzer halten musst.

Wie suchst du deine Workouts aus?

Erst einmal nach dem Skill-Level – so kannst du schnell sicherstellen, dass du das Workout gut alleine trainieren kannst. Level 1 sind Techniken, die auch für den Anfänger geeignet sind. Level 2 ist für Menschen, die schon mehr Erfahrung mit der Kettlebell gesammelt haben, und Level 3 für erfahrene Kettlebell-Enthusiasten und Profis.

Zum Zweiten orientierst du dich an Workout-Dauer und Anstrengungsgrad. Zusätzlich habe ich Workouts erstellt, mit denen du gezielt deine Technik verbessern kannst.

Anfänger sollten generell häufiger in der Woche trainieren und dafür die Intensität/Dauer senken. Je fortgeschrittener du bist, desto mehr empfiehlt es sich, seltener und dafür intensiver zu trainieren.

Wie viele Tage in der Woche möchtest du trainieren?

Wähle deine Workouts immer so, dass sie auch in deinen Tag passen. Dieses Buch bietet dir genügend Auswahl, ohne dein Privatleben zu vernachlässigen.

Zwei Tage die Woche

Weekend Warrior: Dann geht es nicht anders. Trainiere sicher und dabei so hart, wie es geht. Erholen kannst (musst) du dich dann während der Woche.

Du kannst frei einteilen: Am besten hast du zwischen jedem Training gleich viele Pausentage. Auch hier gilt schwer sowie sicher trainieren.

Drei Tage die Woche

Wenn du mehr Tage trainierst, versuche, einen Pausentag zwischen die Trainings zu legen. Mal angenommen, du willst drei Tage in der Woche trainieren, sagen wir Montag, Mittwoch, Freitag, dann hast du immer ausreichend Pause, sodass du das nächste Training sehr fit angehen kannst.

Doch nun gehen wir mal davon aus, dass du nur am Freitag, Samstag, Sonntag Zeit für's Training hast. Dann würde es Sinn machen, am Samstag einen leichteren Trainingstag einzulegen und eher schwerere am Freitag und Sonntag.

Wochentags

Montag, Mittwoch und Freitag intensiver oder länger. Dienstag und Donnerstag leichter beziehungsweise mehr mobility- oder skill-orientiert.

An sich habe ich gar keine Zeit zu trainieren!

Dann trainiere täglich! Mache mindestens einen (zweiminütigen) Workout-Snack pro Tag. Das sind dann immerhin 14 Minuten in der Woche. Unterschätze das nicht. Diese 14 Minuten können den Unterschied ausmachen, wie schnell du alterst und wie schnell du Fahrt aufnehmen kannst, wenn du wieder mehr Zeit (und Motivation) für dein Training hast.

Skill Levels (wie komplex die Technik ist)

1: Kettlebell-Anfänger

Swings, Loaded Carries, Military-Press, Goblet Squat, Front Squat

2: Kettlebell-Intermediate

Turkish Get-up (TGU), Clean, Windmill, Double Swings, Double Clean, Double Press, Seasaw Press, Renegade Rows

3: Kettlebell-Profi

Snatch, Windmill, Bent Press, Push Press

Anstrengungsgrad RIR (Reps in reserve)

Das ist ein relativ leicht zu messender Anstrengungsgrad. Schlicht gesagt, du wählst die Wiederholungszahl und das Gewicht so, dass du noch so viele Wiederholungen (Reps) in guter Form machen könntest (in reserve).

- Eine RIR 0 bedeutet, dass keine weitere technisch gute Wiederholung möglich ist.
- Eine RIR 1 bedeutet, dass noch eine gute Wiederholung drin wäre.
- Eine RIR 2 bedeutet, dass noch zwei gute Wiederholungen drin wären.
  Was übrigens auch der Anstrengungsgrad ist, ab dem wissenschaftlich gesehen ein Muskelwachstum wahrscheinlich ist.
- Eine RIR 3 bedeutet, dass das Workout anstrengend ist (noch drei gute Wiederholungen möglich) und man zwar schwitzt, doch schnell wieder ruhig atmen kann und schnell wieder fit ist.
- Eine RIR 5 ist mehr ein Warm-up – man bewegt sich, kommt jedoch nicht ins Schwitzen und auch nicht außer Atem.

Warum ist der Anstrengungsgrad so wichtig?

Der Vorteil ist, dass durch die RIR das Programm immer an deine Tagesform angepasst wird. Schlecht geschlafen? Nicht gegessen? Kein Problem: Wenn sonst eine 12-Kilogramm-Kettlebell beim Swing eine RIR 4 wäre, dann ist das an dem Tag eine 10-Kilogramm-Kettlebell.

Kraft wird nicht nur durch Muskelmasse aufgebaut. Sehr viel kommt durch das optimierte Ansteuern der Muskeln, sodass sich deine Technik verbessert. Du wirst effizienter. Doch das funktioniert nicht so gut, wenn du immer bis zur totalen Erschöpfung gehst. RIRs helfen dir, langfristigen Erfolg zu haben.

Außerdem dient die RIR deiner eigenen Sicherheit, sodass das Verletzungsrisiko sinkt, wenn du gelernt hast, mit RIRs zu arbeiten.

RIR in der Praxis

Angenommen, du machst innerhalb eines Workouts eine Übung (wie Military Press) und diese kommt noch mal am Ende des Trainings, also circa 40 Minuten später. Beides soll eine RIR 2 sein. Am Anfang könnte das eine 24-Kilogramm-Kettlebell sein und am Ende des Trainings eine 16-Kilogramm-Kettlebell, denn mit der Vorerschöpfung kannst du die 24-Kilogramm-Kettlebell nicht mehr zehnmal pressen und hättest noch zwei Wiederholungen im Tank. Doch mit der 16er kommt das hin. Daher überlege immer, was jetzt gerade deine entsprechende RIR wäre.

RIR vs. Wiederholungen? Was ist wichtiger?

Orientiere dich eher an der RIR als an den Wiederholungen. Angenommen, du hast nur eine Kettlebell zur Verfügung und sollst eine RIR 2 erreichen mit zehn Wiederholungen. Doch mit der Kettlebell schaffst du nur acht Wiederholungen und hättest noch »zwei Reps im Tank«. Dann machst du nur acht, auch wenn zehn auf dem Plan stehen.

Problem: Du bist stärker als deine Kettlebells!

Erst mal cool, dass du schon so fit bist. Erhöhe die Wiederholungen in einem »sinnvollen« Maß. Wenn du nur eine Kettlebell hast, mit der du bei zehn Wiederholungen eine RIR 4 hast, jedoch RIR 2 haben sollst, kannst du mehr Wiederholungen machen. Bitte maximal verdoppeln, da bei zu vielen leichten Wiederholungen meist die Technik und damit deine Sicherheit leidet.

Wenn du eine Grind-Übung machst (TGU, Press, Rudern, Kniebeugen), kannst du die Zeiten für die Ausführungen verlängern, also gehst du bei einer Kniebeuge über drei bis fünf Sekunden langsam runter und dann schnell nach oben. Das macht die Übung wesentlich anstrengender. Bei ballistischen Übungen geht das nicht. Du kannst nicht langsamer swingen oder snatchen. Da müsstest du dir irgendwann eine schwerere Kettlebell zulegen.

Fokus – mehr als nur schwitzen!

Schwitzen und Spaß haben ist gut und sollte auch Teil eines Workouts sein. Doch ein Workout sollte noch mehr zu bieten haben.

Daher hat jedes Kettlebell-Workout einen Fokus und spezifischen Sinn.

- **Verbesserung von Kettlebell-Techniken:** alle »Better«-Workouts, wie »Better Swings«
- **Core:** Rumpfstabilität
- **Fettverbrennung:** lange einen erhöhten Herzschlag halten, damit du möglichst in den Anstrengungsbereich kommst, in dem du eher Fett zur Energiegewinnung nutzt
- **Ausdauer VO2Max:** Das wird anstrengend! Hier geht es darum, schnell hochzudrehen und dann in den Pausen schnell wieder zu Atem zu kommen.
- **Maximalkraft:** schierer Kraftaufbau. Es geht darum, mehr Gewicht bewegen zu können.
- **Griffkraft:** eine oft unterschätzte Eigenschaft. Du kannst deine Kraft nur übertragen, wenn du das Objekt auch festhalten kannst.
- **spielerisch:** Motivation / Trainingspartner / Teamevent im Gym

Die Workouts

2

1 Warm-up – vor jedem Workout

❶ ② ③

Anstrengungsgrad RIR: 5
Dieses Warm-up besteht aus Übungen, die oft als Mobility und Active Recovery in den Workouts verwendet werden.
Wie lange du eine einzelne Übung machst, hängt davon ab, wie schwer sie dir fällt. Je schwerer dir eine Übung fällt, desto öfter solltest du sie ausführen.

	Übung	Wdh./Dauer/Distanz	RIR	Seite
	Supersatz × 5			
1	Krabbeln	10–25 Schritte	4–3	124
2	Entengang	10–25 Schritte	4–3	123
3	Pigeon Stretch	30–60 Sek. pro Seite	3	125
4	Hip Opener	3 pro Seite – 10 Sek. unten und oben halten	4	124
5	Toe Touch	20–60 Sek.	5	126
6	Schulterkreise	30–60 Sek.	5	125
7	Armkreise	30–60 Sek.	5	125
8	Torso Twist	30–60 Sek.	5	126

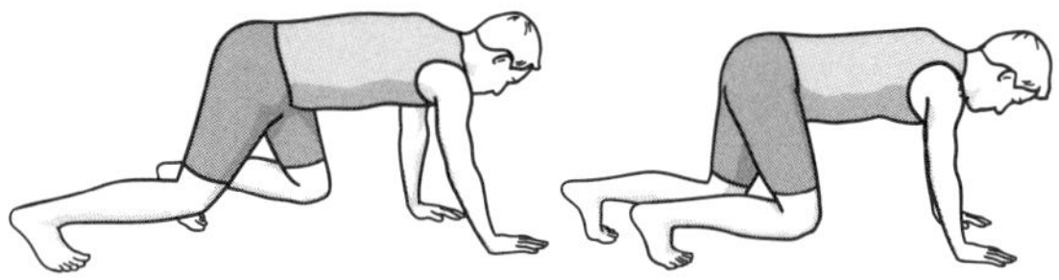

1 Krabbeln

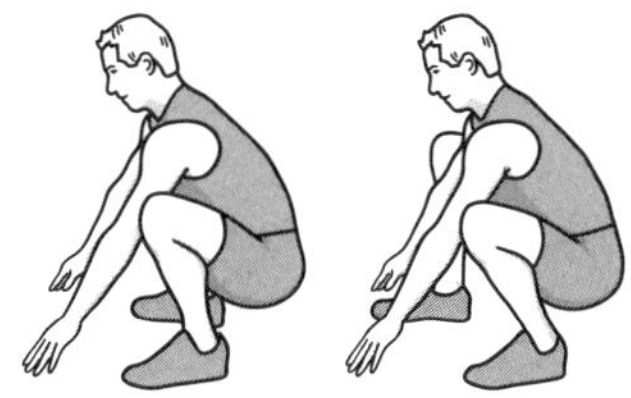

2 Entengang

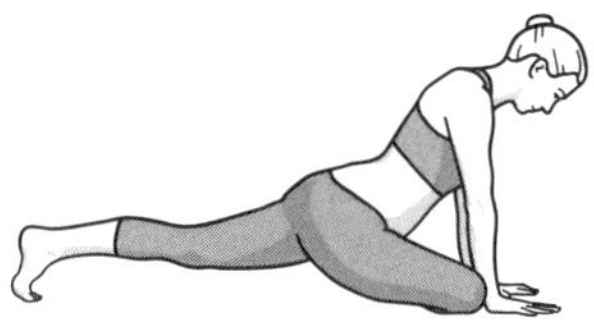

3 Pigeon Stretch

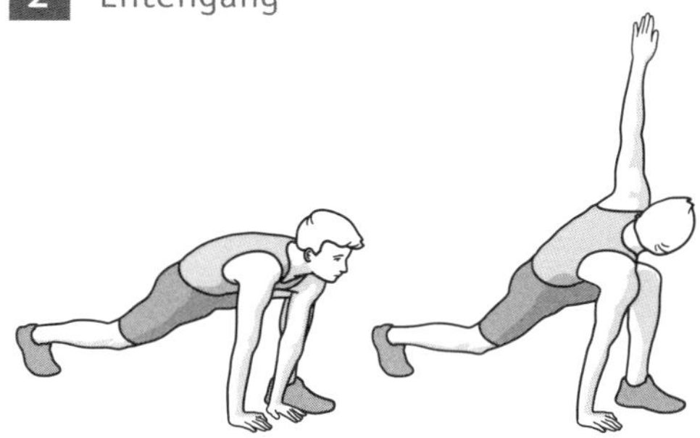

4 Hip Opener

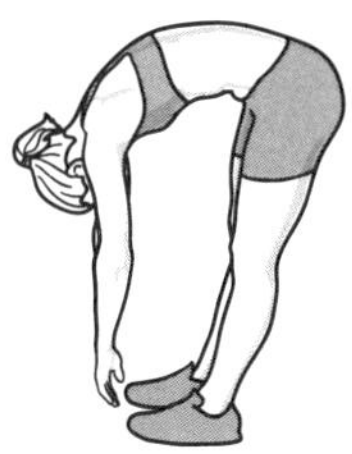

5 Toe Touch

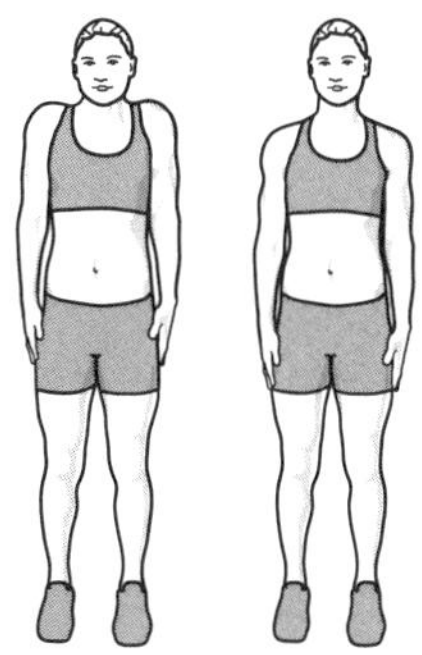

6 Schulterkreise

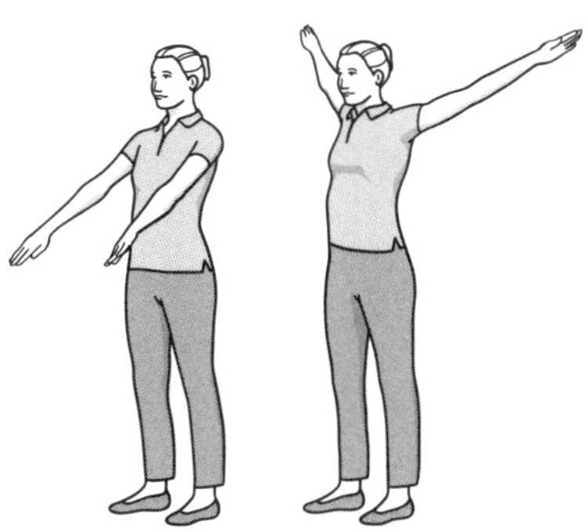

7 Armkreise

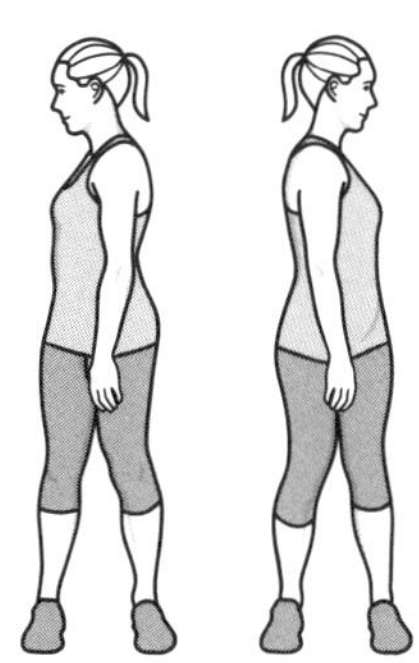

8 Torso Twist

2 Office Cookie Workout Snack

1 2 3

Anstrengungsgrad RIR: 5
Trainingsdauer: unter 5 Minuten
Trainingsziel: Sit-Reset – ständiges Sitzen effektiv unterbrechen und den Körper an regelmäßige Bewegung gewöhnen. Das Gewicht so wählen, dass man nicht ins Schwitzen kommt.

	Übung	Wdh./Dauer/Distanz	RIR	Seite
	Supersatz × 1 oder × 2			
1	Swings (2-händig)	10 Wdh.	5	138
2	Goblet Squat	10 Wdh.	5	136
3	1-Arm Rows ohne Abstützen	10 Wdh. pro Seite	5	132
4	Military Press	10 Wdh. pro Seite	5	129
5	Toe Touch	1 Min.		126

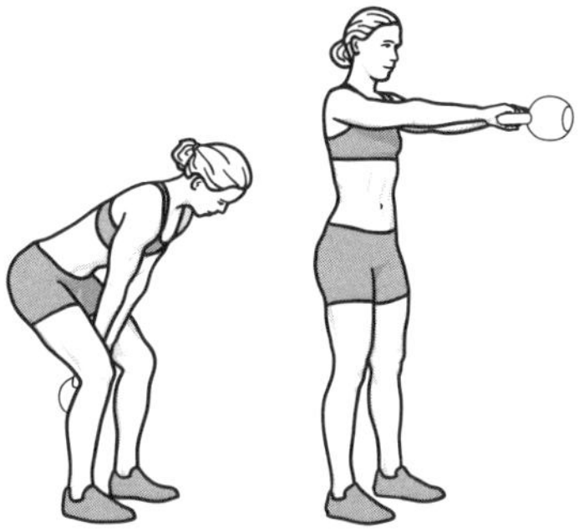

1 Swings (2-händig)

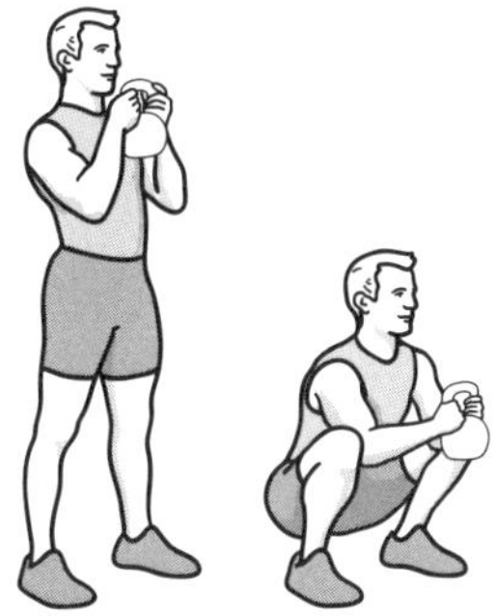

2 Goblet Squat

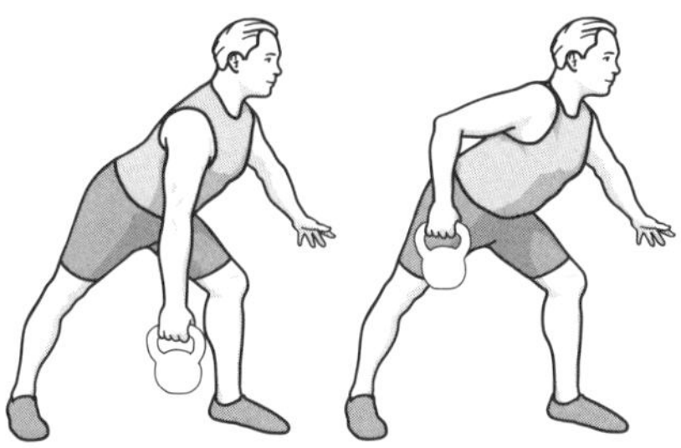

3 1-Arm Rows ohne Abstützen

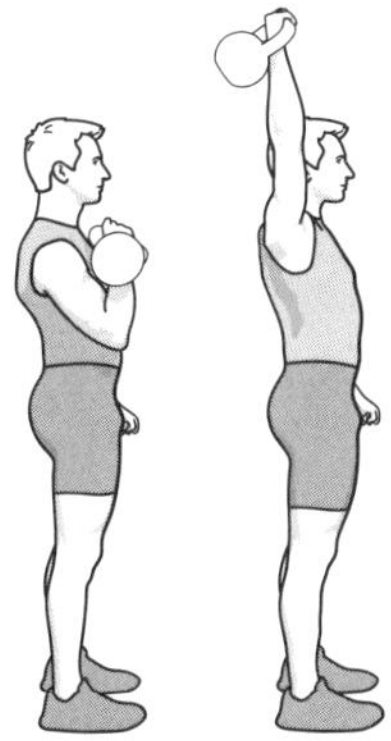

4 Military Press

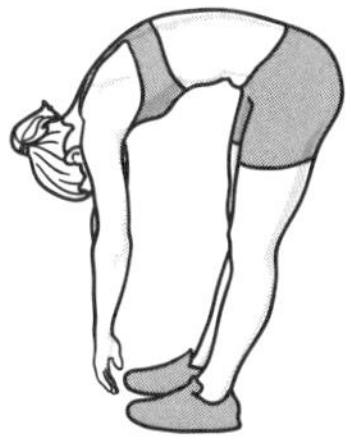

5 Toe Touch

3 Easy Flow

1 2 3

Anstrengungsgrad RIR: 3 bis 2
Trainingsdauer: 30 Minuten
Trainingsziel: Den ganzen Körper einmal durchbewegen.

	Übung	Wdh./Dauer/Distanz	RIR	Seite
	Supersatz A × 3			
1	Swings (2-händig)	10 Wdh.	2	138
2	Goblet Squat	10 Wdh.	3–2	136
3	Toe Touch	1 Min.		126
	Supersatz B × 3			
4	Half Kneeling Press	10 Wdh. pro Seite	3–2	129
5	Bat-Wings	10 Wdh.	3–2	133
6	Torso Twist	1 Min.		126
	Finisher			
7	Suitcase Walk	50 m	2–1	142
8	Krabbeln	50 m	1	124

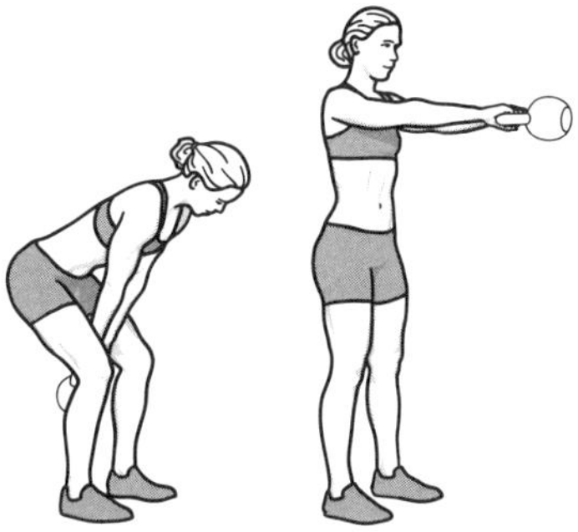

1 Swings (2-händig)

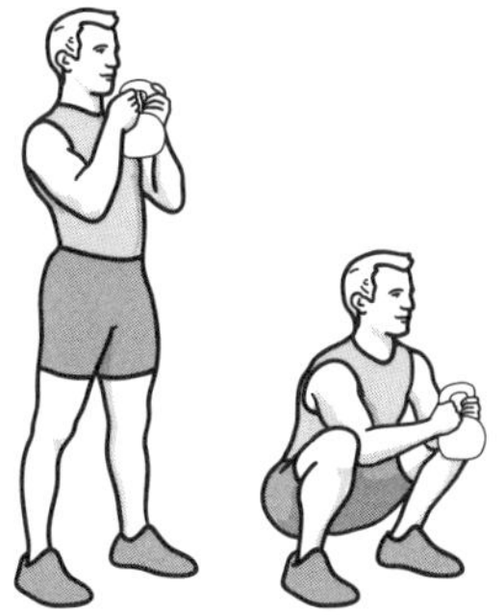

2 Goblet Squat

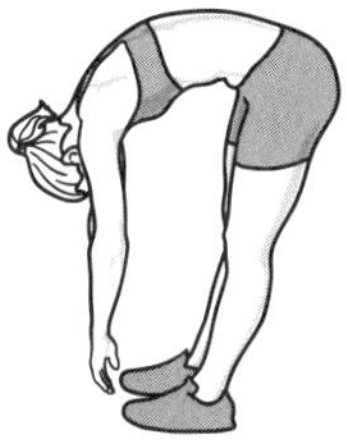

3 Toe Touch

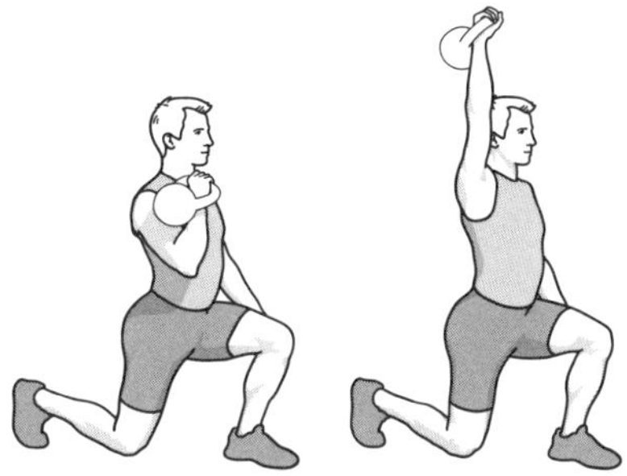

4 Half Kneeling Press

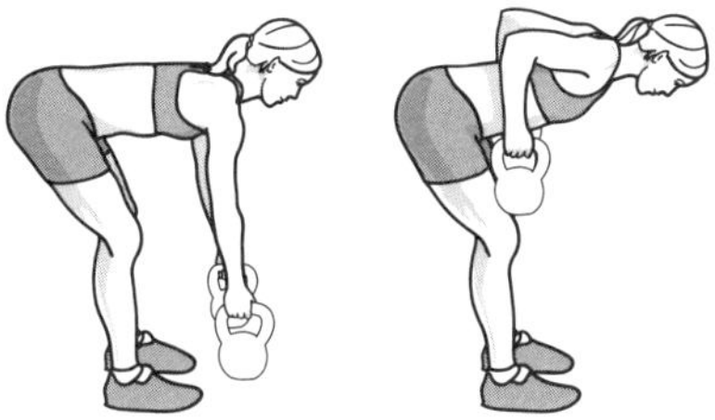

5 Bat-Wings

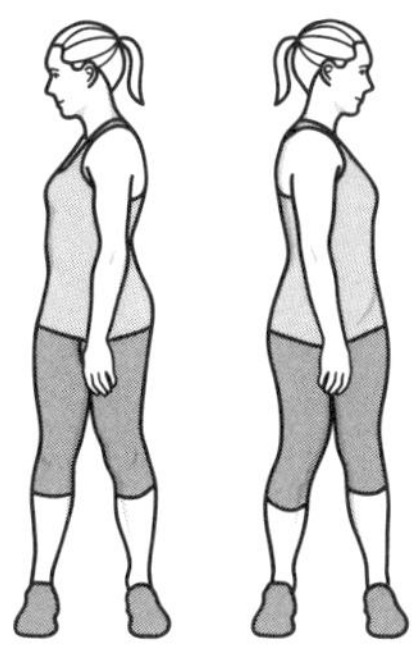

6 Torso Twist

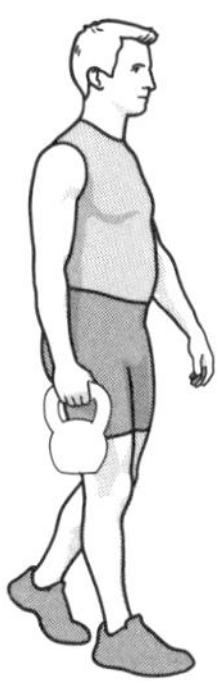

7 Suitcase Walk

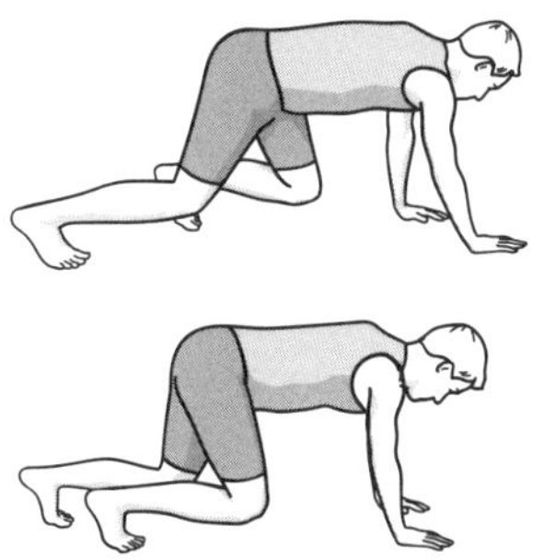

8 Krabbeln

4 Swing & Crawl

1 2 3

Anstrengungsgrad RIR: 1
Trainingsdauer: 5 bis 10 Minuten
Trainingsziel: Finisher

	Übung	Wdh./Dauer/Distanz	RIR	Seite
	Supersatz × 5			
1	Swings (2-händig)	20 Wdh.	1	138
2	Krabbeln	10 m (oder solange der andere swingt)	0	124
3	Strecksprung	1	1	144

Das Workout funktioniert auch extrem gut als Partnerübung. Einer führt die Swings aus, der andere krabbelt währenddessen. Das Krabbeln wird mit einem Strecksprung (einfach hoch nach oben springen) abgeschlossen. 5 Minuten machen Spaß, nach 10 Minuten wirst du komplett fertig sein.

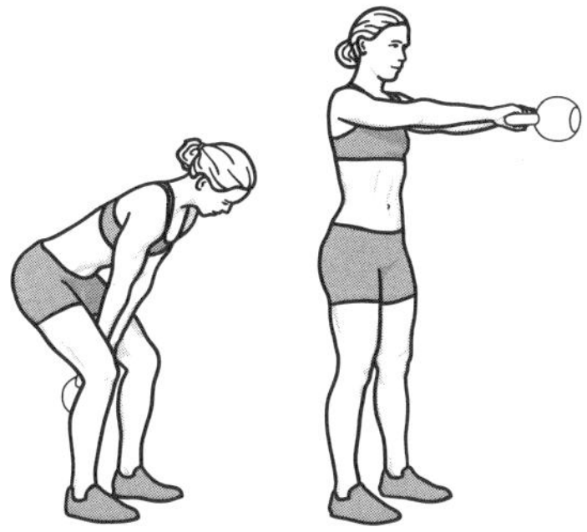

1 Swings (2-händig)

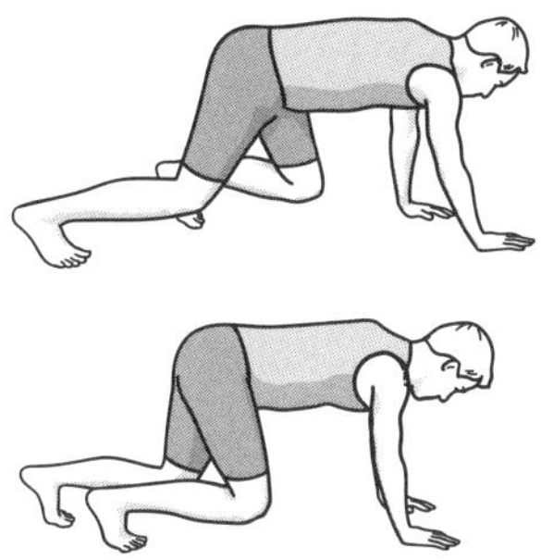

2 Krabbeln

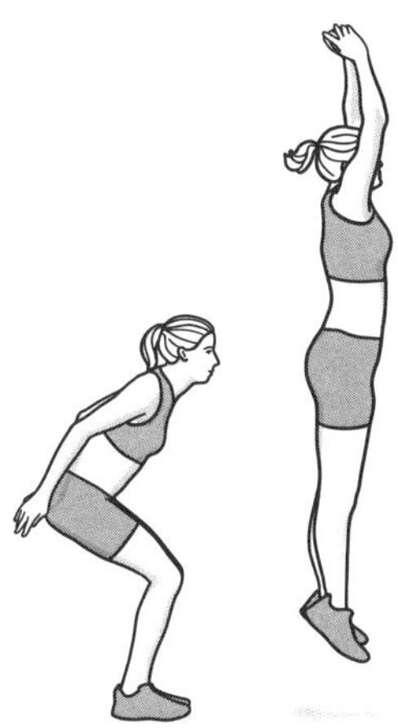

3 Strecksprung

5 RIP Grip

❶ ② ③

Anstrengungsgrad RIR: 1
Trainingsdauer: 10 bis 15 Minuten
Trainingsziel: Steigerung der Griffkraft. Bitte wirklich nur alleine oder am Ende eines anderen Trainings einsetzen, weil die schwindende Griffkraft fast jedes andere Krafttraining negativ beeinflusst.

	Übung	Wdh./Dauer/Distanz	RIR	Seite
	Supersatz A × 3			
1	Wrist Turns	15–20 Wdh.	1	143
2	Eagle Claw Pick-ups	10 Wdh.	1	143
	Pause	1 Min.		
	Supersatz B × 3			
3	Handtuch Pinch Walk	10 m	1	143
4	Suitcase Walk	20 m	1	142
	Pause	1 Min.		
	Finisher			
5	Farmer's Walk	mind. 50 m	0	142

Finisher: Farmer's Walk
So lange gehen, dass du gerade noch die Kettlebells kontrolliert absetzen kannst. Ziel sollte es sein, mit zwei Kettlebells, die dem eigenen Körpergewicht entsprechen, mindestens 50 Meter gehen zu können.

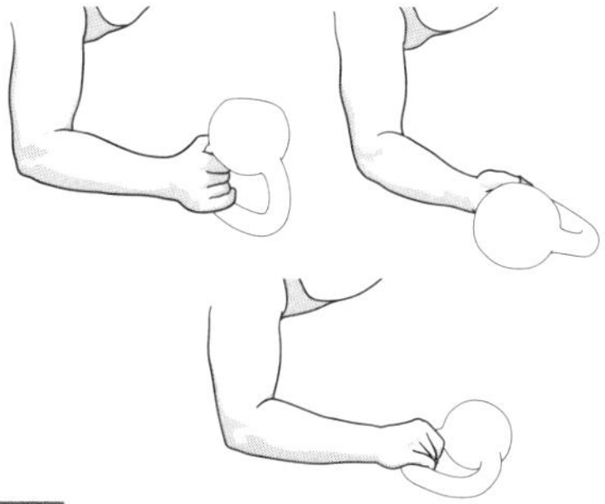

1 Wrist Turns

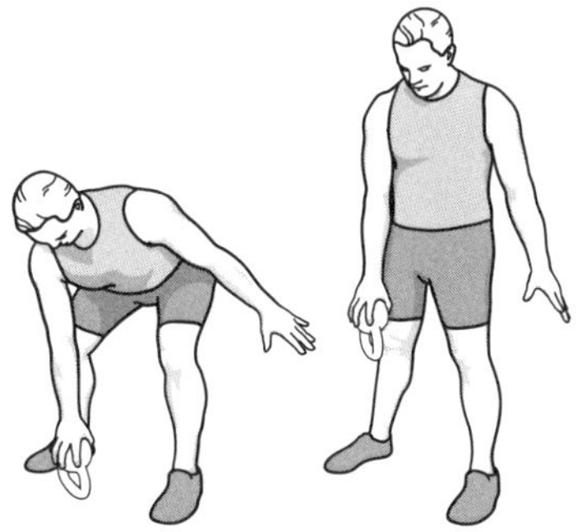

2 Eagle Claw Pick-ups

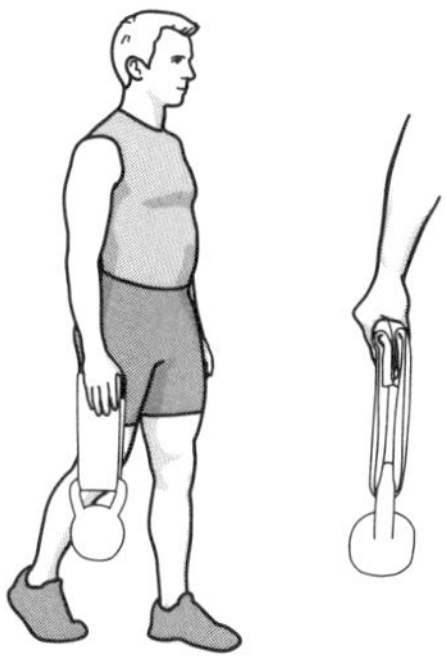

3 Handtuch Pinch Walk

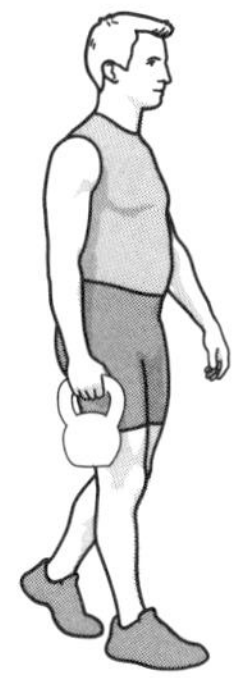

4 Suitcase Walk

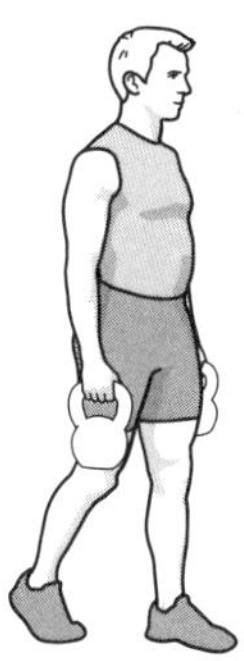

5 Farmer's Walk

6 These boots are made for walking

❶ ② ③

Anstrengungsgrad RIR: 1
Trainingsdauer: 15 bis 20 Minuten
Trainingsziel: schnelles Workout mit Fokus auf Beine und Balance beim Gehen

	Übung	Wdh./Dauer/Distanz	RIR	Seite
	Supersatz A × 2			
1	Swings (1-händig)	10 Wdh. pro Seite	2	138
2	Military Press	10 Wdh. pro Seite	2	129
3	Dracula / Superman	1 Min.		122
	Supersatz B × 2			
4	Walking Lunges Kettlebell in Rack Position	10 Wdh.	2	137
5	1-Arm Rows abgestützt	10–15 Wdh. pro Seite	1	132
6	Toe Touch	1 Min.		126
	Supersatz C × 3			
7	Waiter's Walk	30 Sek.	2	142
8	Rack Walk	1 Min.	2	141
9	Suitcase Walk	90 Sek.	2	142
10	Torso Twist	1 Min.		126

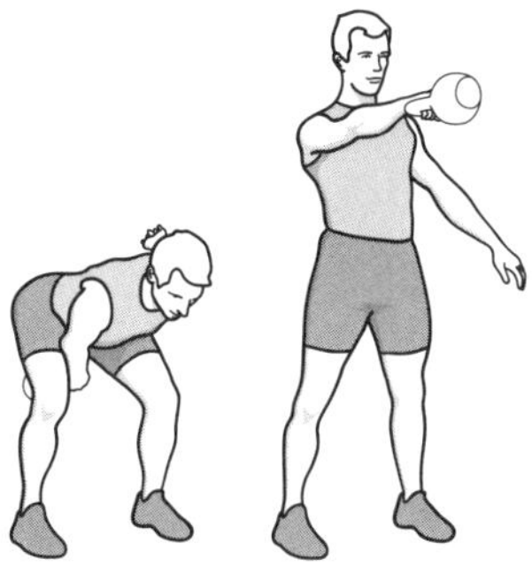

1 Swings (1-händig)

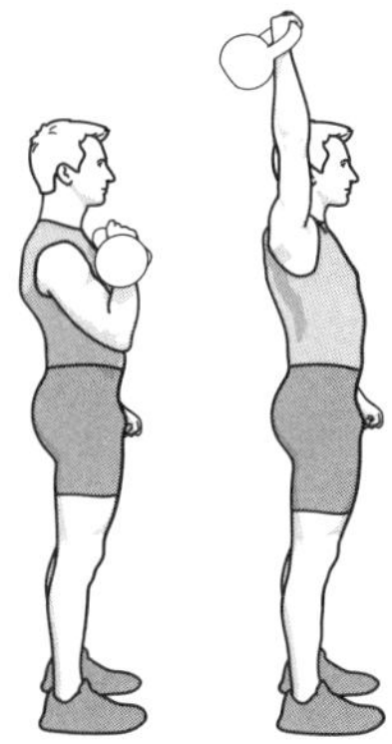

2 Military Press

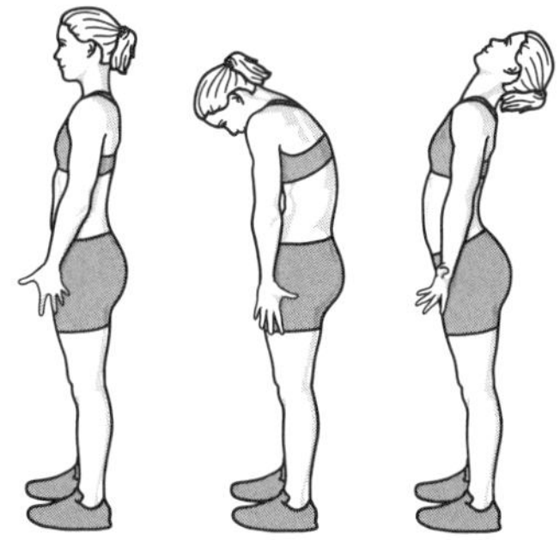

3 Dracula / Superman

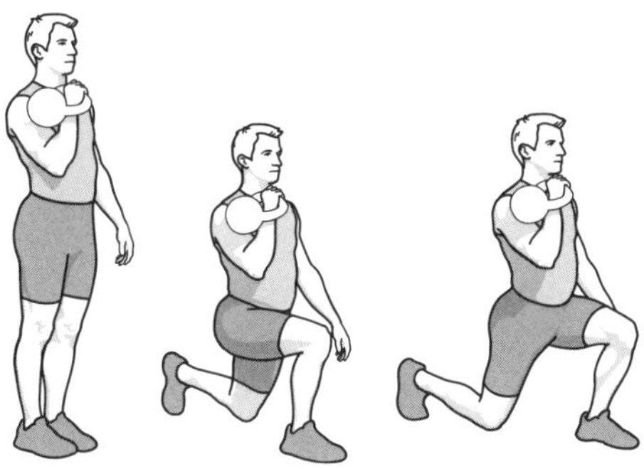

4 Walking Lunges Kettlebell in Rack Position

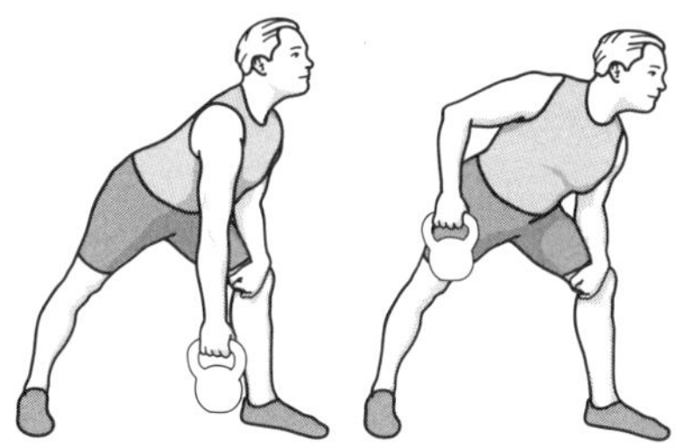

5 1-Arm Rows

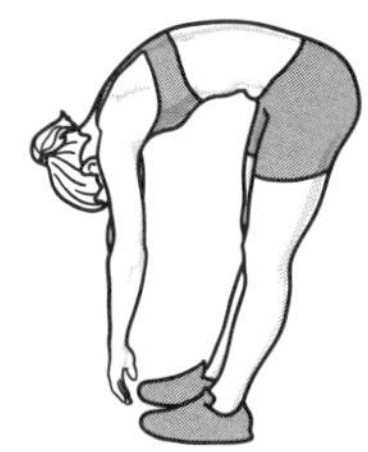

6 Toe Touch

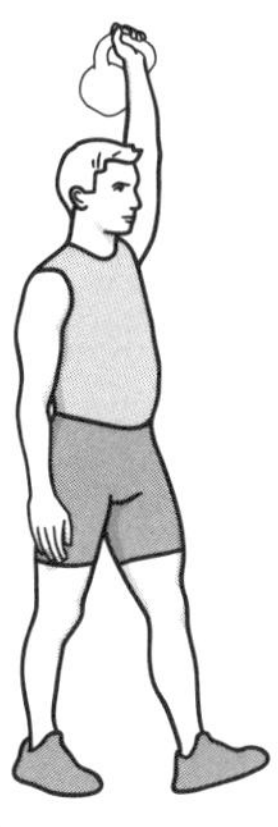

7 Waiter's Walk

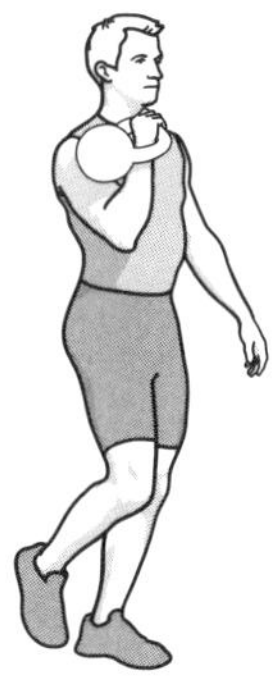

8 Rack Walk

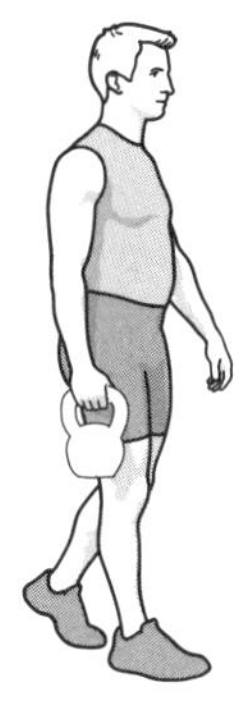

9 Suitcase Walk

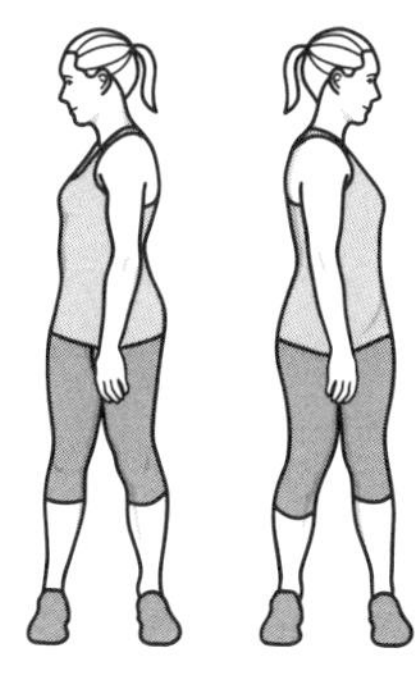

10 Torso Twist

7 Feel good

❶ ② ③

Anstrengungsgrad RIR: 3
Trainingsdauer: 15 oder 25 Minuten
Trainingsziel: leichteres Workout zum Durchbewegen des Körpers. Die Zeit variiert, je nachdem, ob du die Supersätze 2- oder 3-mal machst.

	Übung	Wdh./Dauer/Distanz	RIR	Seite
	Supersatz A × 2 oder × 3			
1	Tall Kneeling Press	10 Wdh. pro Seite	2	130
2	Alternating Swings	20 Wdh.	3	139
3	Dracula / Superman	1 Min.		122
	Supersatz B × 2 oder × 3			
4	Bat Wings	10 Wdh.	2	133
5	Halos	10 Wdh.	3	124
6	Torso Twist	1 Min.		126
	Finisher × 5			
7	Krabbeln	5 m	1	124
8	Swings (2-händig)	10 Wdh.	1	138

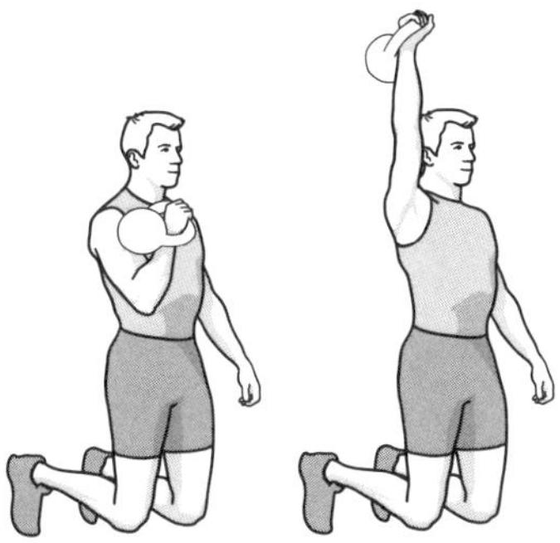

1 Tall Kneeling Press

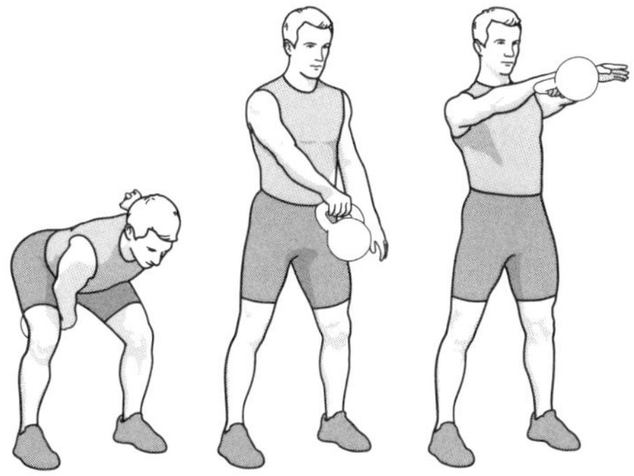

2 Alternating Swings

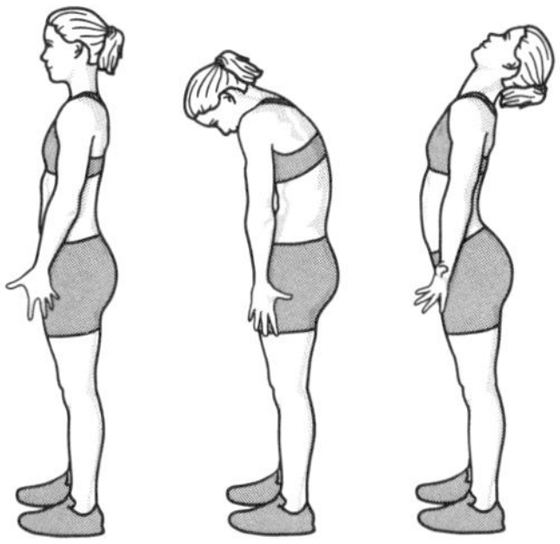

3 Dracula / Superman

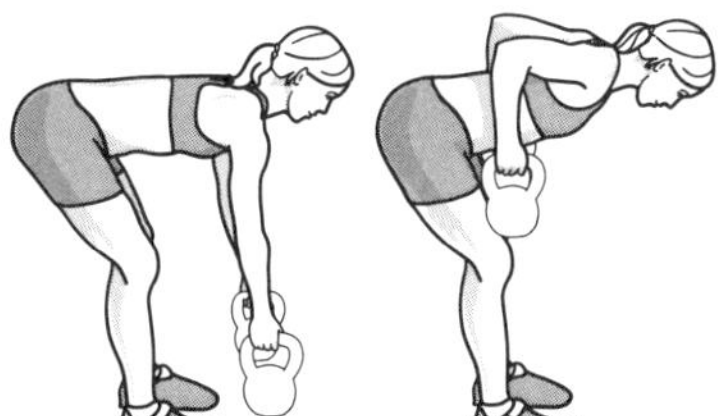

4 Bat Wings

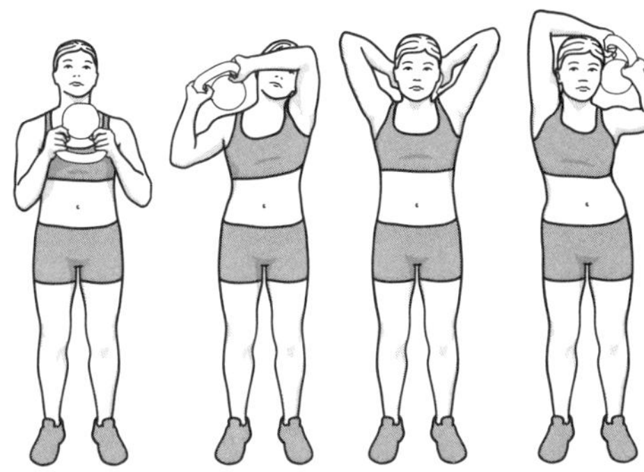

5 Halos

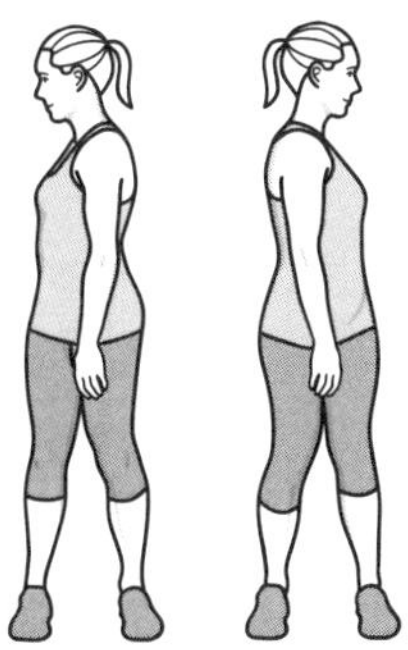

6 Torso Twist

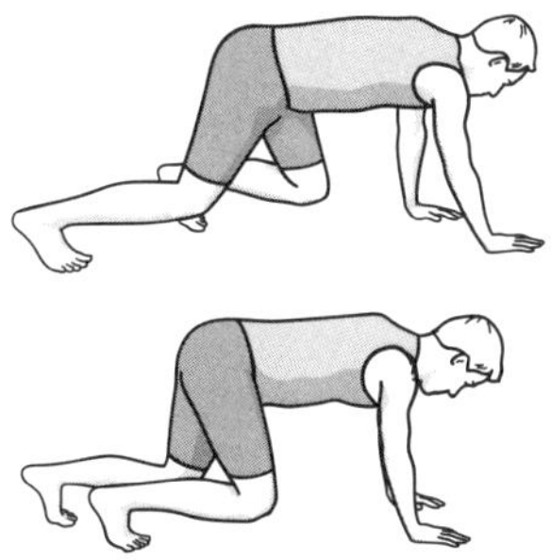

7 Krabbeln

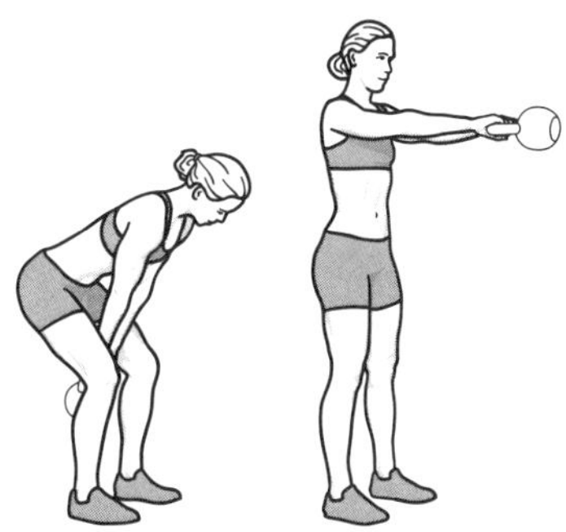

8 Swings (2-händig)

8 Quick and Dirty

❶ ② ③

Anstrengungsgrad RIR: 2
Trainingsdauer: 15 Minuten
Trainingsziel: schnell auf Temperatur kommen, daher keine Pausen

	Übung	Wdh./Dauer/Distanz	RIR	Seite
	Supersatz A × 3			
1	Dead-Stop Swings	5 Wdh.	1	140
2	Weitsprung	5 Wdh.	0	144
	Supersatz B × 3			
3	Goblet Squat	10–15 Wdh.	1	136
4	1-Arm Rows abgestützt	15 Wdh. pro Seite	2–1	132
5	Dracula / Superman	1 Min.		122
	Finisher			
6	Farmer's Walk	max.	0	142

Finisher: Farmer's Walk: So lange laufen, bis RIR 0 erreicht ist.

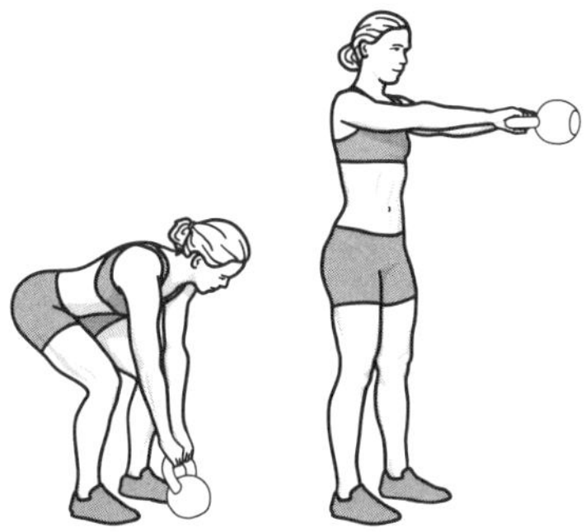

1 Dead-Stop Swings

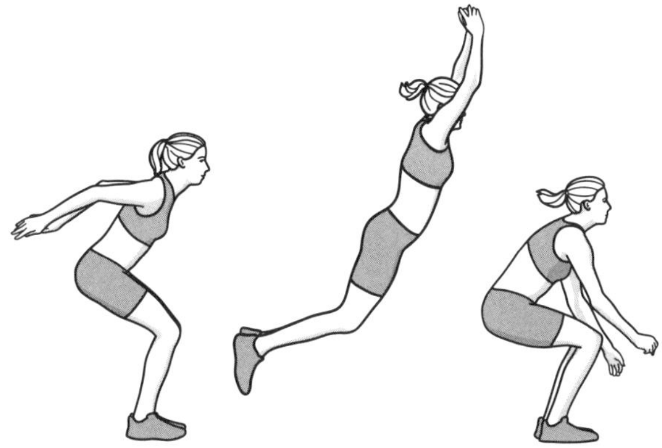

2 Weitsprung

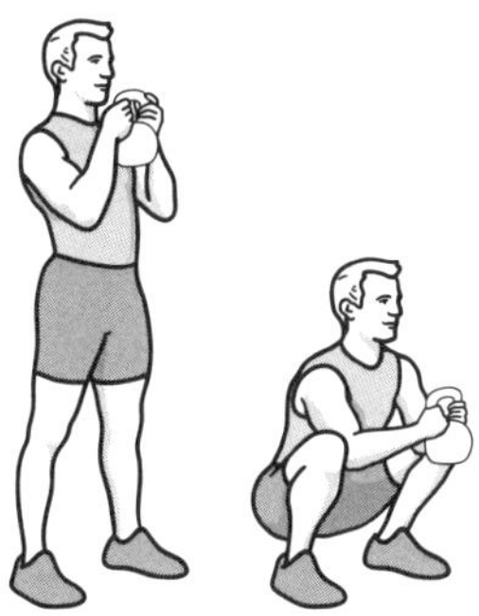

3 Goblet Squat

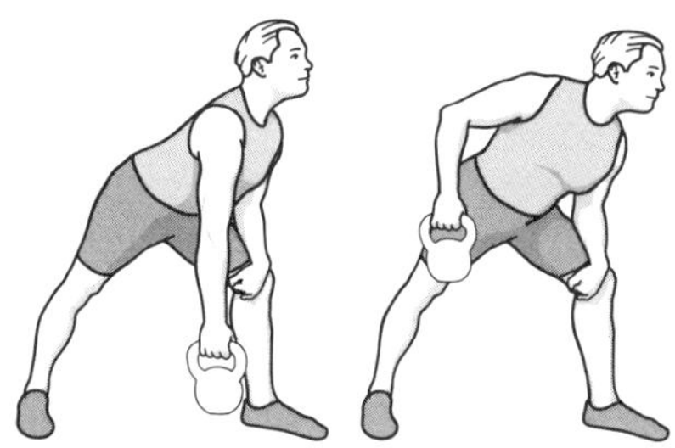

4 1-Arm Rows abgestützt

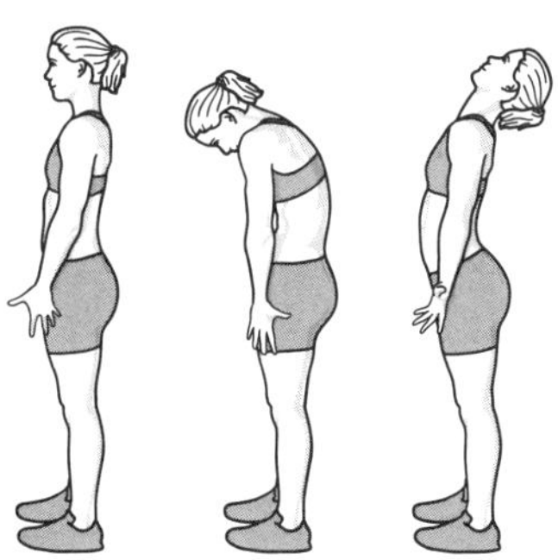

5 Dracula / Superman

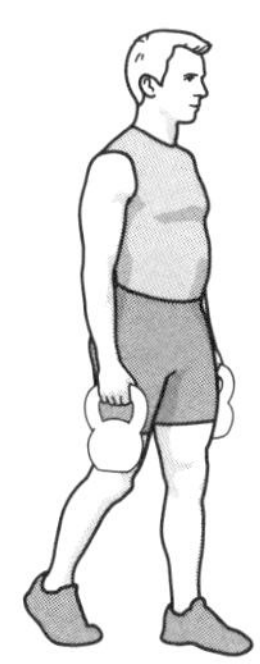

6 Farmer's Walk

9 Get Moving

1 2 3

Anstrengungsgrad RIR: 2
Trainingsdauer: 30 bis 35 Minuten
Trainingsziel: Allround-Workout

	Übung	Wdh./Dauer/Distanz	RIR	Seite
	Supersatz A × 3			
1	Swings (1-händig)	10 Wdh. pro Seite	2	138
2	Military Press	10 Wdh. pro Seite	2	129
3	Dracula / Superman	1 Min.		122
	Supersatz B × 3			
4	Front Squat	10 Wdh.	2	135
5	Bat Wings	10 Wdh.	2	133
6	Toe Touch	1 Min.		126
	Supersatz C × 3			
7	Flat Pull-over	10 Wdh.	2	133
8	Around the World	10 Wdh.	3	122
9	Torso Twist	1 Min.		126

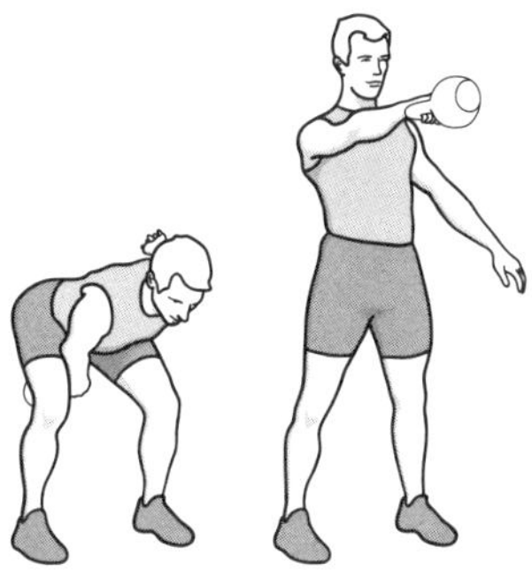

1 Swings (1-händig)

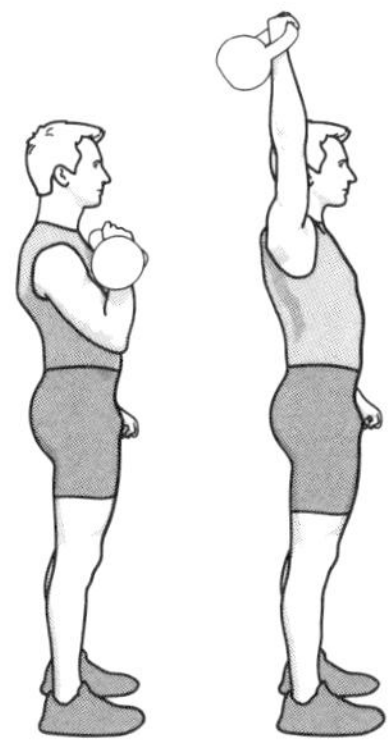

2 Military Press

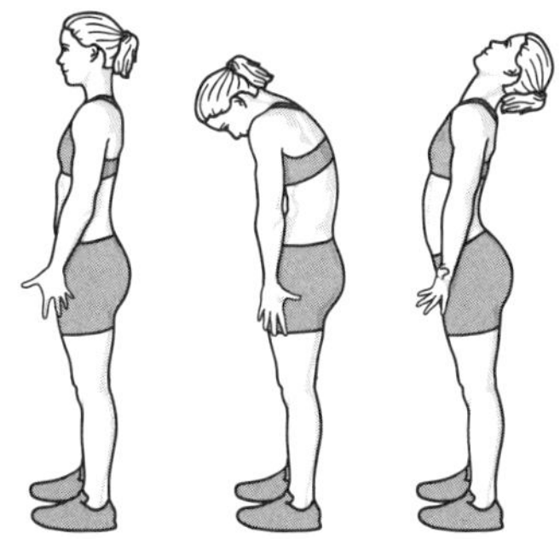

3 Dracula / Superman

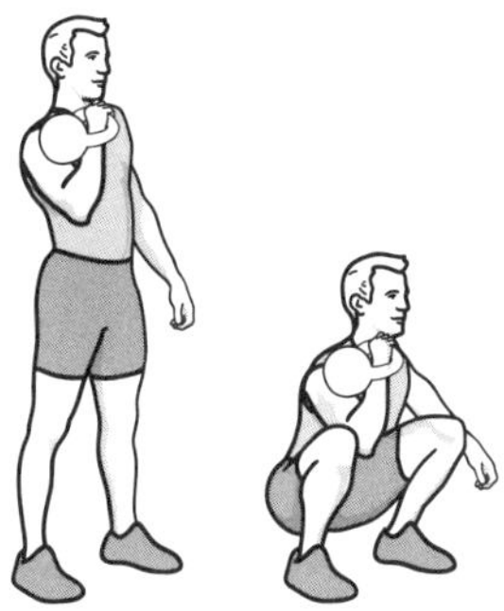

4 Front Squat

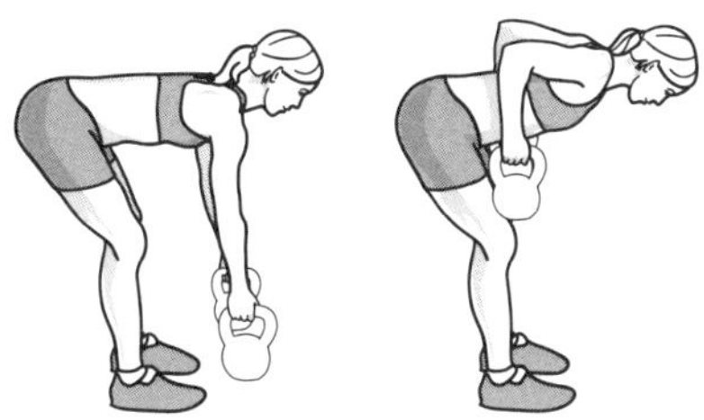

5 Bat Wings

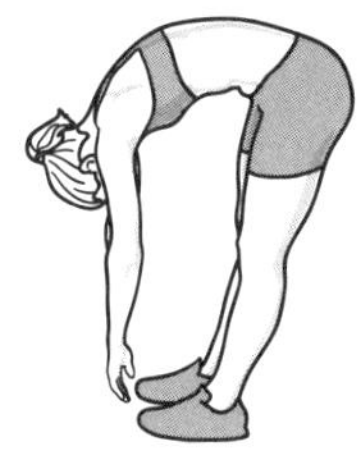

6 Toe Touch

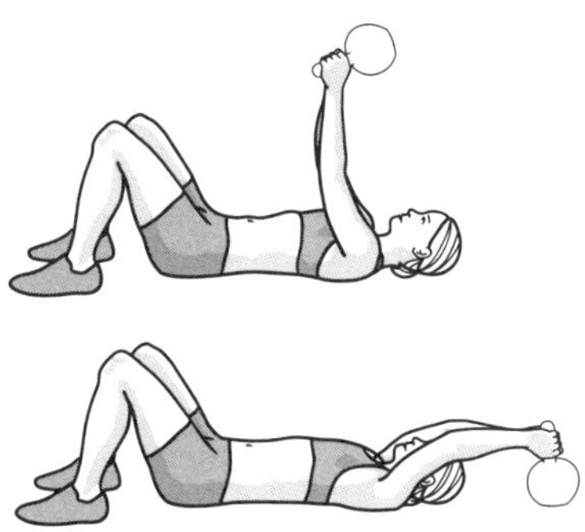

7 Flat Pull-over

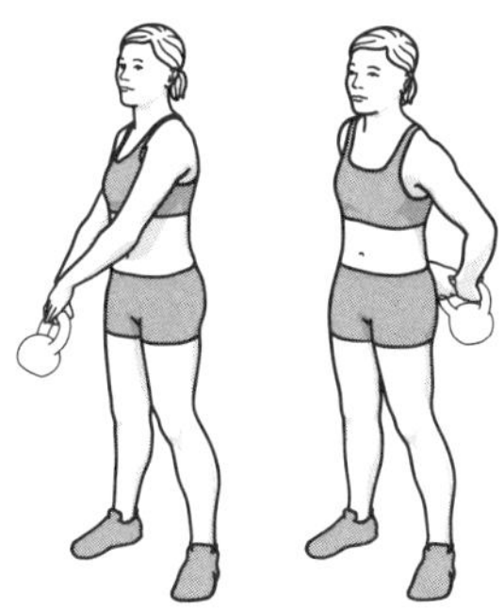

8 Around the World

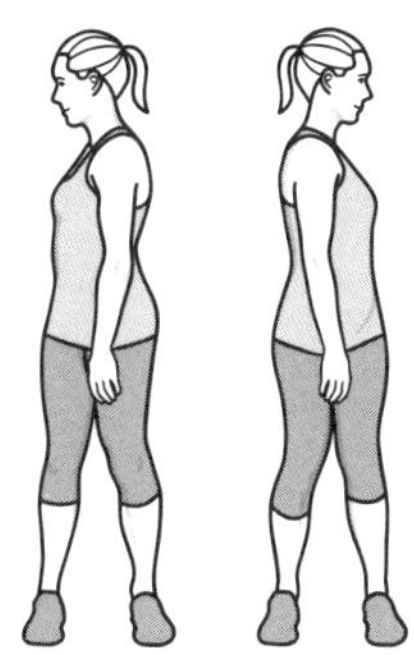

9 Torso Twist

10 Durchziehen statt nachdenken

1 2 3

Anstrengungsgrad RIR: 1
Trainingsdauer: 30 bis 40 Minuten
Trainingsziel: relative Erschöpfung in kurzer Zeit

	Übung	Wdh./Dauer/Distanz	RIR	Seite
	Supersatz A × 3			
1	Swings (2-händig)	10 Wdh.	2	138
2	Strecksprung	10 Wdh.	1	144
	Supersatz B × 3			
3	Front Squat + Schritt vor + Press + Schritt zurück	10 Wdh. pro Seite	2	136
4	Torso Twist	1 Min.		126
	Supersatz C × 3			
5	Figure 8	20 Wdh.	4	123
6	1-Arm Rows abgestützt	10–15 Wdh. pro Seite	0	132
	Finisher × 10			
7	Swings (2-händig)	10 Wdh. in 30 Sek.	2	138

Finisher: 5 Minuten: Alle 30 Sekunden 10 Swings (2-händig), der Rest der 30 Sekunden ist Pause.

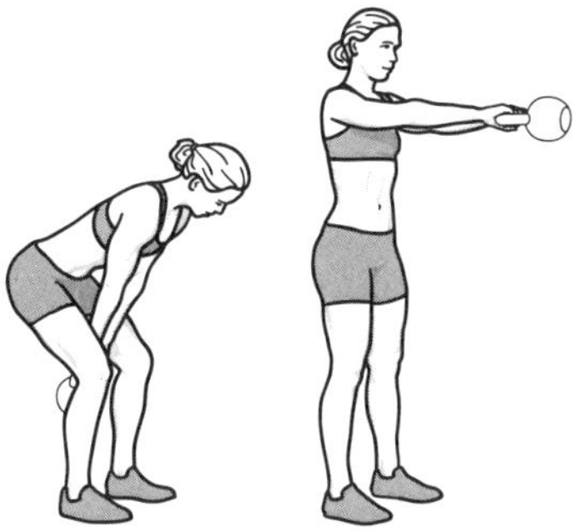

1 Swings (2-händig)

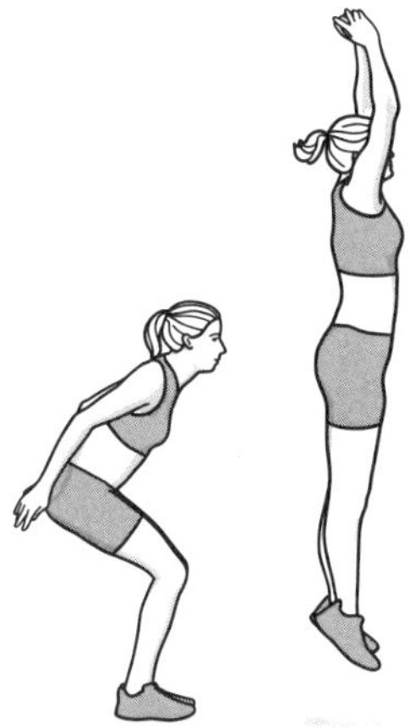

2 Strecksprung

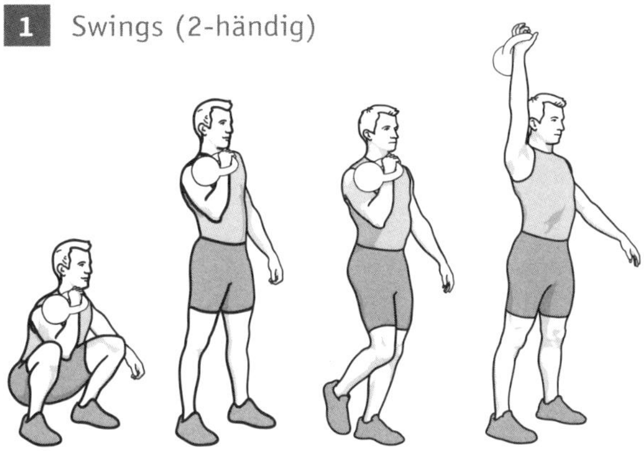

3 Front Squat + Schritt vor + Press + Schritt zurück

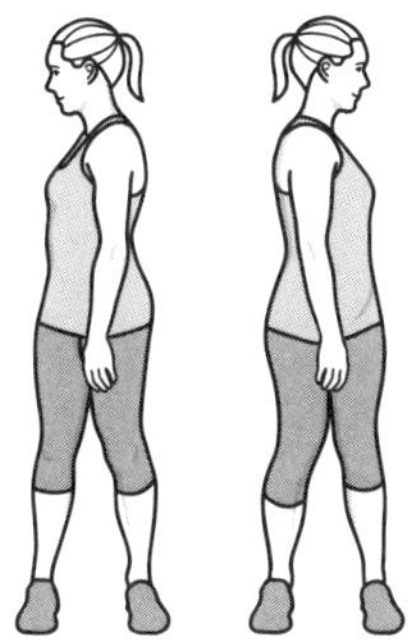

4 Torso Twist

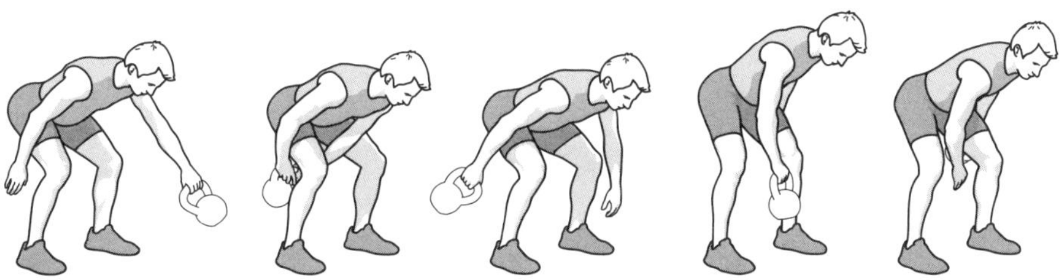

5 Figure 8

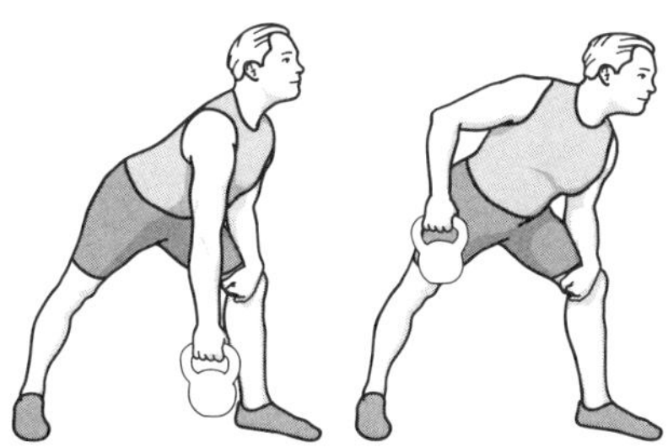

6 1-Arm Rows abgestützt

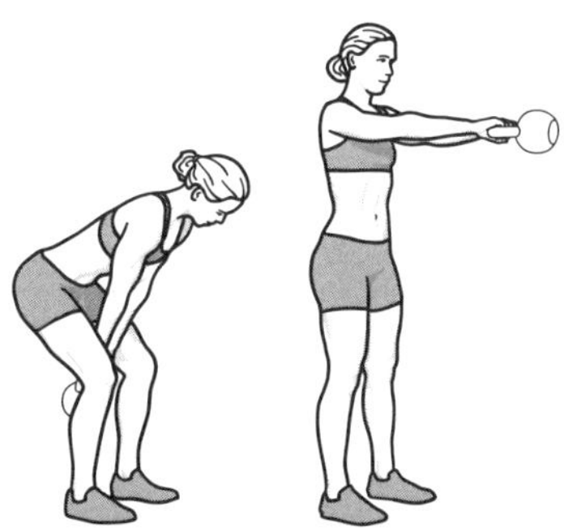

7 Swings (2-händig)

11 Better Swing

1 2 3

Anstrengungsgrad RIR: 2
Trainingsdauer: 45 Minuten
Trainingsziel: Kettlebell-Swing-Technik verbessern

	Übung	Wdh./Dauer/Distanz	RIR	Seite
	Supersatz A × 3			
1	Dead-Stop Swings	5 Wdh.	2	140
2	Hardstyle Plank	30–60 Sek.	2	143
	Pause	1 Min.		
3	Torso Twist	1 Min.		126
	Supersatz B × 3			
4	Popo Touch	1 Min.	4	125
5	Banded Swings (2-händig)	10 Wdh.	1	139
	Pause	1 Min.		
6	Dracula / Superman	1 Min.		122
	Supersatz C × 3			
7	Popo Touch	1 Min.	4	125
8	Swings (1-händig)	10 Wdh. pro Seite	3–2	138
	Pause	1 Min.		
9	Toe Touch	1 Min.		126
	Finisher × 10			
10	Swings (2-händig)	5 Wdh. in 30 Sekunden	1	138

Finisher: 5 Minuten: Swings (2-händig) – alle 30 Sekunden 5 Swings, RIR: 1, der Rest der 30 Sekunden ist Pause.

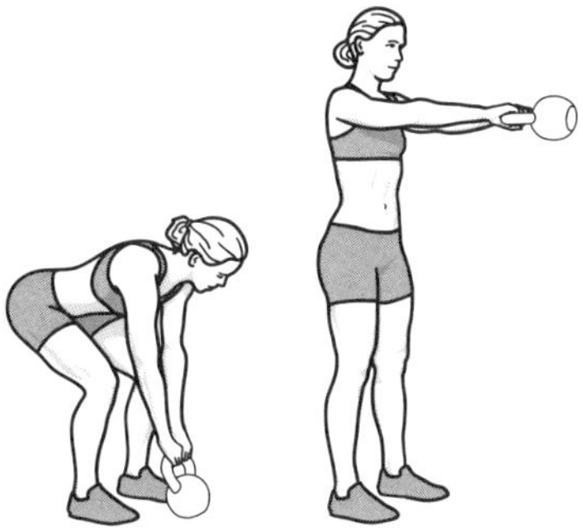

1 Dead-Stop Swings

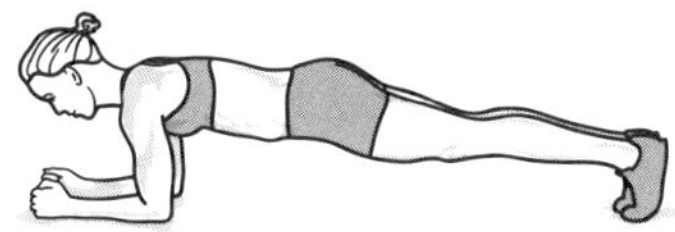

2 Hardstyle Plank

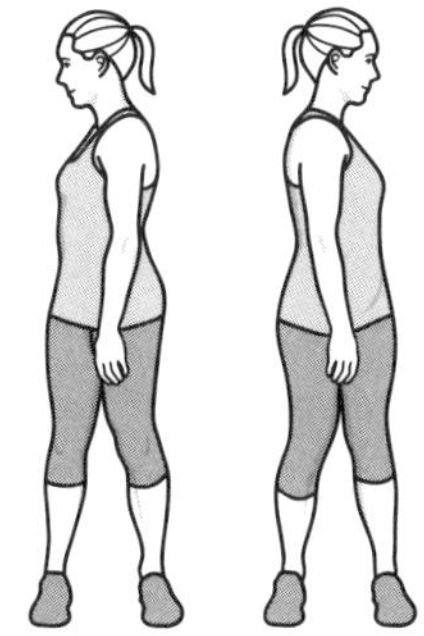

3 Torso Twist

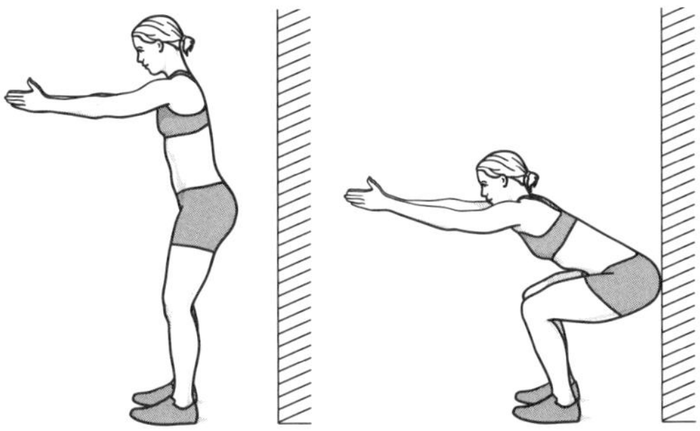

4 Popo Touch

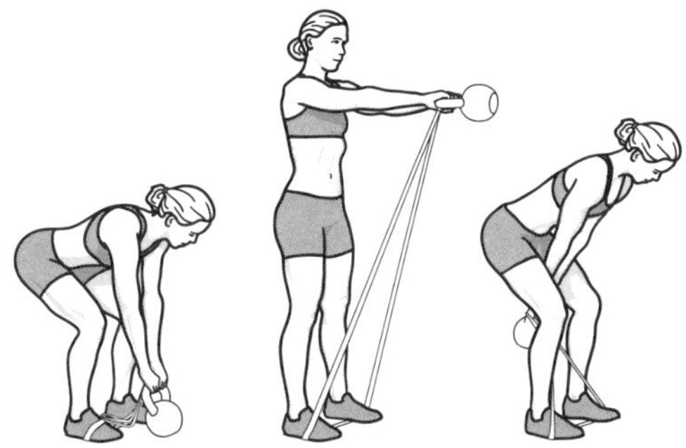

5 Banded Swings (2-händig)

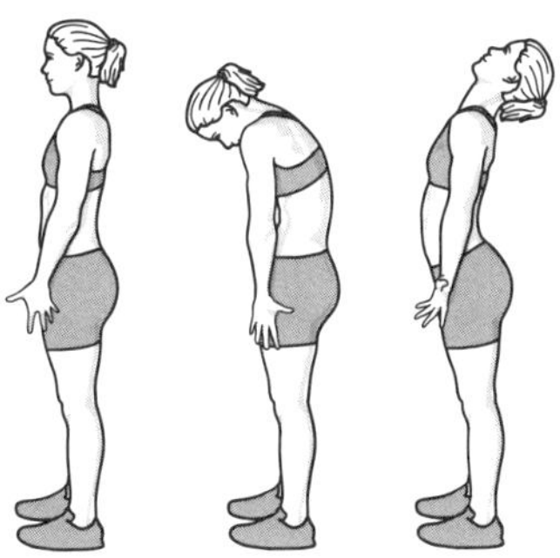

6 Dracula / Superman

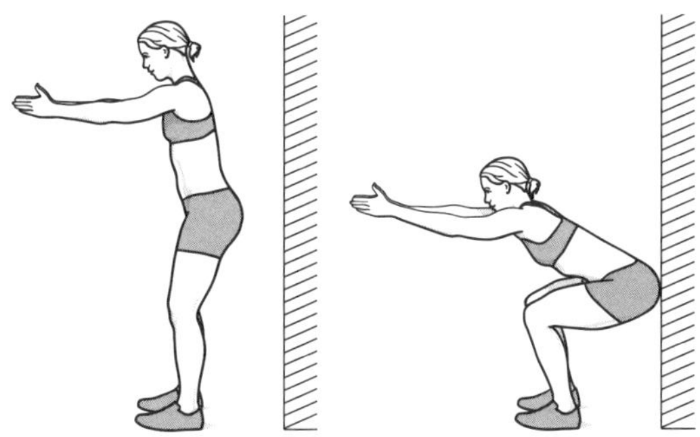

7 Popo Touch

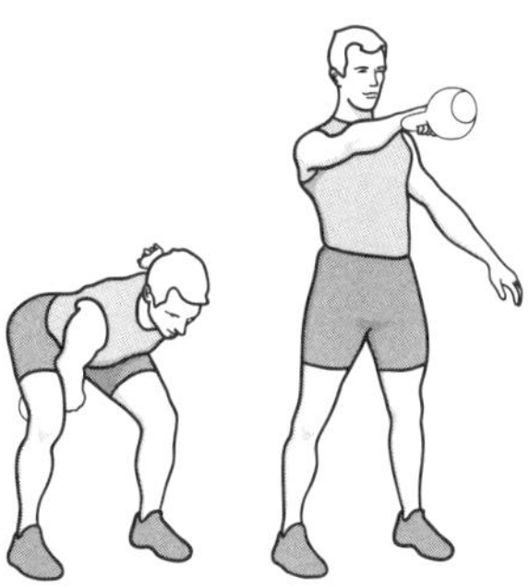

8 Swings (1-händig)

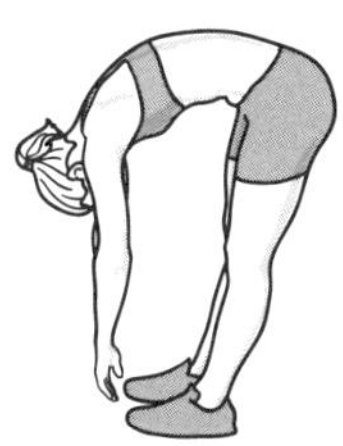

9 Toe Touch

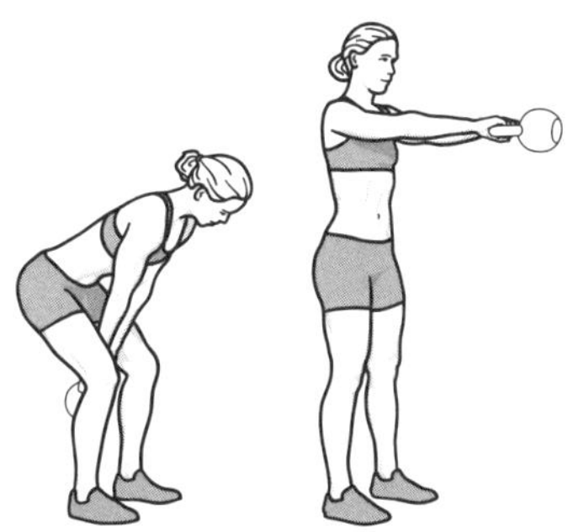

10 Swings (2-händig)

12 Better Press

❶ ② ③

Anstrengungsgrad RIR: 2
Trainingsdauer: 45 bis 60 Minuten
Trainingsziel: Kettlebell-Press-Technik verbessern

	Übung	Wdh./Dauer/Distanz	RIR	Seite
	Supersatz A × 3			
1	Waiter's Walk	20 Sek.	4	142
2	V-Sit Press	10 Wdh. pro Seite	3	132
	Pause	1 Min.		
	Supersatz B × 3			
3	Bottom-up Rack Walk	10–20 Sek.	3–2	141
4	Half Kneeling Press	10 Wdh. pro Seite	3–2	129
	Pause	1 Min.		
	Supersatz C × 3			
5	Dead Hang	20–30 Sek.	2	122
6	Cannonball Press	5 Wdh. pro Seite	2	128
	Fokus × 5			
7	Military Press	5 Wdh. pro Seite	2–1	129

Dead Hang: Optional, wenn du keine Klimmzugstange oder Ringe hast, mache 1-Arm Kettlebell Rows – 10 Wdh. pro Seite RIR: 2

Fokus: Military Press in der Top-Position (oben) 1 bis 2 Sekunden stabil halten, bevor du mit der Kettlebell wieder in die Rack-Position gehst. Mache so lange Pause, bis du dich für den nächsten Durchgang fit fühlst. Gehe, wenn nötig, mit dem Gewicht runter, um eine saubere Technik beizubehalten. Vielleicht machst du auch ein Paar Dracula / Superman, um deine Schultern aufzulockern.

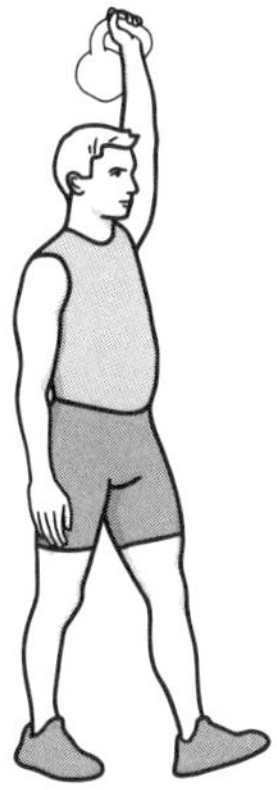

1 Waiter's Walk

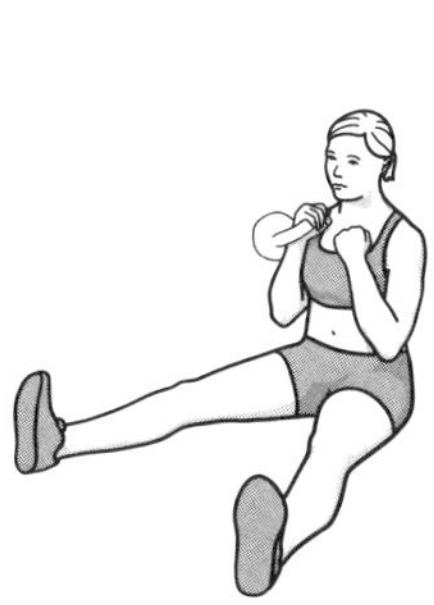

2 V-Sit Press

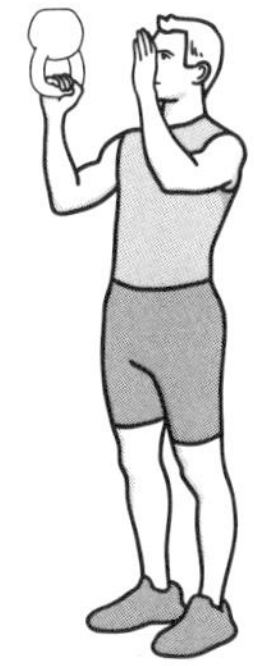

3 Bottom-up Rack Walk

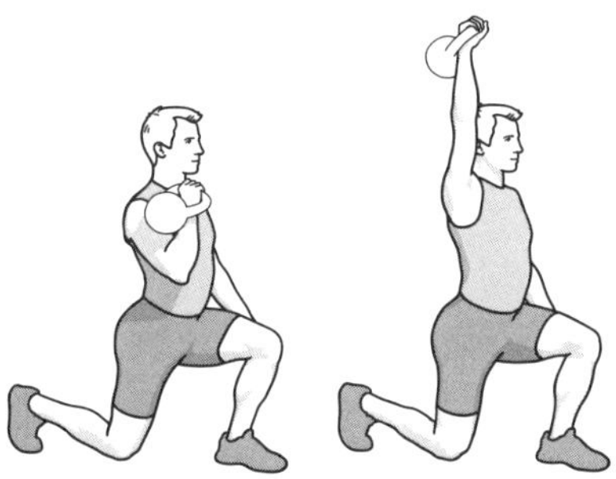

4 Half Kneeling Press

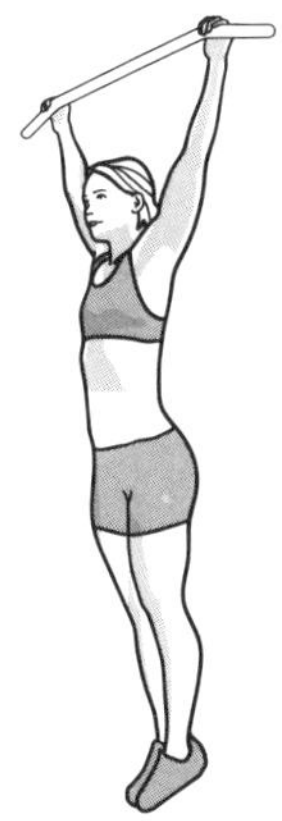

5 Dead Hang

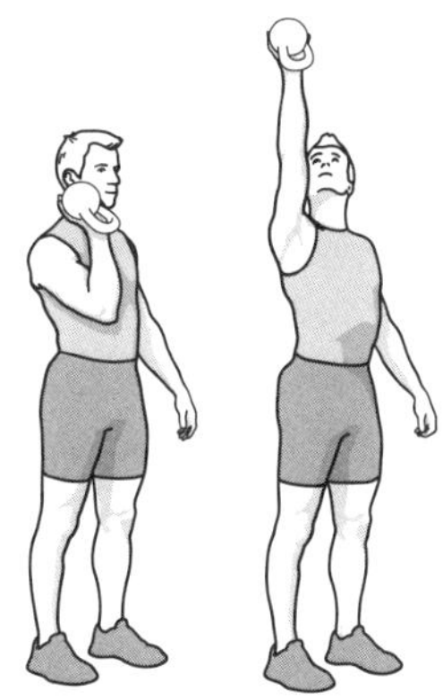

6 Cannonball Press

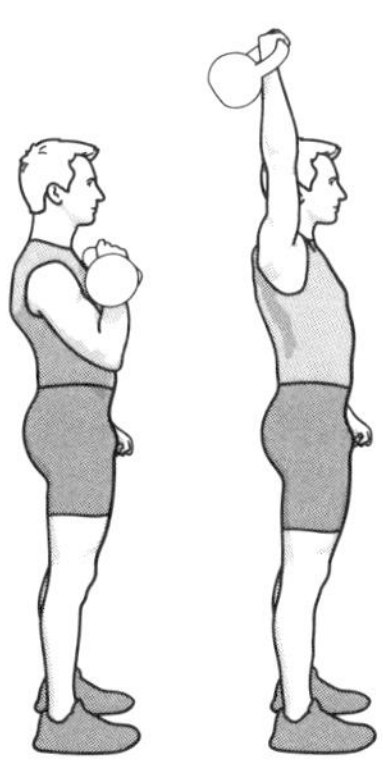

7 Military Press

13 Better Goblet Squat

1 2 3

Anstrengungsgrad RIR: 2
Trainingsdauer: 45 bis 60 Minuten
Trainingsziel: Goblet-Squat-Technik, tiefe Hocke und Hüftmobilität verbessern

	Übung	Wdh./Dauer/Distanz	RIR	Seite
	Supersatz A × 3			
1	Entengang	10 m	3	123
2	Rack Lunges	12 Wdh.	2	136
3	Toe Touch	1 Min.		126
	Supersatz B × 3			
4	Rack Walk	10 m	2	141
5	Swings (2-händig)	10 Wdh.	2	138
6	Standing Quad Stretch	1 Min. pro Seite		126
	Supersatz C × 3			
7	Kettlebell Hip Thrusters	10 Wdh.	2	144
8	Goblet Squat	5 Wdh.	0	136
	Pause	1 Min.		
9	Toe Touch	1 Min.		126
	Finisher 5 Min.			
10	Goblet Squat	50 Wdh.	1–0	136

Finisher: Die Goblet Squats mit folgendem Tempo: oben 1 Sekunde stehen, langsam über 3 Sekunden runtergehen, 1 Sekunde unten halten und schnell hochkommen. Wenn du das Tempo exakt einhältst, schaffst du 50 Squats in 5 Minuten. Wenn du mehr schaffst, warst du zu schnell. Bitte wähle dein Gewicht lieber etwas niedriger.

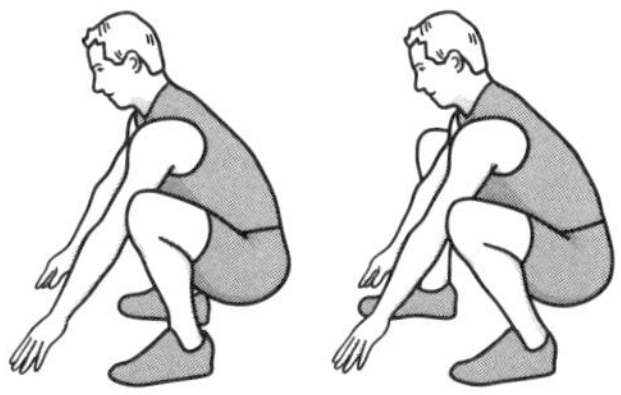

1 Entengang

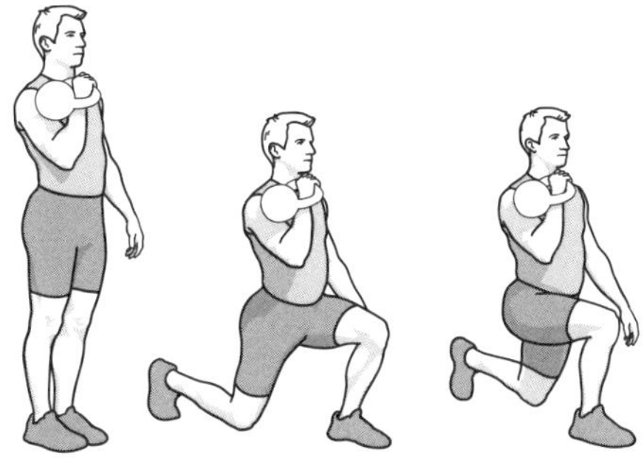

2 Rack Lunges

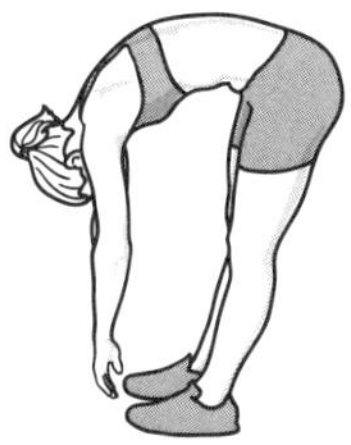

3 Toe Touch

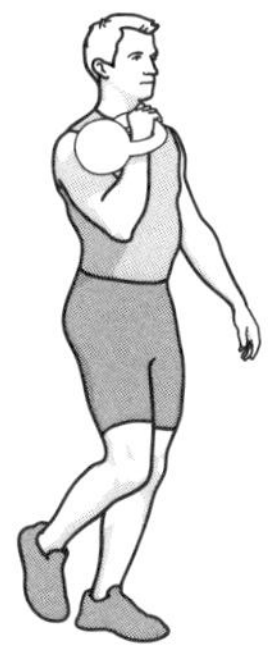

4 Rack Walk

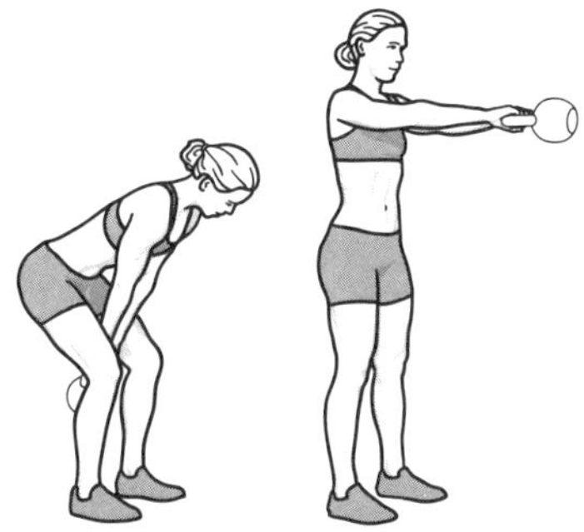

5 Swings (2-händig)

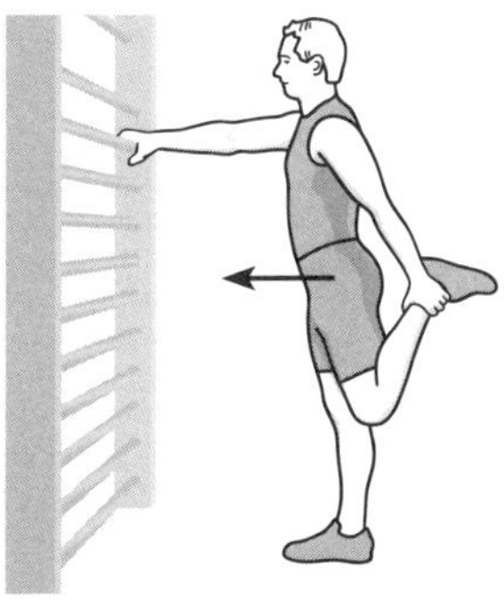

6 Standing Quad Stretch

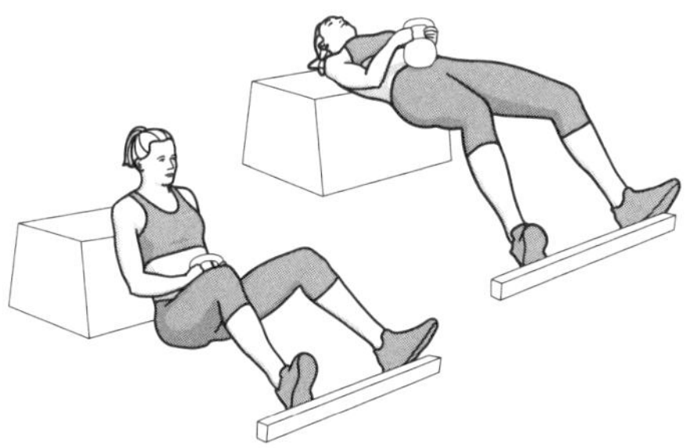

7 Kettlebell Hip Thrusters

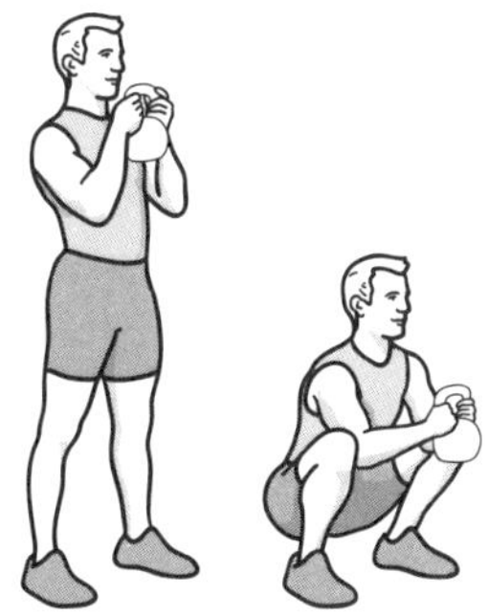

8 Goblet Squat

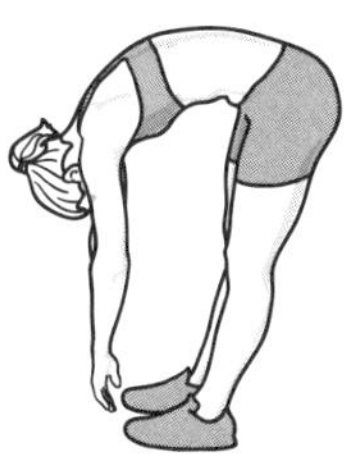

9 Toe Touch

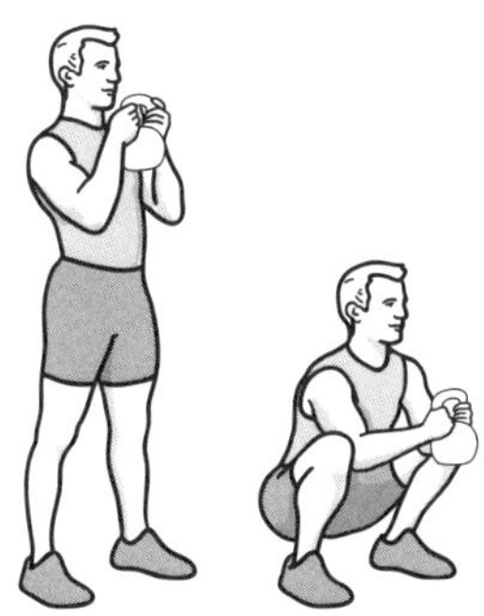

10 Goblet Squat

14 Better Front Squat

Anstrengungsgrad RIR: 2
Trainingsdauer: 45 bis 60 Minuten
Trainingsziel: Front-Squat-Technik und Rumpfstabilität verbessern sowie Quadrizeps stärken. Führe bitte vorher das Workout 12 aus, weil hier ein Fokus auf die Hüftmobilität gelegt wird.

	Übung	Wdh./Dauer/Distanz	RIR	Seite
	Supersatz A × 3			
1	Entengang	ca. 10 m	3	123
2	Goblet Squat	10 Wdh.	3	136
3	Toe Touch	1 Min.		126
	Supersatz B × 3			
4	Hardstyle Plank	10–30 Sek.	3	143
5	Bottom-up Rack Walk	10–20 Sek.	3–2	141
6	Front Squat + 1 Schritt vor	10 Wdh. pro Seite	2	135
	Pause	1 Min.		
7	Torso Twist	1 Min.		126
8	Toe Touch	1 Min.		126
	Finisher × 5			
9	Front Squat	10 Wdh.	1	135

Finisher: Front Squat über 3 Sekunden runter, 2 Sekunden unten halten (ohne unten einzurunden, achte auf einen neutralen Rücken!), schnell hoch, 2 Sekunden oben.

Die Pause machst du so lange, bis du dir wieder zutraust, den nächsten schweren Durchgang zu schaffen.

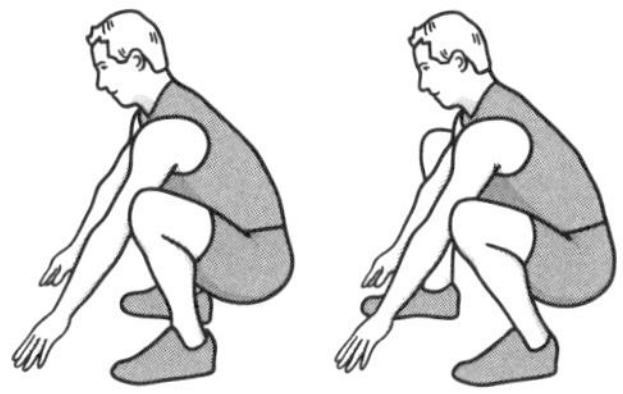

1 Entengang

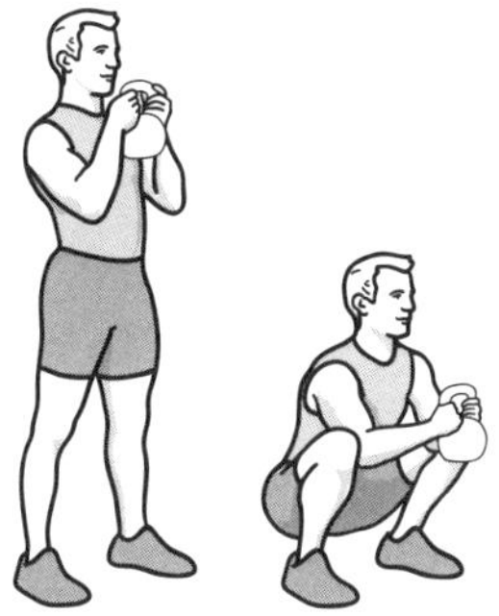

2 Goblet Squat

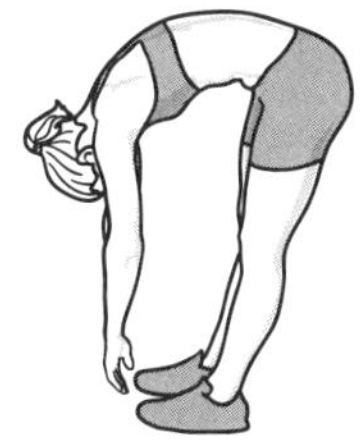

3 Toe Touch

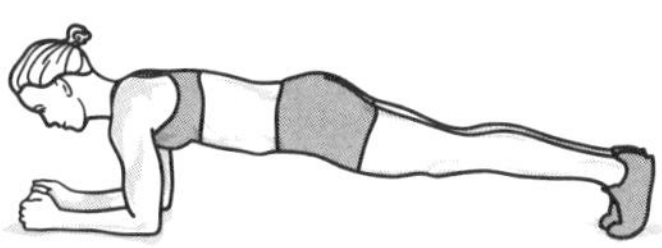

4 Hardstyle Plank

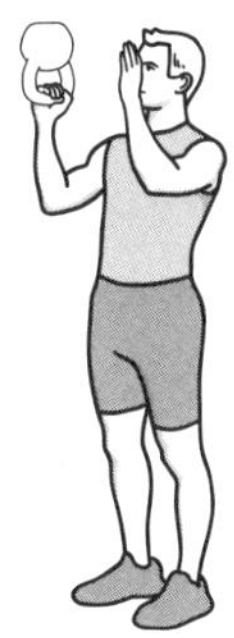

5 Bottom-up Rack Walk

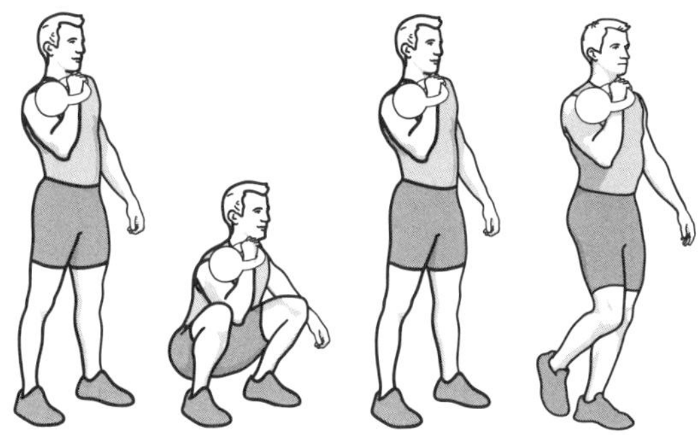

6 Front Squat + 1 Schritt vor

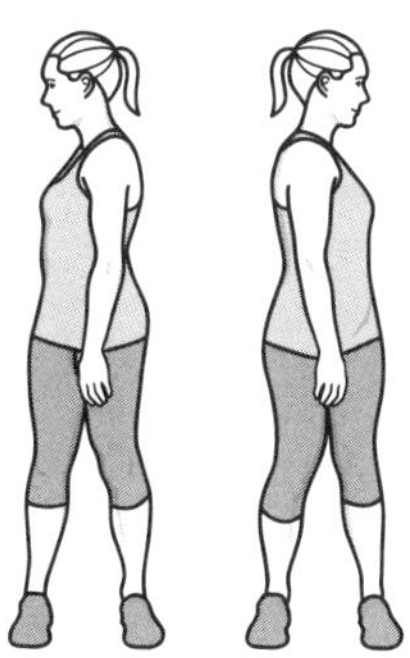

7 Torso Twist

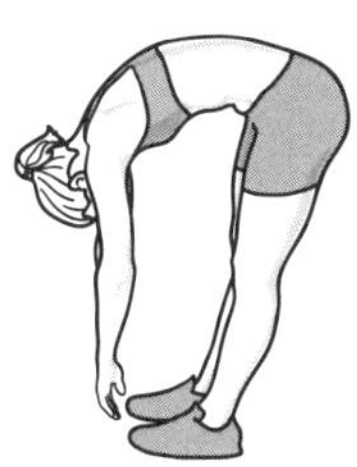

8 Toe Touch

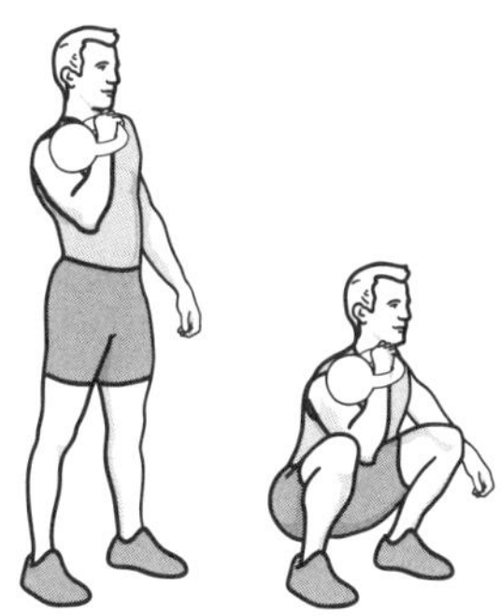

9 Front Squat

15 Soft Core

❶ ② ③

Anstrengungsgrad RIR: 1
Trainingsdauer: 45 bis 60 Minuten
Trainingsziel: Rumpfstabilität verbessern

	Übung	Wdh./Dauer/Distanz	RIR	Seite
	Supersatz A × 3			
1	Hardstyle Plank	30–60 Sek.	1	143
2	Swings (1-händig)	10 Wdh. pro Seite	2	138
3	Torso Twist	1 Min.		126
	Supersatz B × 3			
4	Bottom-up Rack Walk	10 m	1	141
5	1-Arm Rows (ohne Abstützen)	10 Wdh. pro Seite	1	132
6	Dracula / Superman	1 Min.		122
	Supersatz C × 3			
7	Front Squat	10 Wdh.	2	135
8	Krabbeln	15 m	1	124
9	Standing Quad Stretch	1 Min. pro Seite		126
	Finisher			
10	Suitcase Walk	max.	0	142

1-Arm Rows (ohne Abstützen): So musst du mehr Körperspannung halten und wirst daher nicht so schwer rudern können, als wenn du dich abstützen kannst.

Finisher: Suitcase Walk: So lange, bis du nicht mehr sicher geradeaus gehen kannst, dann die gleiche Distanz mit deiner »starken« Seite nachmachen. Du kannst auch mit einer Stoppuhr arbeiten.

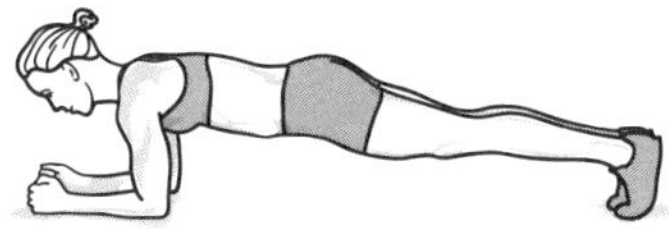

1 Hardstyle Plank

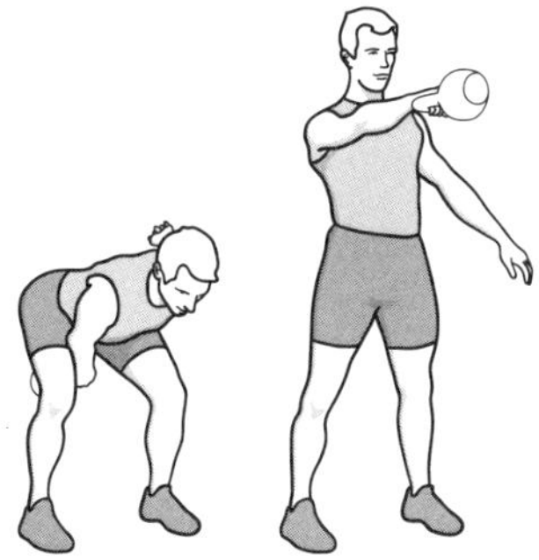

2 Swings (1-händig)

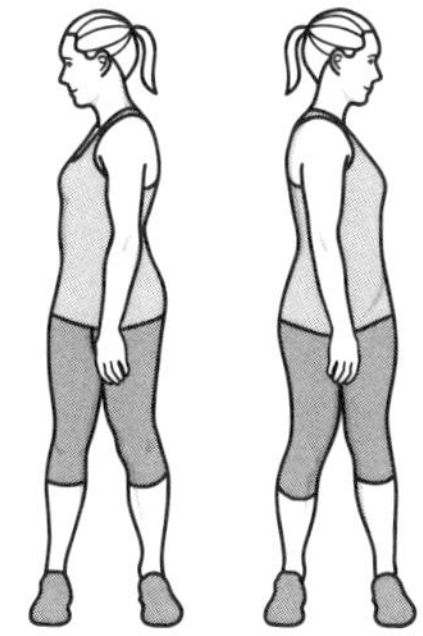

3 Torso Twist

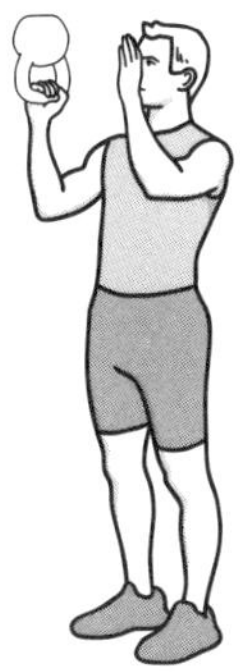

4 Bottom-up Rack Walk

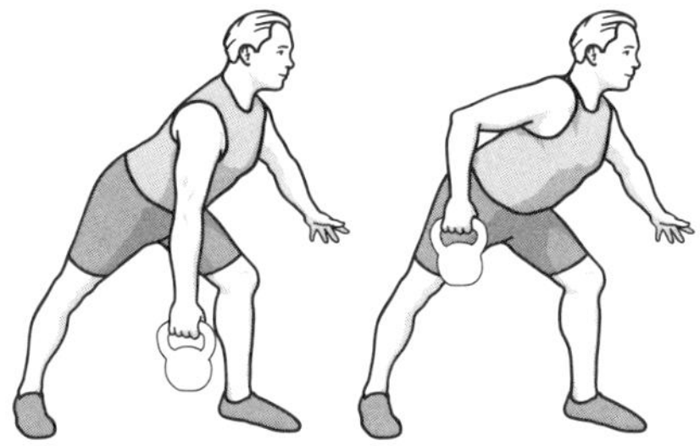

5 1-Arm Rows
(ohne Abstützen)

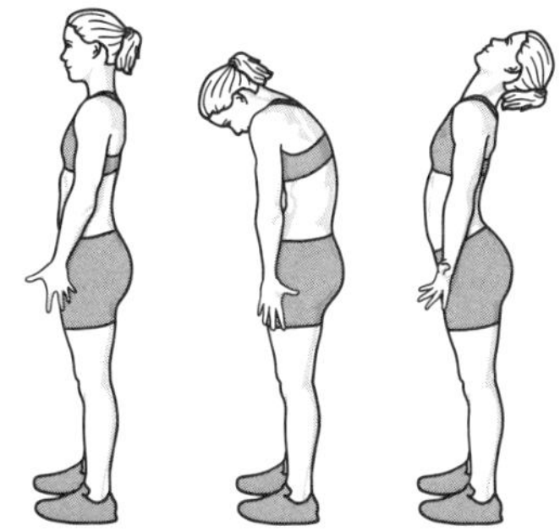

6 Dracula / Superman

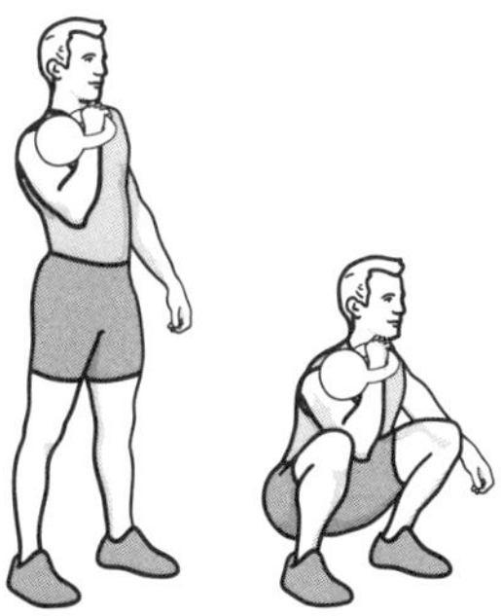

7 Front Squat

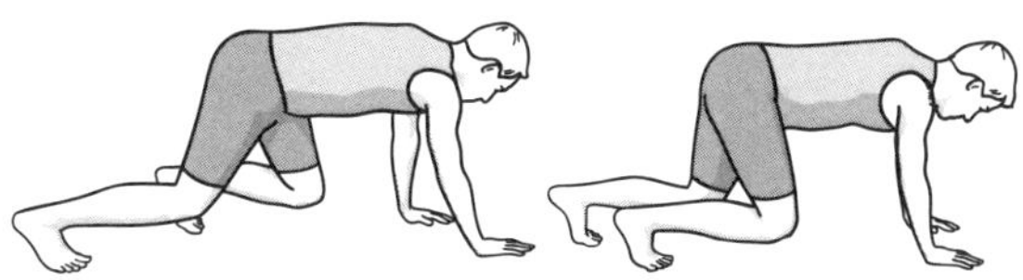

8 Krabbeln

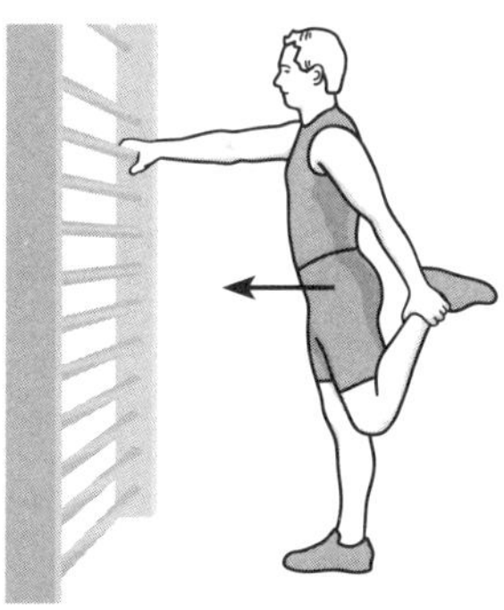

9 Standing Quad Stretch

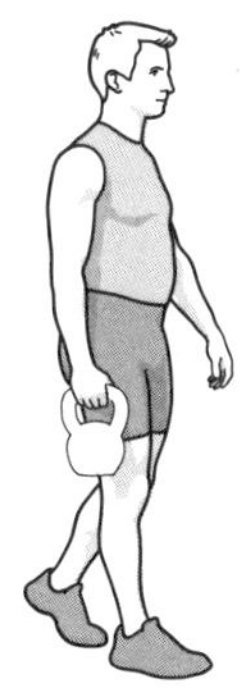

10 Suitcase Walk

16 360° Move and Grove

1 2 3

Anstrengungsgrad RIR: 2
Trainingsdauer: 45 bis 60 Minuten
Trainingsziel: den ganzen Körper gleichmäßig trainieren

	Übung	Wdh./Dauer/Distanz	RIR	Seite
	Supersatz A × 3			
1	1-Arm Rows	10–15 Wdh. pro Seite	2	132
2	Goblet Squat	10 Wdh.	2	136
	Supersatz B × 3			
3	Military Press	10 Wdh. pro Seite	2	129
4	Swings (1-händig)	10 Wdh. pro Seite	2	138
5	Dracula / Superman	1 Min.		122
	Supersatz C × 2			
6	Flat Pull-over	10 Wdh.	2	133
7	Halos	10 Wdh.	2	124
8	Armkreisen	1 Min.		125
	Finisher × 5			
9	Farmer's Walk	10 m	1	142
10	Krabbeln	10 m	2	124

Finisher: Farmer's Walk abwechselnd mit Krabbeln. Mit den Kettlebells 5 Meter vor- und dann zurückgehen, Kettlebells absetzen und die gleiche Strecke krabbeln.

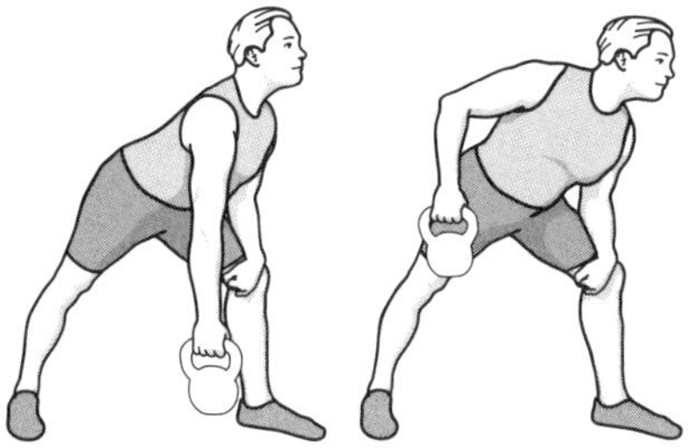

1 1-Arm Rows

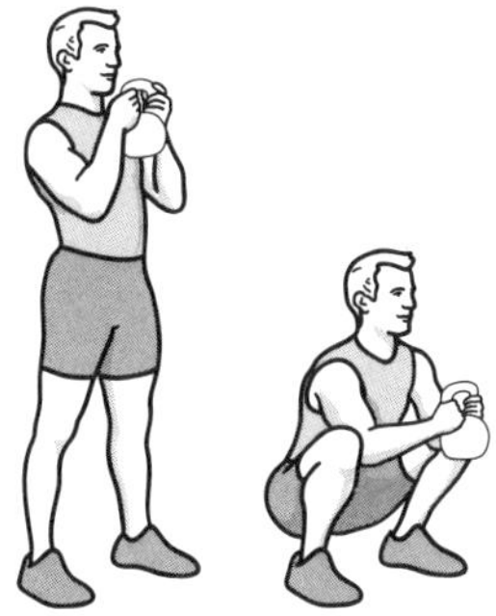

2 Goblet Squat

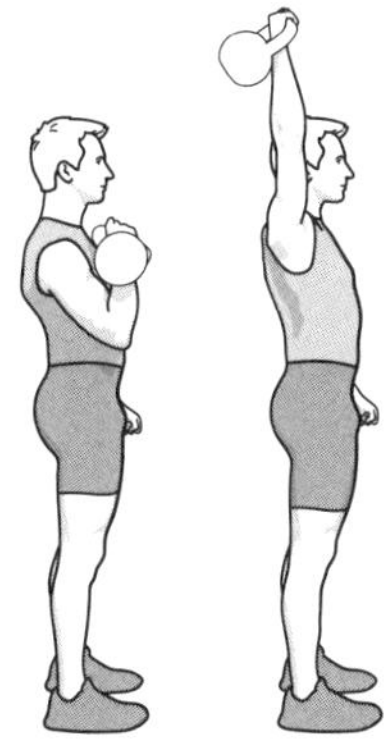

3 Military Press

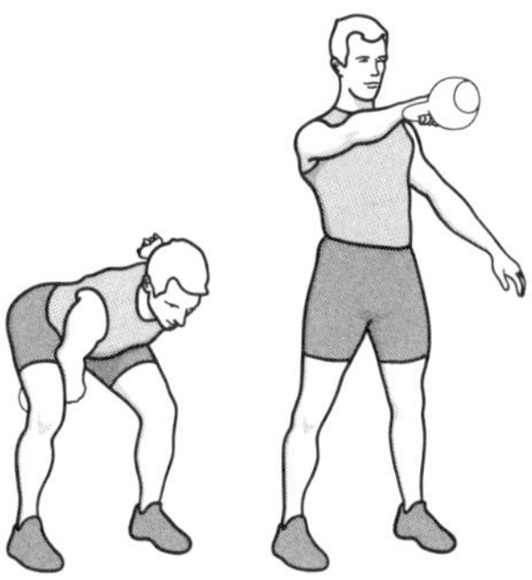

4 Swings (1-händig)

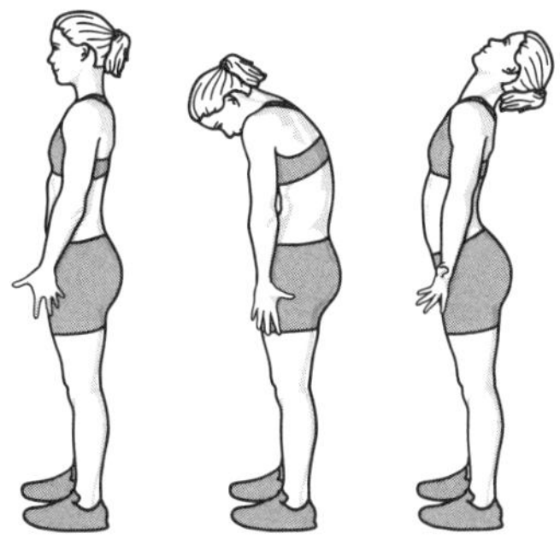

5 Dracula / Superman

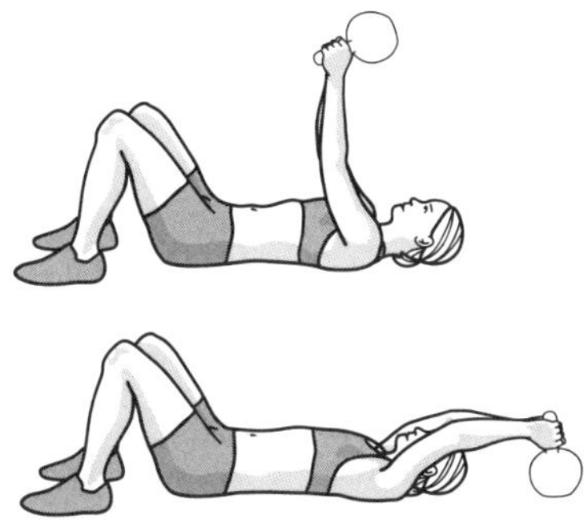

6 Flat Pull-over

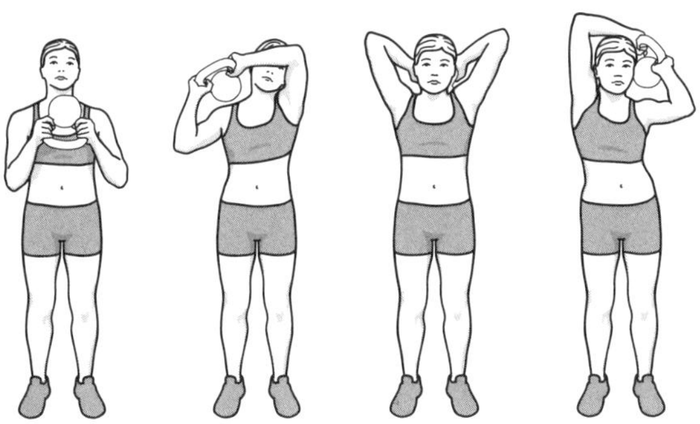

7 Halos

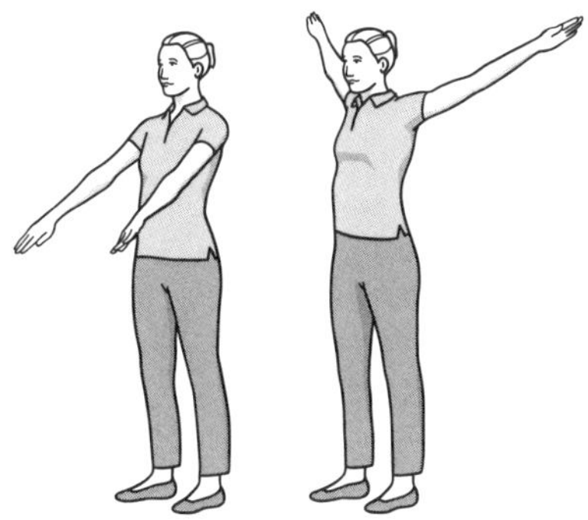

8 Armkreisen

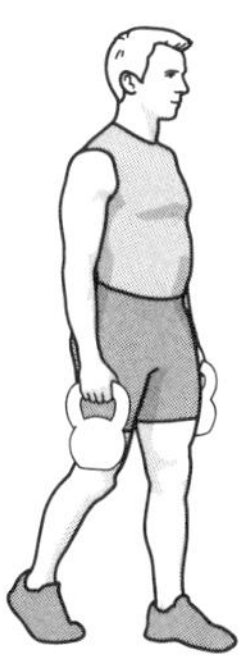

9 Farmer's Walk

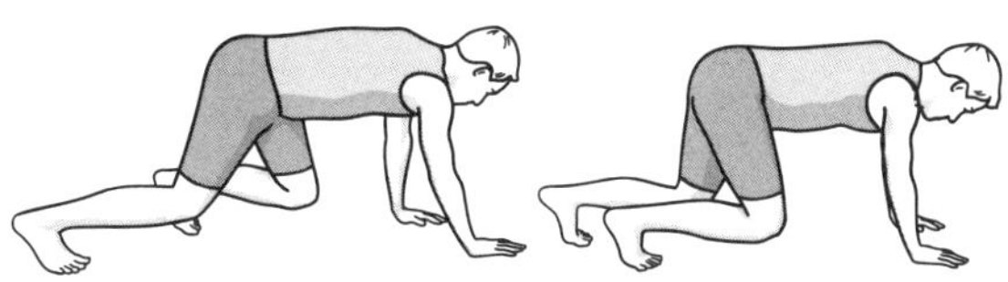

10 Krabbeln

17 Sweat and Slim

❶ ② ③

Anstrengungsgrad RIR: 1
Trainingsdauer: 60 Minuten
Trainingsziel: Fettverbrennung durch langes Aufrechterhalten eines erhöhten Pulses

	Übung	Wdh./Dauer/Distanz	RIR	Seite
	Supersatz A × 3			
1	Walking Lunges Kettlebell in Rack Position	10 Wdh.	2	137
2	Bat Wings	10 Wdh.	2	133
3	Krabbeln	5 m	3	124
	Supersatz B × 3			
4	Swings (1-händig)	10 Wdh. pro Seite	3	138
5	Military Press	10 Wdh. pro Seite	2	129
6	Entengang	5 m	3	123
	Supersatz C × 3			
7	Bottom-up Rack Walk	10 m	1	141
8	Figure 8	10 Wdh.	3	123
9	Dracula / Superman	1 Min.		122
	Supersatz D × 3			
10	Hardstyle Plank	30–60 Sek.	1	143
11	Krabbeln	30–60 Sek.	1	124

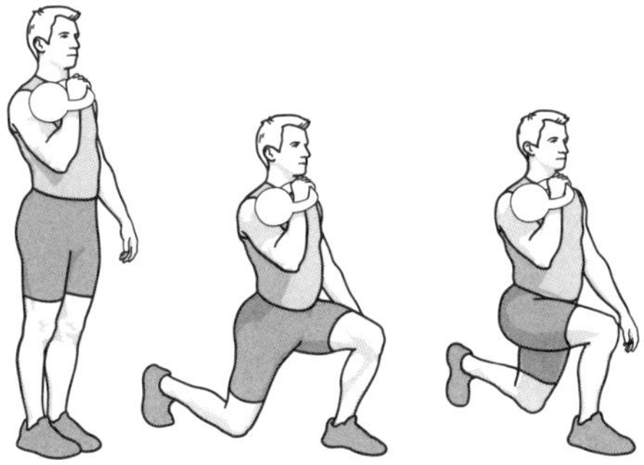

1 Walking Lunges Kettlebell in Rack-Position

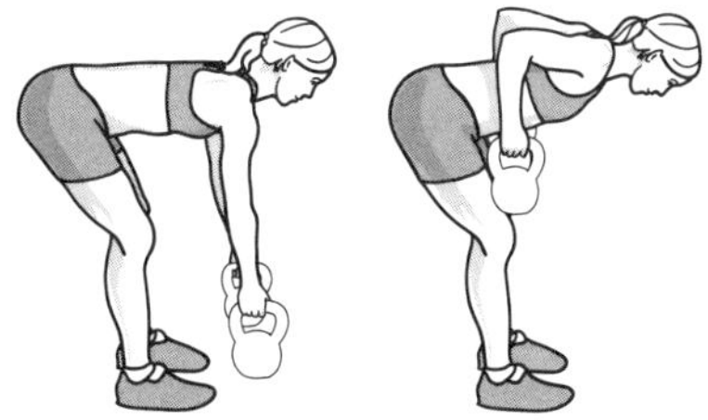

2 Bat Wings

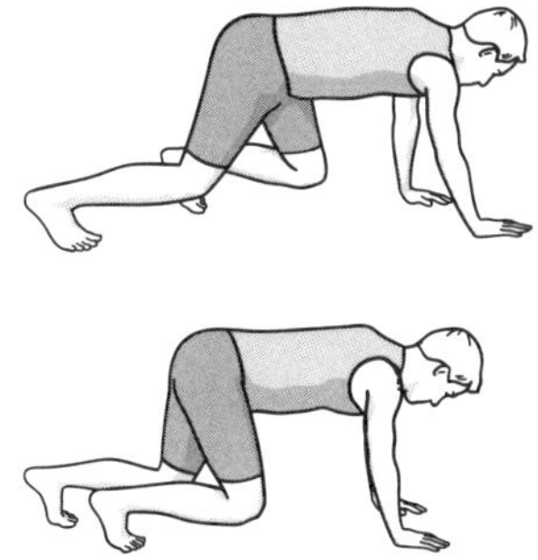

3 Krabbeln

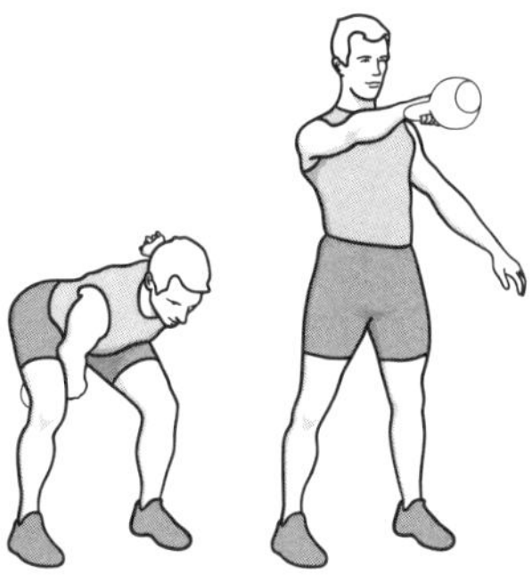

4 Swings (1-händig)

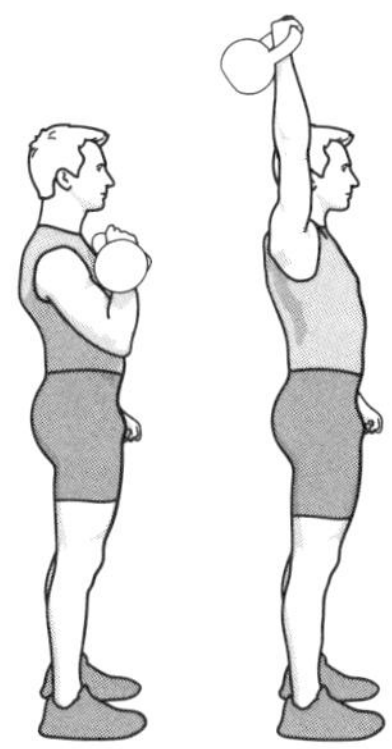

5 Military Press

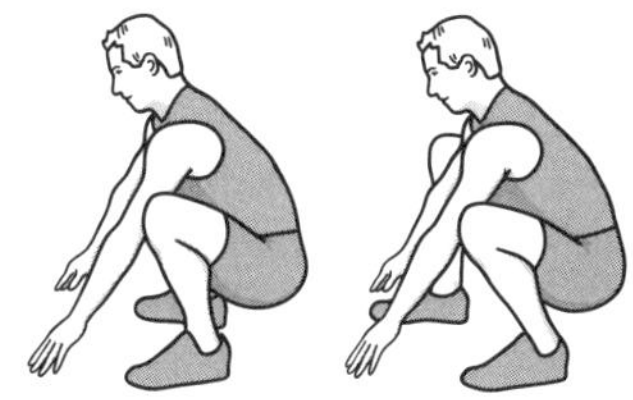

6 Entengang

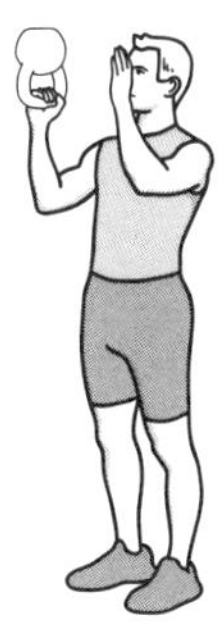

7 Bottom-up Rack Walk

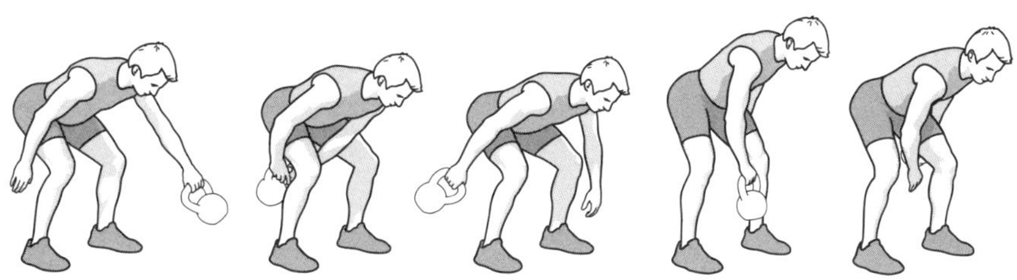

8 Figure 8

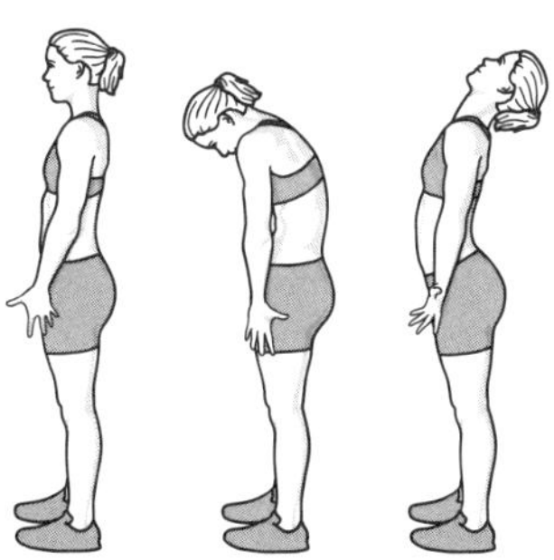

9 Dracula / Superman

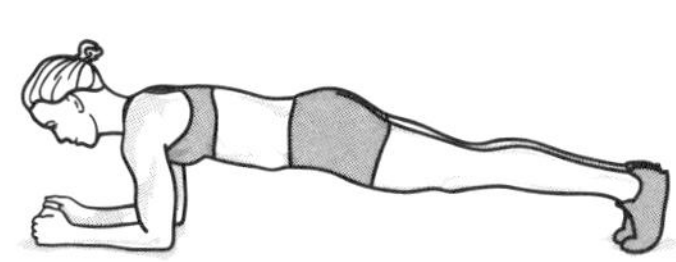

10 Hardstyle Plank

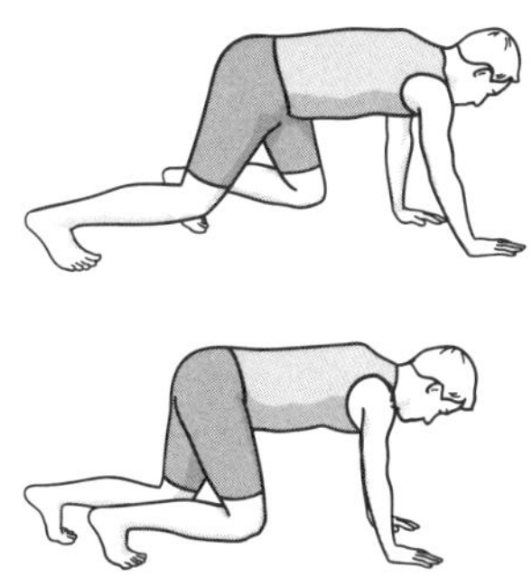

11 Krabbeln

18 Strong: Upper Press and Lower Pull

1 2 3

Anstrengungsgrad RIR: 1
Trainingsdauer: 60 Minuten
Trainingsziel: Maximalkraft für Swings und Press in Supersätzen
Eignet sich für einen Trainingssplit mit Workout 19

	Übung	Wdh./Dauer/Distanz	RIR	Seite
	Supersatz A × 3			
1	Swings (1-händig)	10 Wdh. pro Seite	2	138
2	Hardstyle Plank	30–60 Sek.	1	143
3	Popo Touch	1 Min.		125
	Supersatz B × 3			
4	V-Sit Press	10 Wdh. pro Seite	3	132
5	Military Press	5 Wdh. pro Seite	1	129
6	Dracula / Superman	1 Min.		122
	Supersatz C × 3			
7	Cannonball Press	5 Wdh. pro Seite oben 1–2 Sek. halten	2	128
8	Swings (2-händig)	10 Wdh.	1	138
9	Torso Twist	1 Min.		126
	Finisher × 3			
10	Dead-Stop Swings	5 Wdh.	1–0	140
11	Kettlebell Hip Thrusters	5 Wdh. oben 5 Sek. halten	2	144

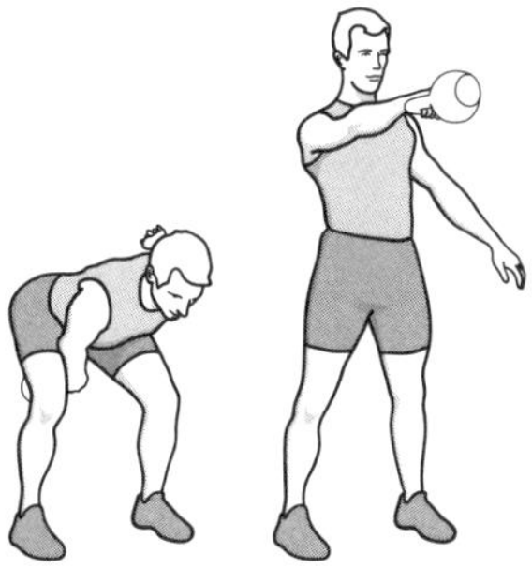

1 Swings (1-händig)

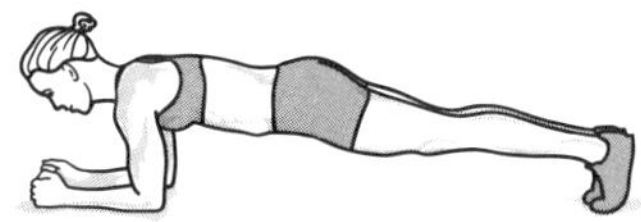

2 Hardstyle Plank

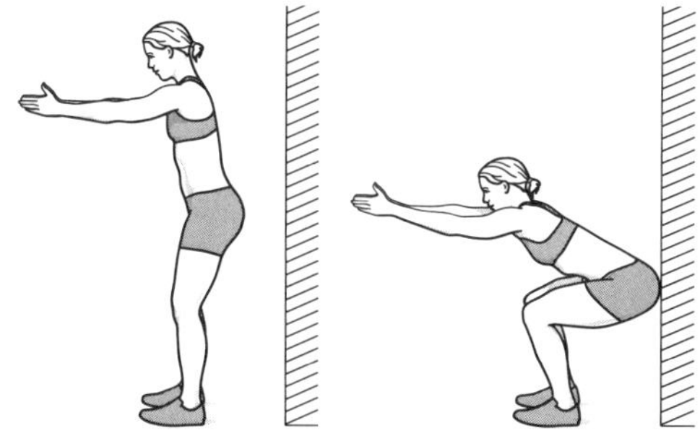

3 Popo Touch

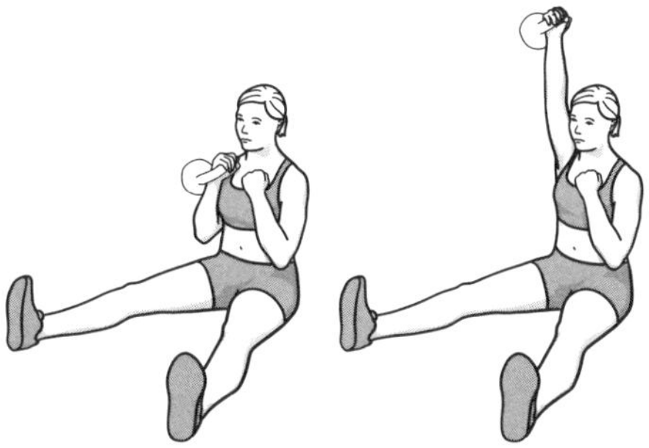

4 V-Sit Press

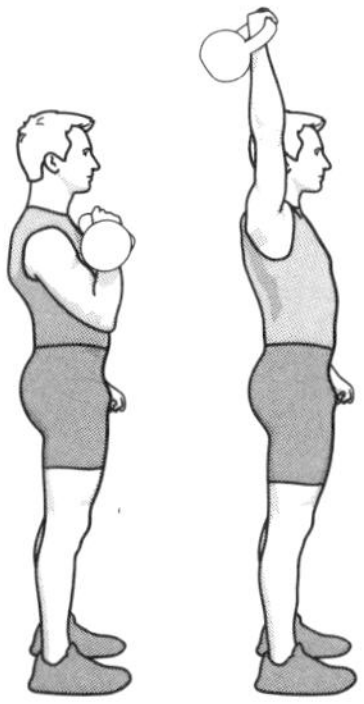

5 Military Press

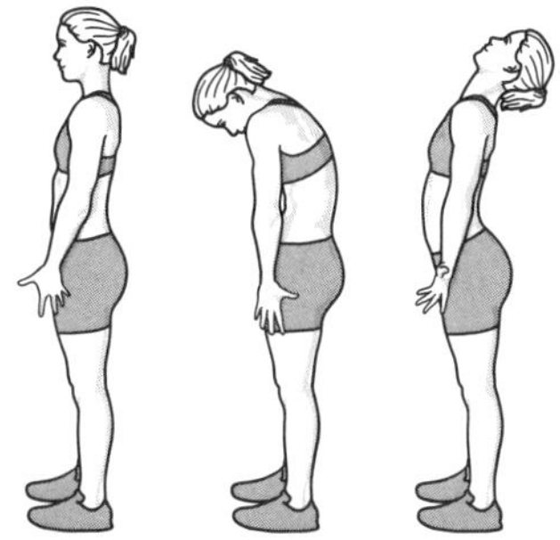

6 Dracula / Superman

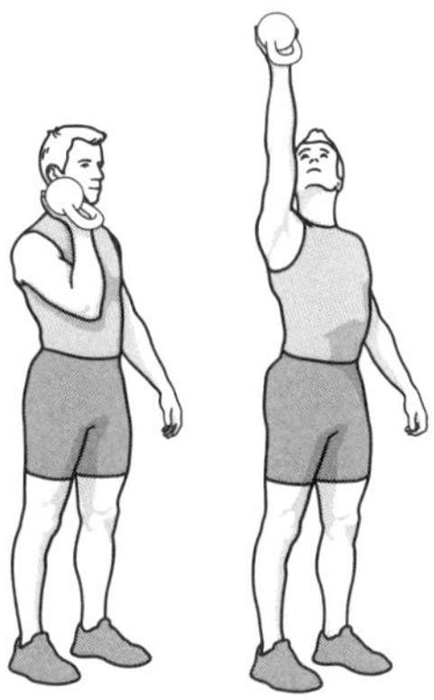

7 Cannonball Press

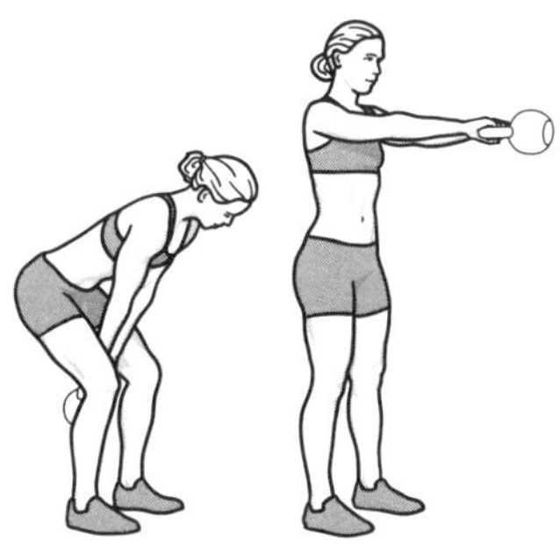

8 Swings (2-händig)

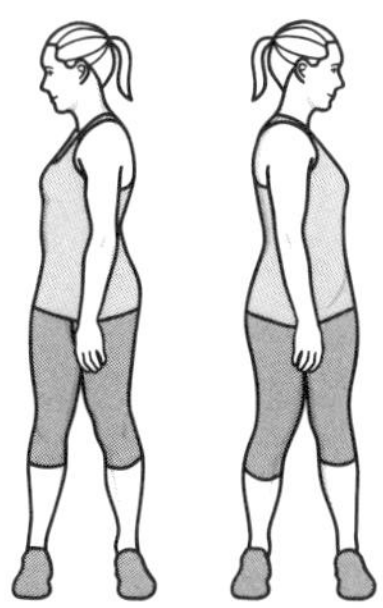

9 Torso Twist

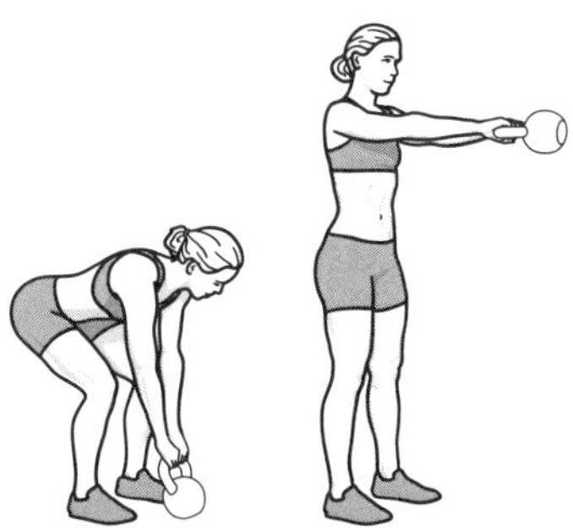

10 Dead-Stop Swings

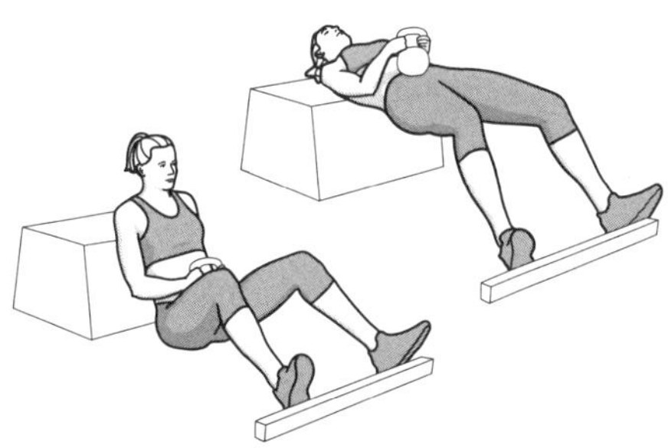

11 Kettlebell Hip Thrusters

19 Strong: Upper Pull and Lower Push

1 2 3

Anstrengungsgrad RIR: 1
Trainingsdauer: 50 Minuten
Trainingsziel: Maximalkraft für Beine und Zugbewegungen
Eignet sich für einen Trainingssplit mit Workout 18

	Übung	Wdh./Dauer/Distanz	RIR	Seite
	Supersatz A × 3			
1	Bat Wings	10 Wdh.	2	133
2	Front Squat	10 Wdh.	1	135
3	Standing Quad Stretch	1 Min. pro Seite		126
	Supersatz B × 3			
4	Entengang	15 m	2	123
5	1-Arm Rows abgestützt	10–15 Wdh. pro Seite	1	132
6	Dracula / Superman	1 Min.		122
	Supersatz C × 3			
7	Swings (2-händig)	10 Wdh.	1	138
8	Goblet Squat	20 Wdh.	2	136
9	Toe Touch	1 Min.		126
	Finisher × 3			
10	Suitcase Walk	10–20 m	1	142
11	Entengang	10–20 m	1	123
12	Beine ausschütteln	30 Sek.		

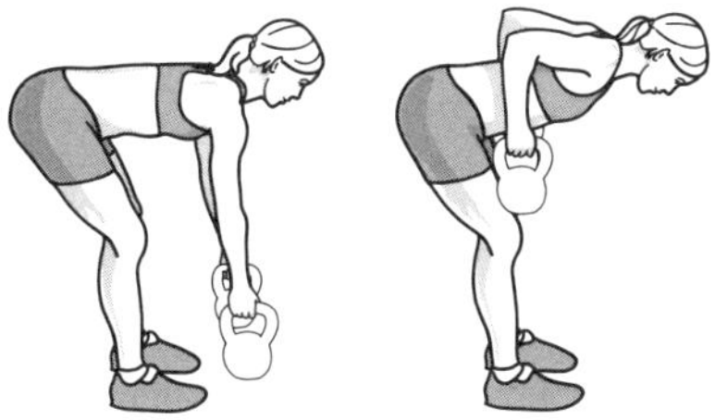

1 Bat Wings

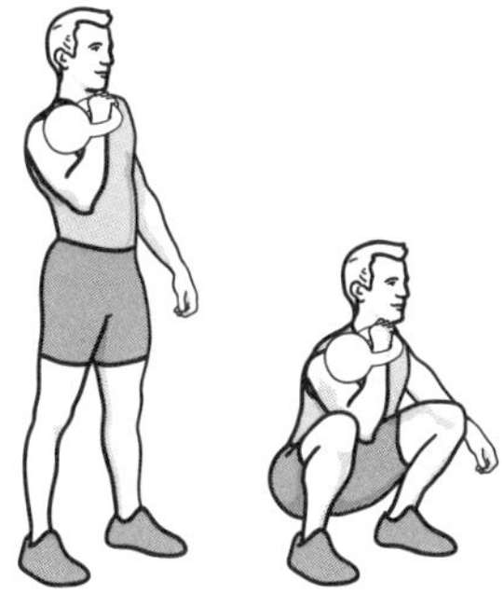

2 Front Squat

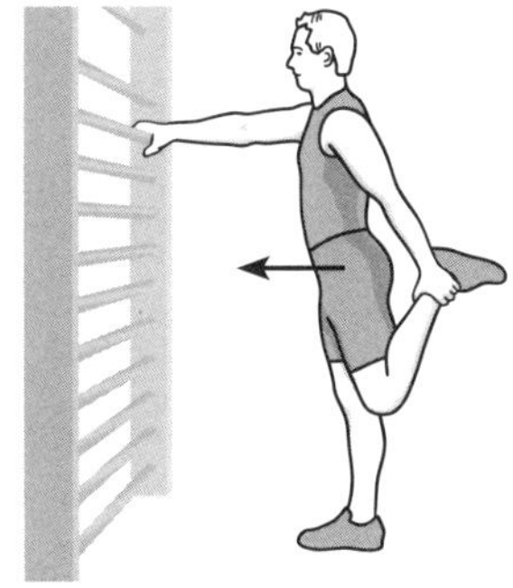

3 Standing Quad Stretch

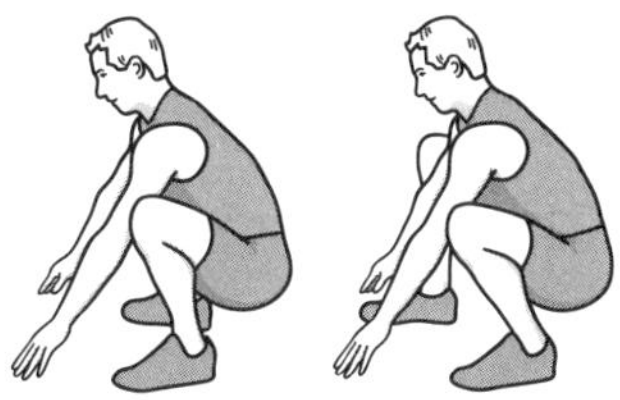

4 Entengang

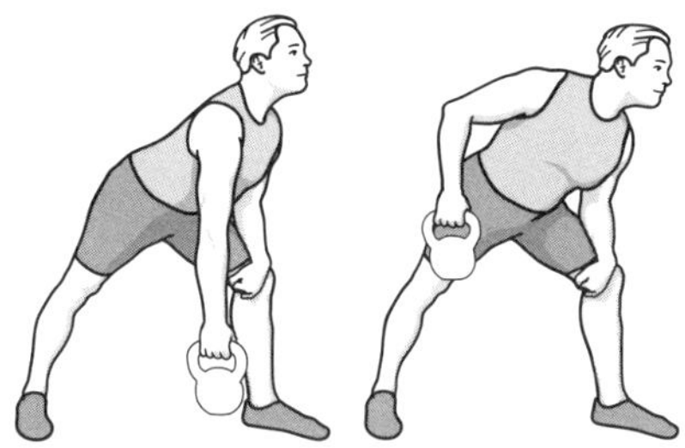

5 1-Arm Rows abgestützt

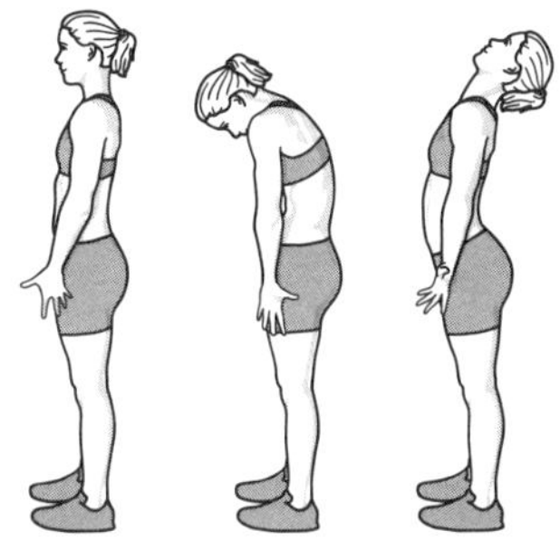

6 Dracula / Superman

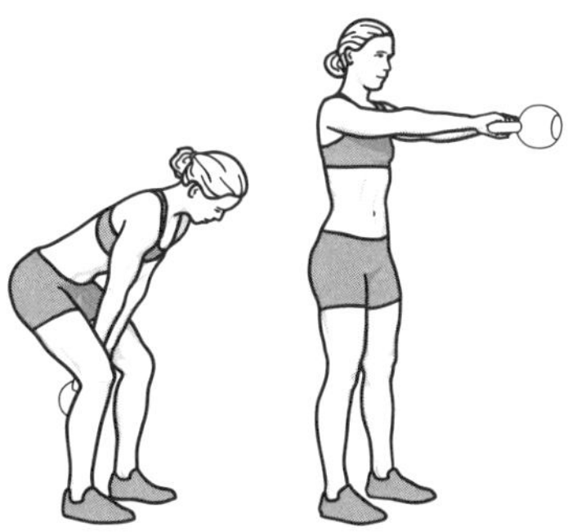

7 Swings (2-händig)

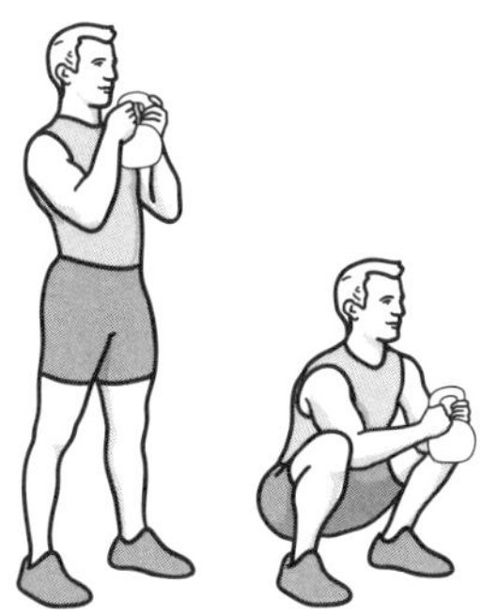

8 Goblet Squat

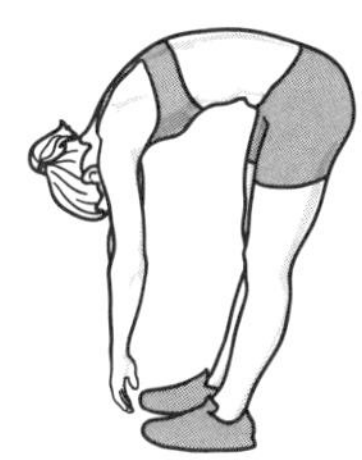

9 Toe Touch

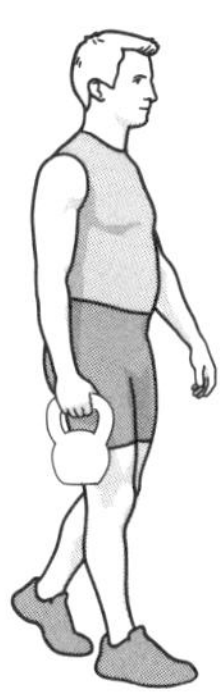

10 Suitcase Walk

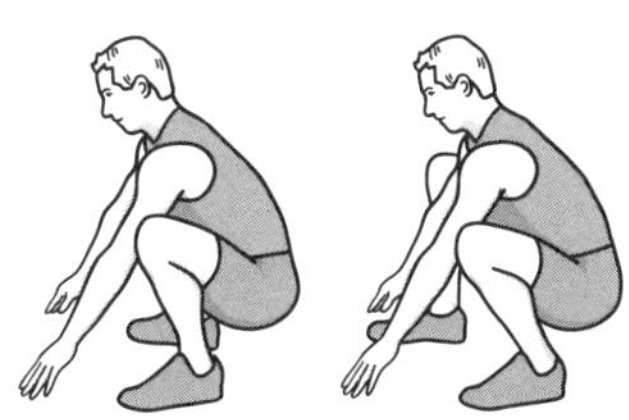

11 Entengang

20 60-Minuten-Marathon

1 2 3

Anstrengungsgrad RIR: 0
Trainingsdauer: 60 Minuten
Trainingsziel: Ausdauer (VO2Max) verbessern

	Übung	Wdh./Dauer/Distanz	RIR	Seite
	Supersatz A × 3			
1	1-Arm Rows ohne Abstützen	10–15 Wdh. pro Seite	1	132
2	Front Squat	20 Wdh.	2	135
3	Halos	10 Wdh.	4	124
	Supersatz B × 3			
4	Swings (1-händig)	20 Wdh. pro Seite	2	138
5	Military Press	10 Wdh. pro Seite	2	129
6	Dracula / Superman	1 Min.		122
	Supersatz C × 3			
7	Waiter's Walk	30 Sek.	2	142
8	Rack Walk	90 Sek.	1	141
9	Entengang	1 Min.	2	123
	Finisher: 5 bis 10 EMOM			
10	Swings (2-händig)	10 Wdh.	2	138
11	Strecksprung	5 Wdh.	1	144

Finisher: 5 bis 10 EMOM (Every Minute on the Minute)

In jeder Minute machst du Swings (2-händig) plus Strecksprünge; was dann noch von der Minute übrig ist, wäre Pause.

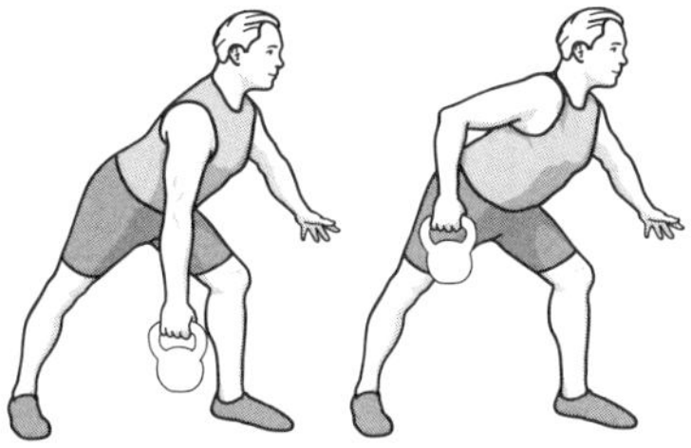

1 1-Arm Rows ohne Abstützen

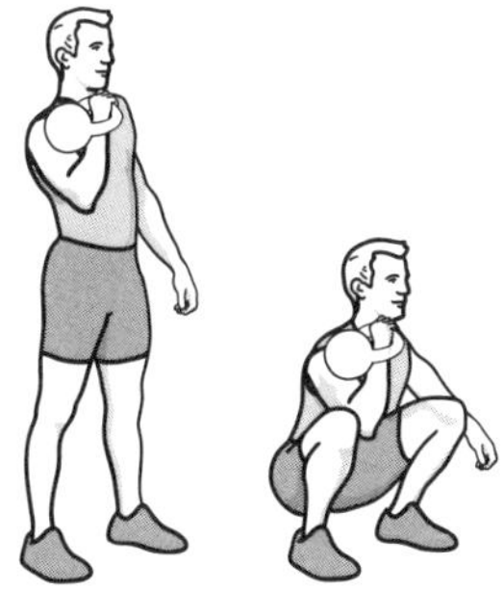

2 Front Squat

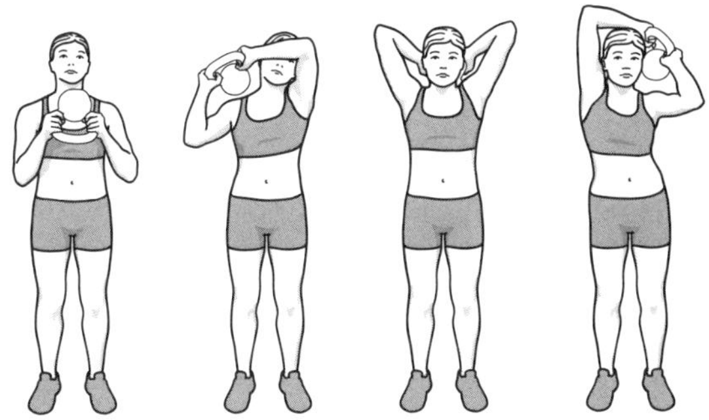

3 Halos

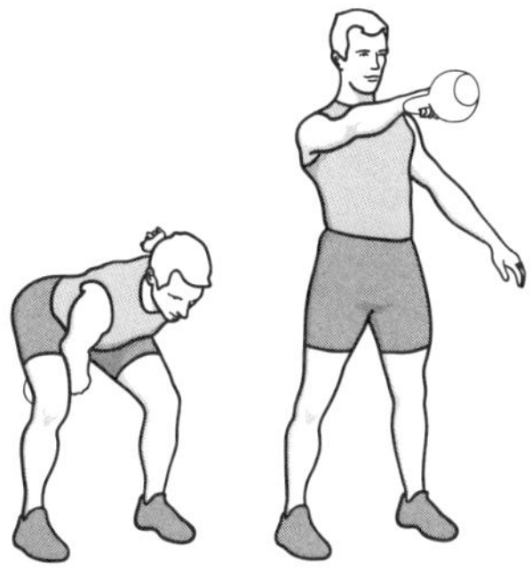

4 Swings (1-händig)

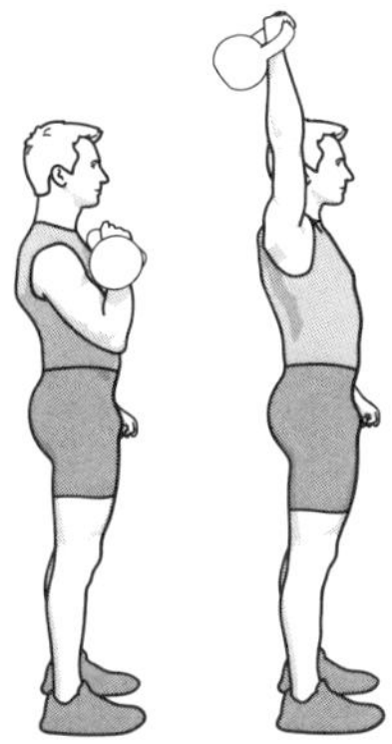

5 Military Press

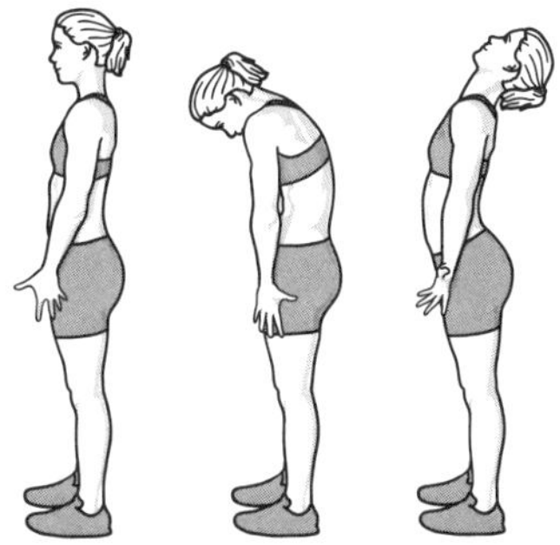

6 Dracula / Superman

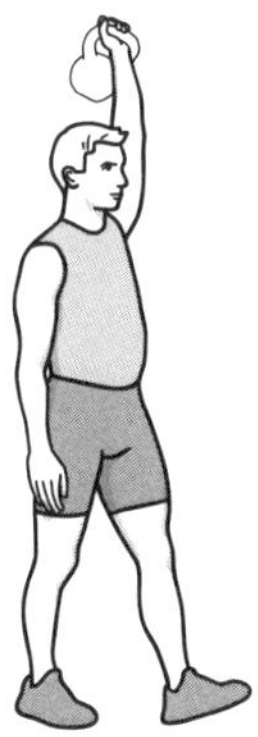

7 Waiter's Walk

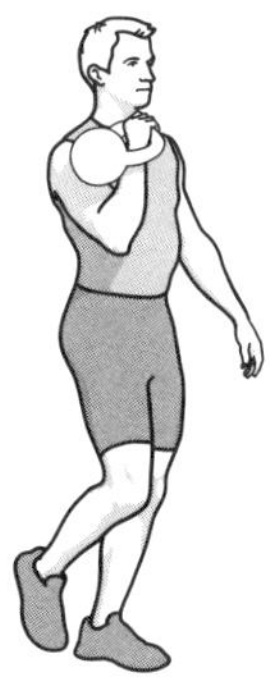

8 Rack Walk

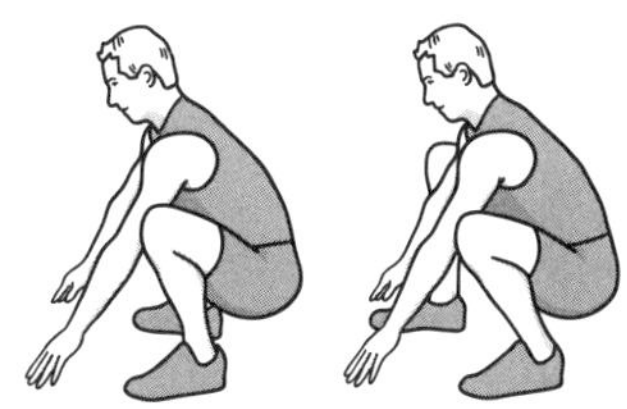

9 Entengang

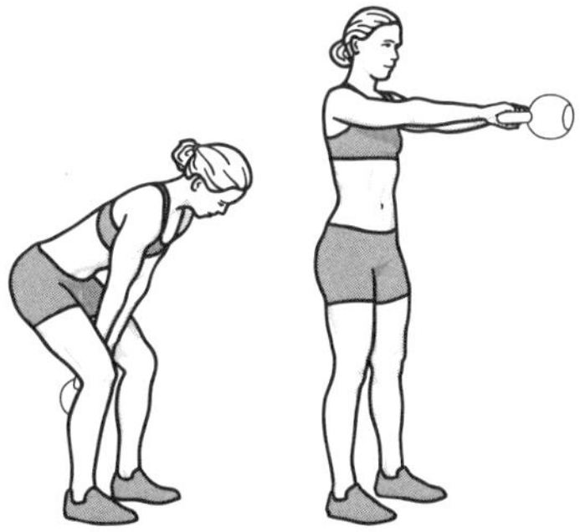

10 Swings (2-händig)

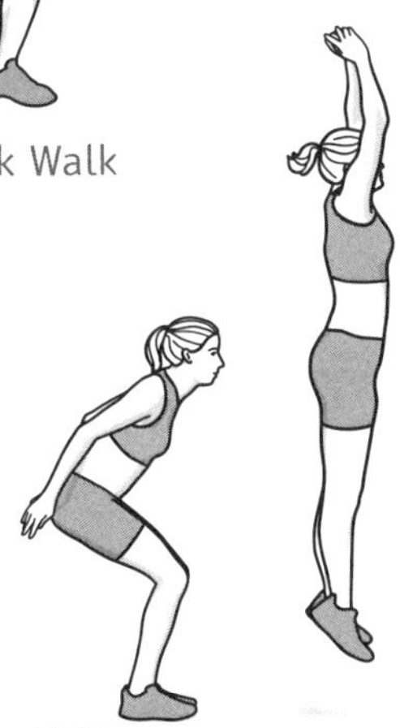

11 Strecksprung

21 Tass Kaff

1 2 3

Anstrengungsgrad RIR: 4
Trainingsdauer: 5 Minuten
Trainingsziel: Kreislauf in Schwung bringen nach langem Sitzen

	Übung	Wdh./Dauer/Distanz	RIR	Seite
	Supersatz			
1	Double Clean + Double Kettlebell Thruster	10 Wdh.	4	140, 135
2	Bottom-up Press	3 Wdh. pro Seite	4	127
3	Toe Touch	1 Min.		126

»Tass Kaff« ist Norddeutsch für eine Tasse Kaffee. Dies ist ein Workout, das du verteilt über den Tag machen kannst, sodass du deinen Kreislauf in Schwung bringst und das ständige Sitzen unterbrichst. Also ein »Sit-Reset«.

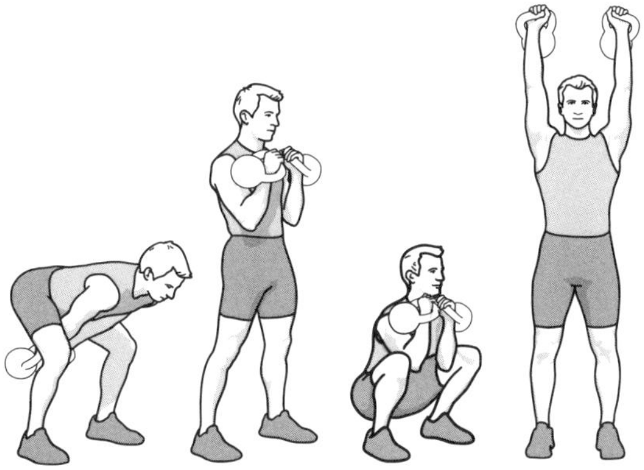

1 Double Clean +
Double Kettlebell Thruster

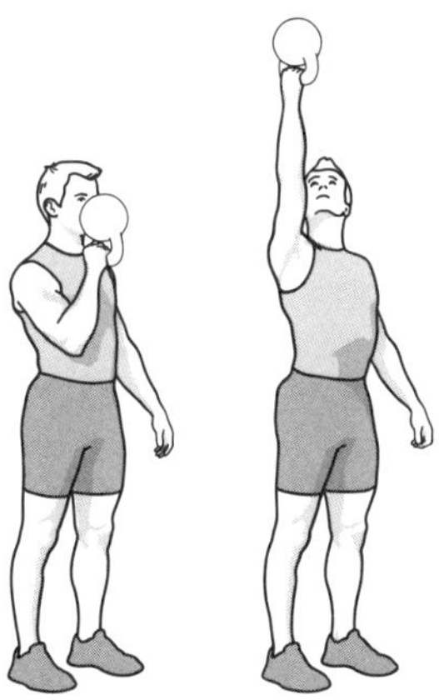

2 Bottom-up Press

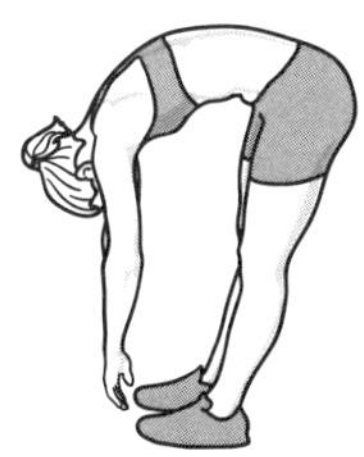

3 Toe Touch

22 Kettlebell-Schnellkochtopf

1 **2** 3

Anstrengungsgrad RIR: 0
Trainingsdauer: 5 Minuten
Trainingsziel: extrem kurzes und knackiges Tabata-Workout, auch als Finisher geeignet

	Übung	Wdh./Dauer/Distanz	RIR	Seite
	Supersatz A × 5			
1	Double Clean + Double Front Squat	10 Wdh.	1	128
	Pause	10 Sek.		
2	Double Clean + Press	10 Wdh.	1	128
	Pause	10 Sek.		

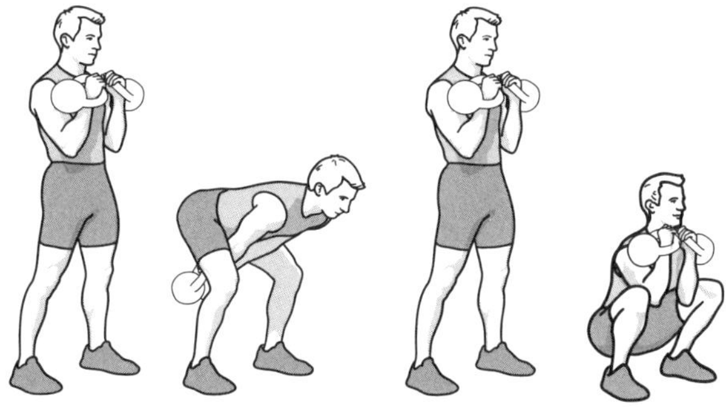

1 Double Clean + Double Front Squat

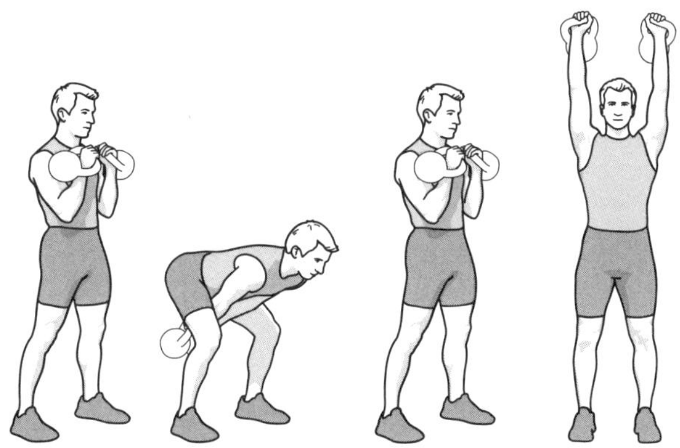

2 Double Clean + Press

23 Better than nothing

1 2 3

Anstrengungsgrad RIR: 2 bis 3
Trainingsdauer: 12 oder 20 Minuten
Trainingsziel: einmal durchbewegen und leicht ins Schwitzen kommen

	Übung	Wdh./Dauer/Distanz	RIR	Seite
	Supersatz A × 2 oder × 3			
1	Renegade Rows	20 Wdh.	3	134
2	Goblet Squat	10 Wdh.	3	136
3	Toe Touch	1 Min.		126
	Supersatz B × 2 oder × 3			
4	Alternating Swings	20 Wdh.	3	139
5	Seasaw Press	20 Wdh.	2	130
6	Dead Hang	10–30 Sek.	3	122

Falls du keine Möglichkeit hast, dich auszuhängen, strecke deine Arme nach vorne, lege die Hände etwas über Kopfhöhe an die Wand und schiebe die Hüften nach hinten, sodass die Schultern gestreckt werden.

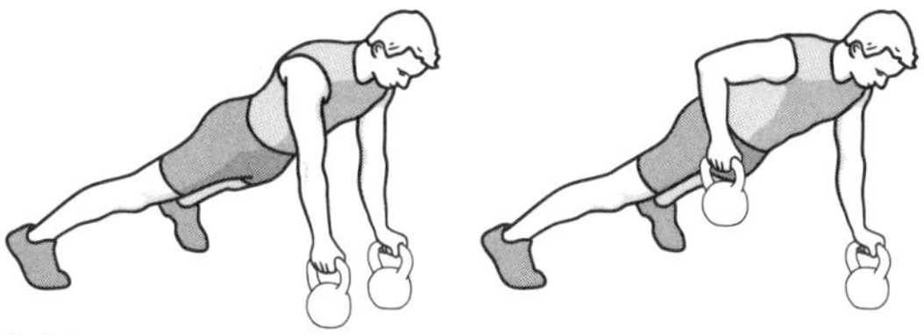

1 Renegade Rows

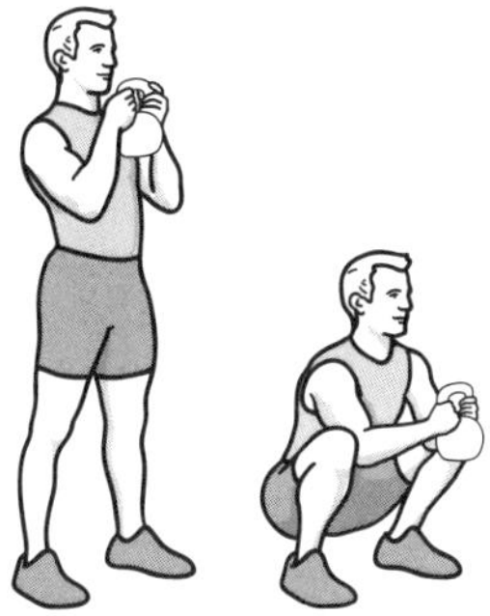

2 Goblet Squat

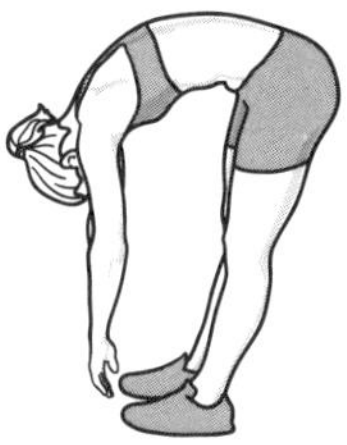

3 Toe Touch

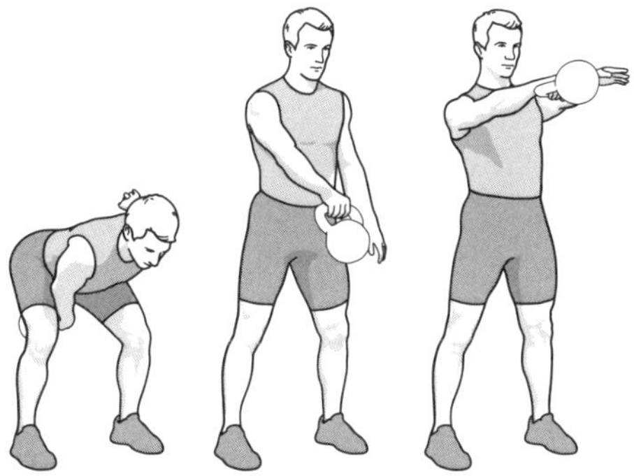

4 Alternating Swings

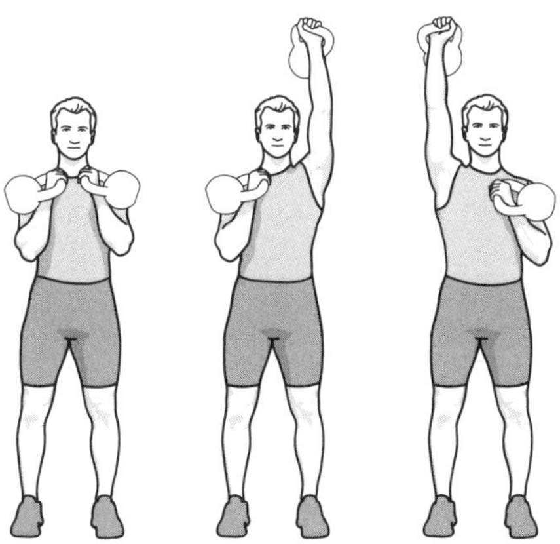

5 Seasaw Press

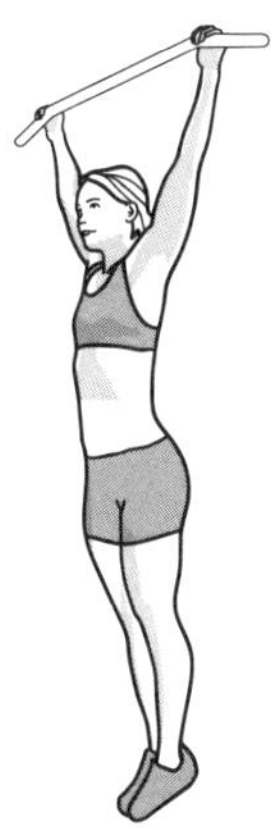

6 Dead Hang

24 Kettlebell Race

1 **2** 3

Anstrengungsgrad RIR: 2
Trainingsdauer: 15 bis 20 Minuten
Trainingsziel: Spiel und Spaß

	Übung	Wdh./Dauer/Distanz	RIR	Seite
	Supersatz A × 4			
1	Double Kettlebell Thruster	10 Wdh.	2	135
2	AT-AT-Walks	10 m	2	133
	Supersatz B × 3			
3	Double Clean + Press	10 Wdh.	2	128
4	Entengang	10 m	3	123
	Supersatz C × 3			
5	Dead-Stop Swings	5 Wdh.	1	140
6	Double Rack Walk	20 m	1	142

Das Workout eignet sich auch als Partner-Workout, dann gibt die erste Übung im Supersatz die Zeit für die zweite Übung vor. Wenn du alleine trainierst, nutzt du die vorgegebenen Reps und RIRs.

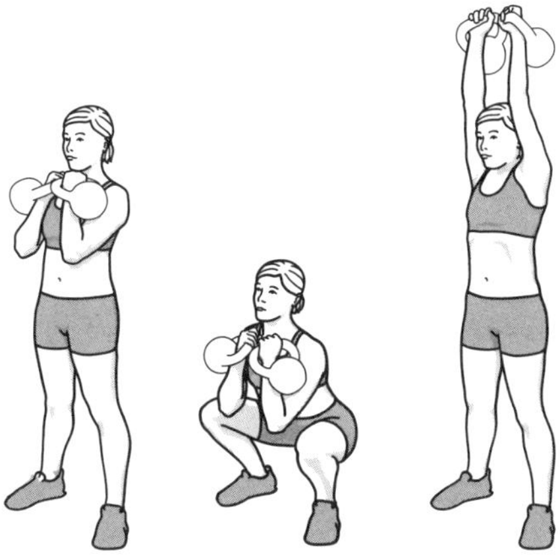

1 Double Kettlebell Thruster

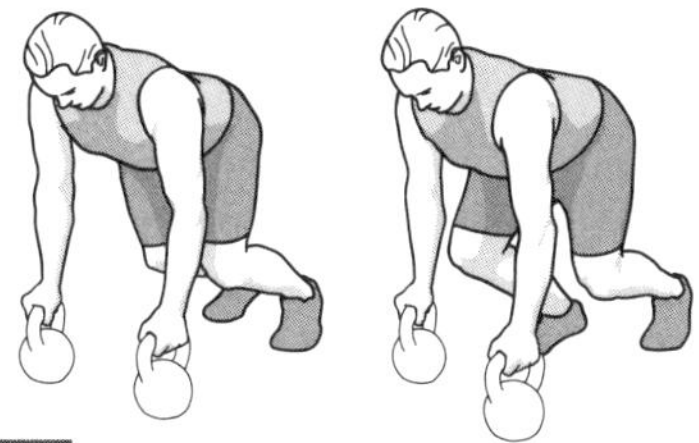

2 AT-AT-Walks

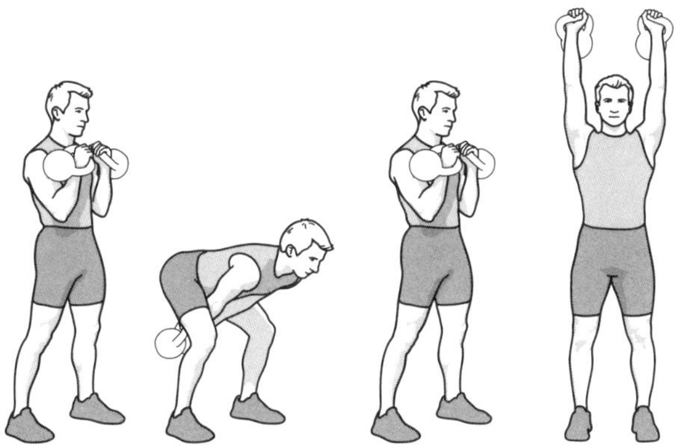

3 Double Clean + Press

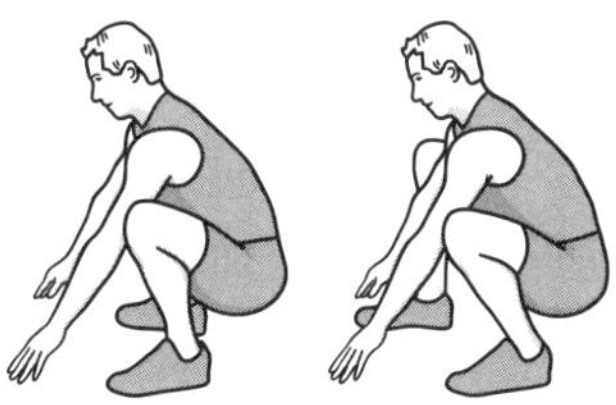

4 Entengang

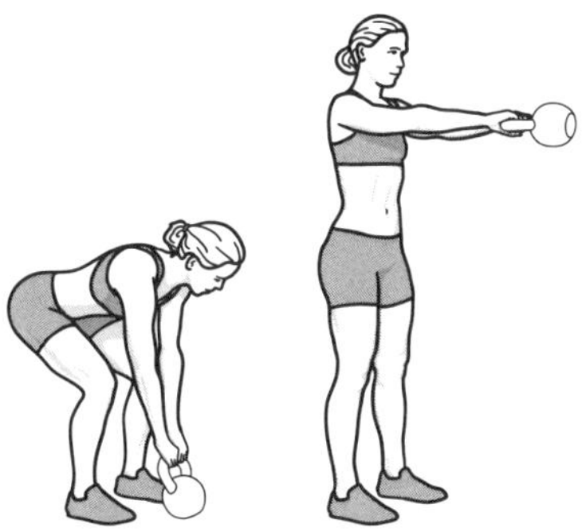

5 Dead-Stop Swings

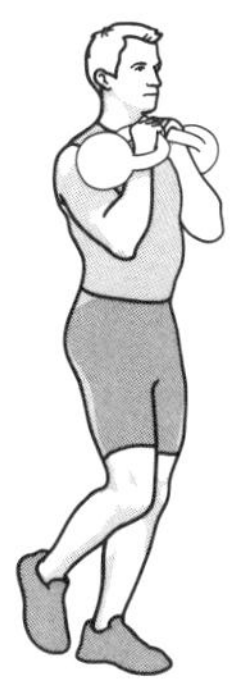

6 Double Rack Walk

25 Der Schraubstock

1 **2** 3

Anstrengungsgrad RIR: 0
Trainingsdauer: 20 Minuten
Trainingsziel: Steigerung der Griffkraft und Stabilisation deiner Handgelenke

	Übung	Wdh./Dauer/Distanz	RIR	Seite
	Supersatz A × 3			
1	Wrist Turns	10 Wdh	1	143
2	Bottom-up Rack Walk	10 m	1	141
3	Handgelenkskreise mit ausgestreckten Fingern	2 Min.		123
	Supersatz B × 3			
4	AT-AT-Walks	10–20 m	1	133
5	Eagle Claw Pick-ups	10 Wdh. pro Seite	1	143
6	Handgelenkskreise mit ausgestreckten Fingern	1 Min.		123
	Supersatz C × 3			
7	Handtuch Pinch Walk	10 m pro Seite	1	143
8	Around the World	10 Wdh.	3	122
9	Handgelenkskreise mit ausgestreckten Fingern	1 Min.		123
	Finisher			
10	Farmer's Walk	max.	0	142

Strecke und spreize deine Finger in den Pausen bewusst so weit wie möglich. Dabei kreist du die Handgelenke. Intensiver wird es mit einem Gummiband, das auf dem Nagelbett aufliegt.

Finisher: Farmer's Walk – so lange aufrecht gehen, bis du die Kettlebells gerade noch sicher abstellen kannst.

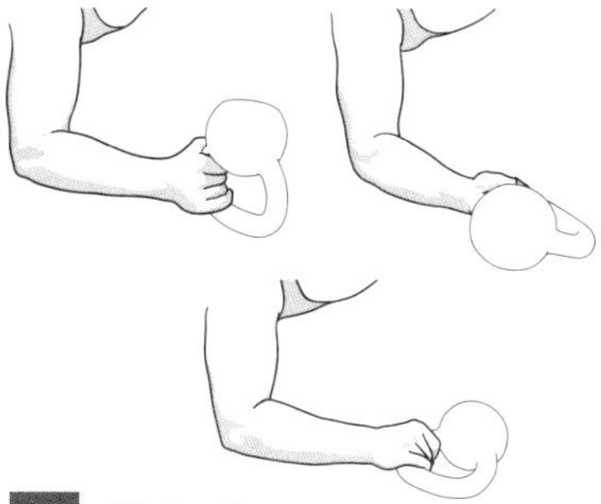

1 Wrist Turns

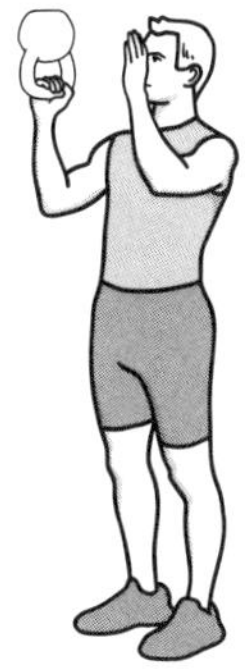

2 Bottom-up Rack Walk

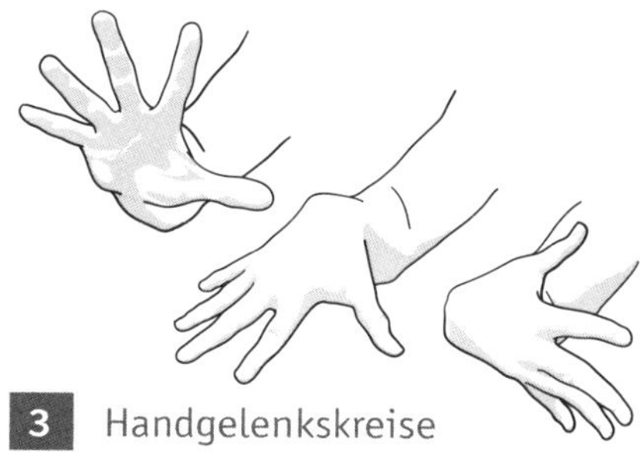

3 Handgelenkskreise mit ausgestreckten Fingern

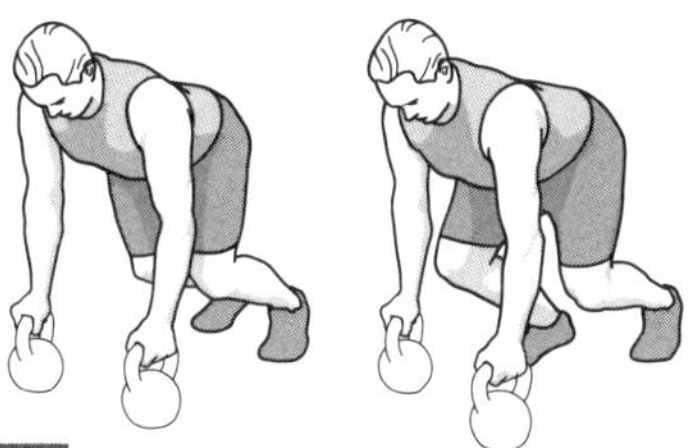

4 AT-AT-Walks

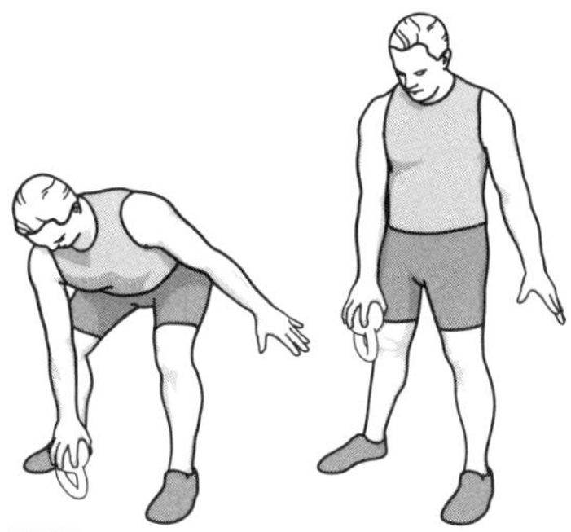

5 Eagle Claw Pick-ups

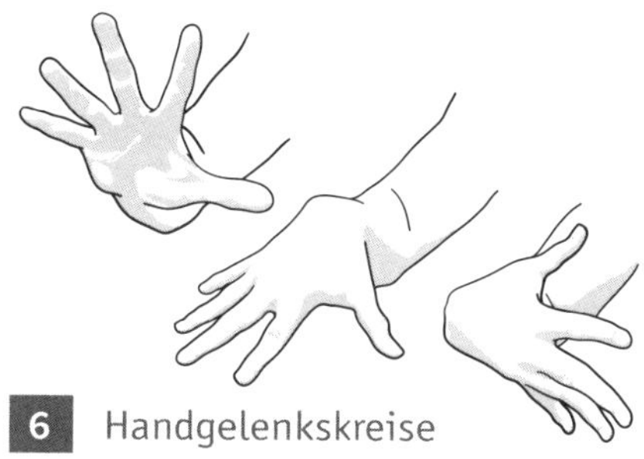

6 Handgelenkskreise mit ausgestreckten Fingern

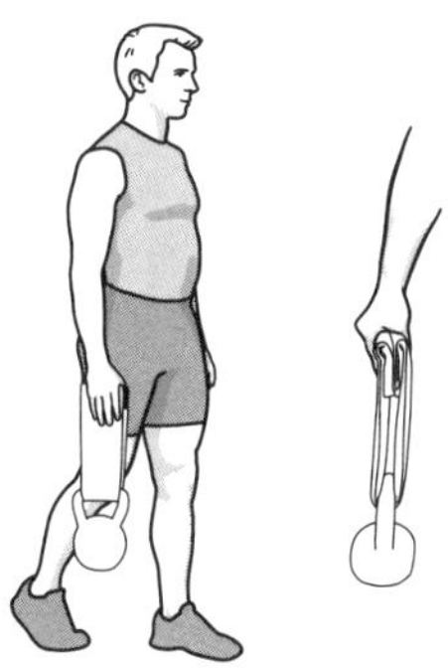

7 Handtuch Pinch Walk

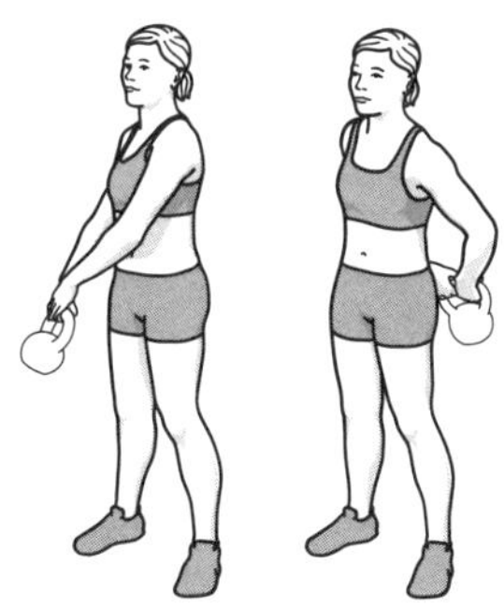

8 Around the World

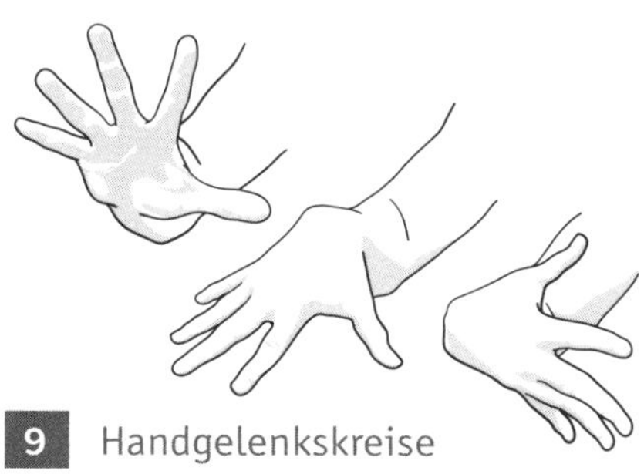

9 Handgelenkskreise mit ausgestreckten Fingern

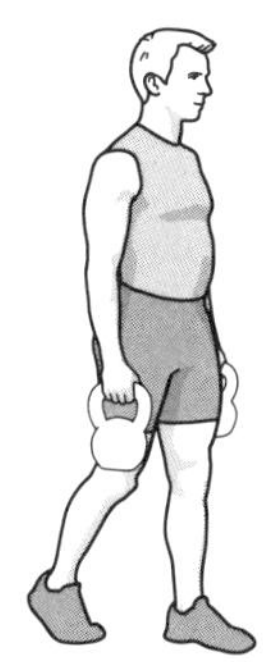

10 Farmer's Walk

26 Focus Hard

1 **2** 3

Anstrengungsgrad RIR: 2
Trainingsdauer: 20 oder 30 Minuten
Trainingsziel: knackiges Grind-Workout

	Übung	Wdh./Dauer/Distanz	RIR	Seite
	Supersatz A × 2 oder × 3			
1	Turkish Get-up (TGU)	1 Wdh.	3	131
2	Swings (1-händig)	10 Wdh. pro Seite	2	138
3	Torso Twist	1 Min.		126
	Supersatz B × 2 oder × 3			
4	Double Front Squat	10 Wdh.	2	135
5	Gorilla Rows	10 Wdh. pro Seite	1	134
6	Standing Quad Stretch	1 Min. pro Seite		126
	Supersatz C × 2 oder × 3			
7	Military Press	5–10 Wdh. pro Seite	1	129
8	Russian Twists	20 Wdh.	1	144
9	Dracula / Superman	1 Min.		122

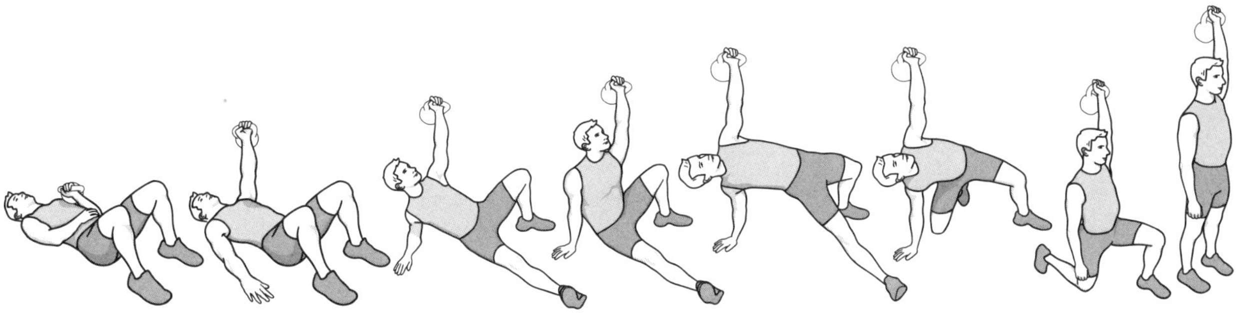

1 Turkish Get-up (TGU)

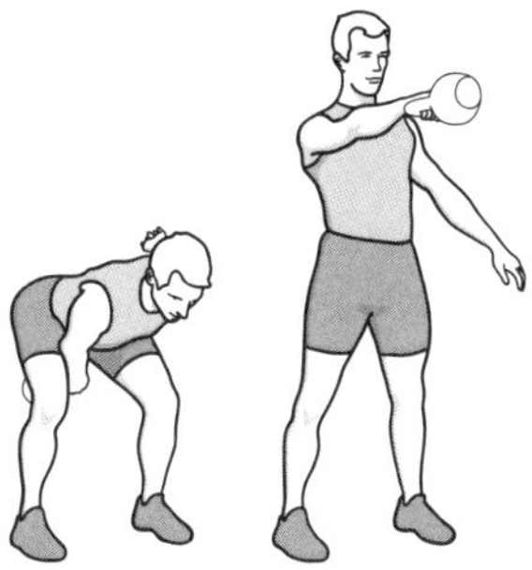

2 Swings (1-händig)

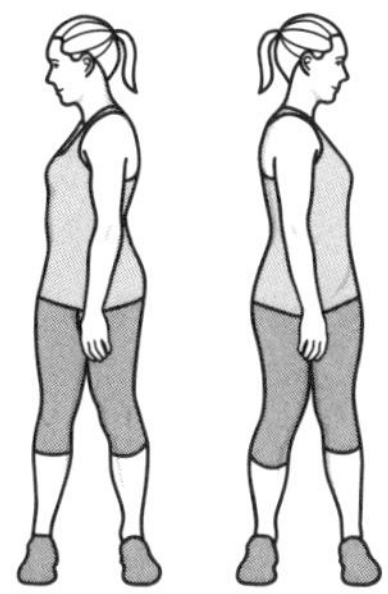

3 Torso Twist

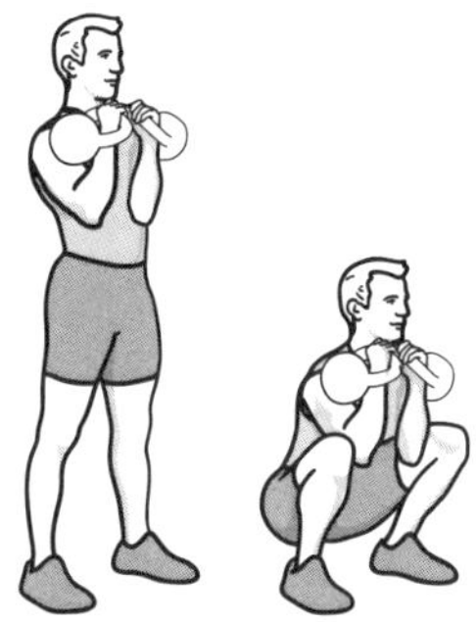

4 Double Front Squat

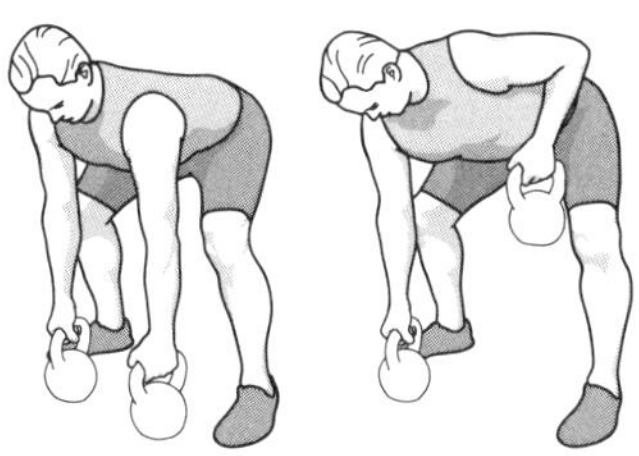

5 Gorilla Rows

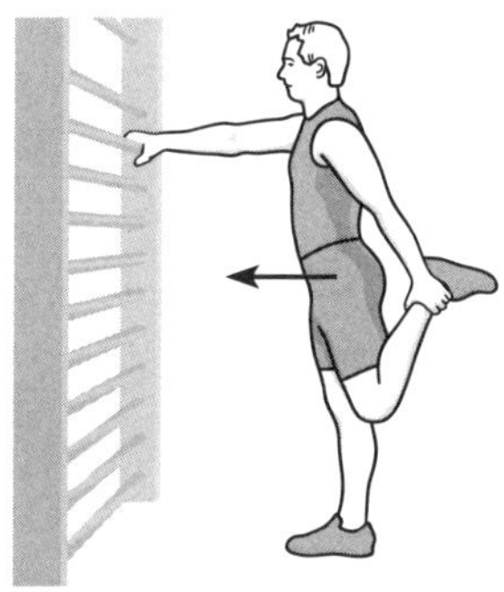

6 Standing Quad Stretch

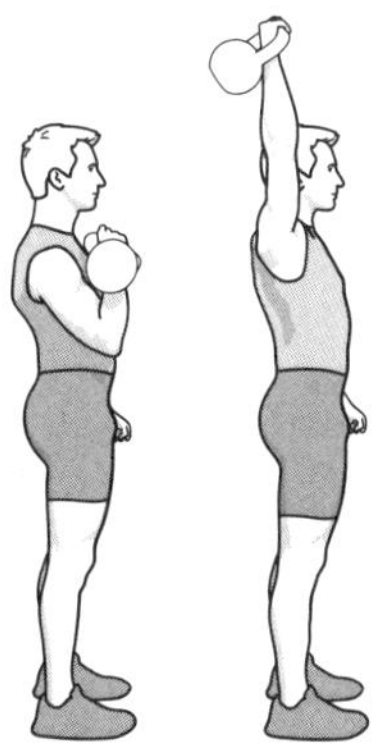

7 Military Press

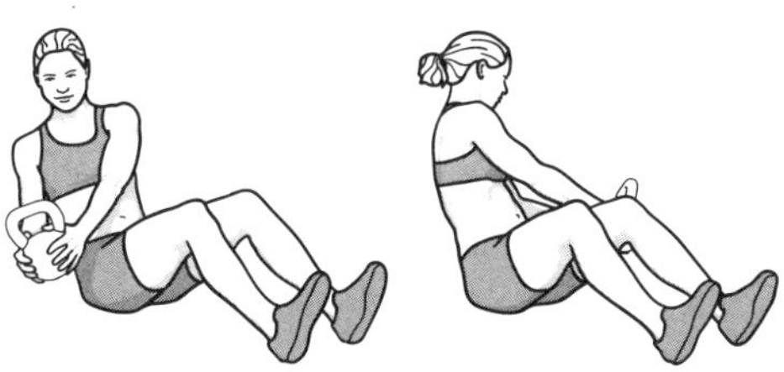

8 Russian Twists (10 pro Seite)

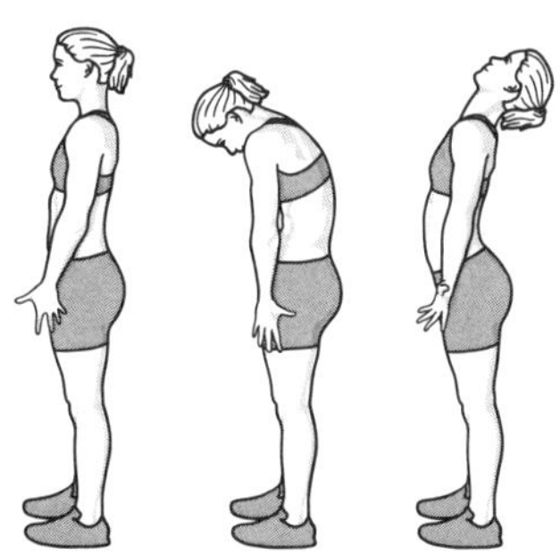

9 Dracula / Superman

27 Loaded Carries Extravaganza

1 2 3

Anstrengungsgrad RIR: 0
Trainingsdauer: 40 bis 45 Minuten
Trainingsziel: Erhöhen der Tragekapazität bei Loaded Carries

	Übung	Wdh./Dauer/Distanz	RIR	Seite
	Supersatz A × 3			
1	Waiter's Walk	10–20 m	2	142
2	Double Rack Walk	10–20 m	1	142
	Pause	1 Min.		
3	Dracula / Superman	1 Min.		122
	Supersatz B × 3			
4	Double Front Squat	10 Wdh.	2	135
5	AT-AT-Walks	10–15 m	1	133
	Pause	1 Min.		
	Supersatz C × 2			
6	Bottom-up Rack Walk	5 m	1	141
7	Rack Walk	15 m	1	141
8	Suitcase Walk	25 m	1	142
	Finisher × 2			
9	Farmer's Walk	1 Min.	1	142
10	Krabbeln	1 Min.	1	124

Du kannst alle Übungen zusätzlich auch noch mit einem schweren Rucksack machen, oder gar mit einem Gewicht (Kettlebell oder Reifen), das du mit einem Seil an einen Gürtel bindest und hinter dir herziehst.

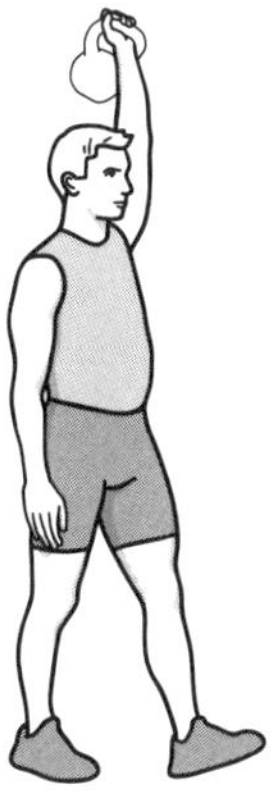

1 Waiter's Walk

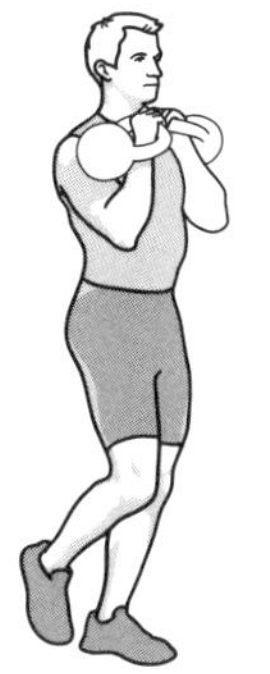

2 Double Rack Walk

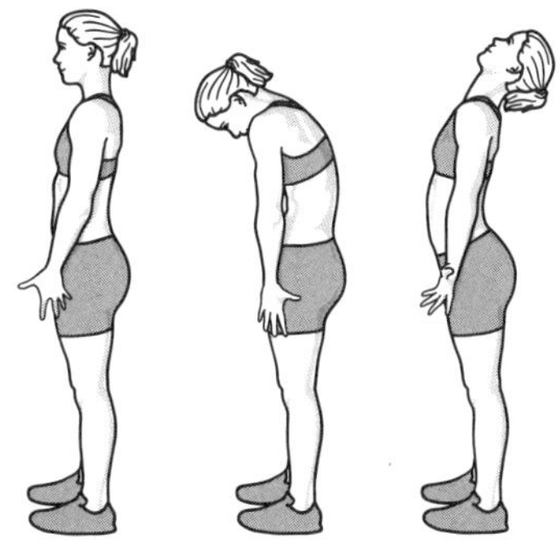

3 Dracula / Superman

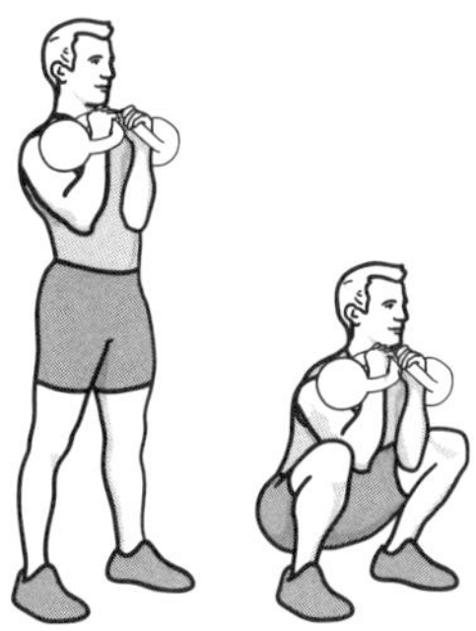

4 Double Front Squat

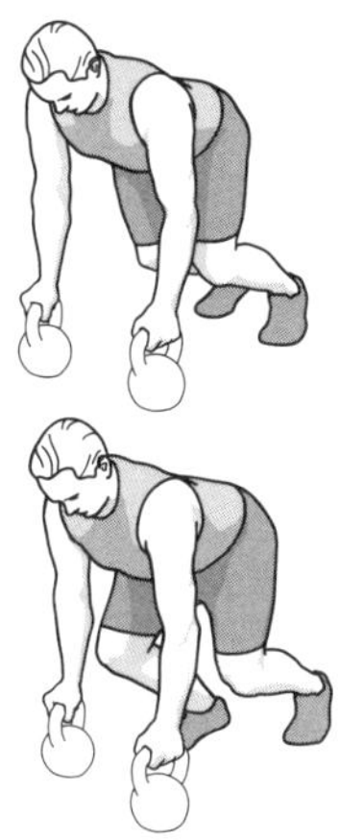

5 AT-AT-Walks

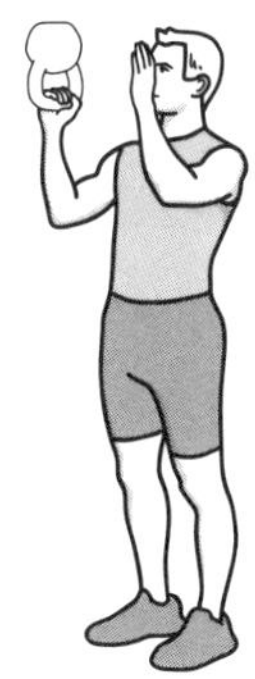

6 Bottom-up Rack Walk

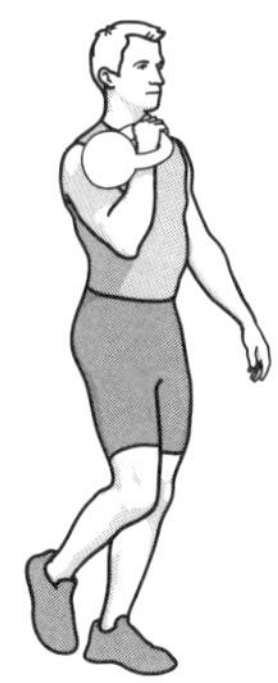

7 Rack Walk

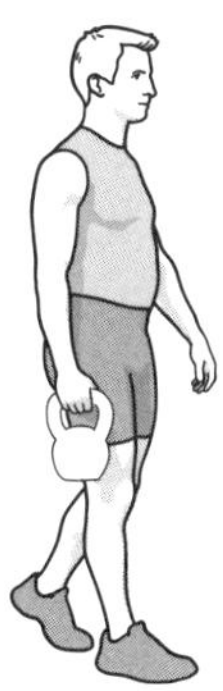

8 Suitcase Walk

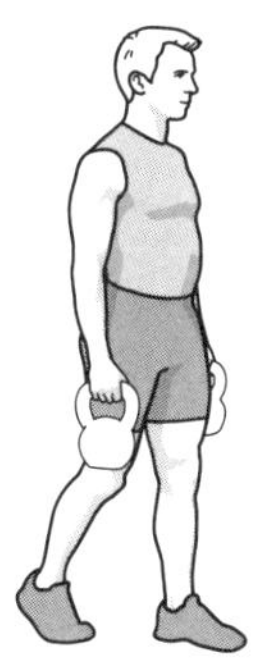

9 Farmer's Walk

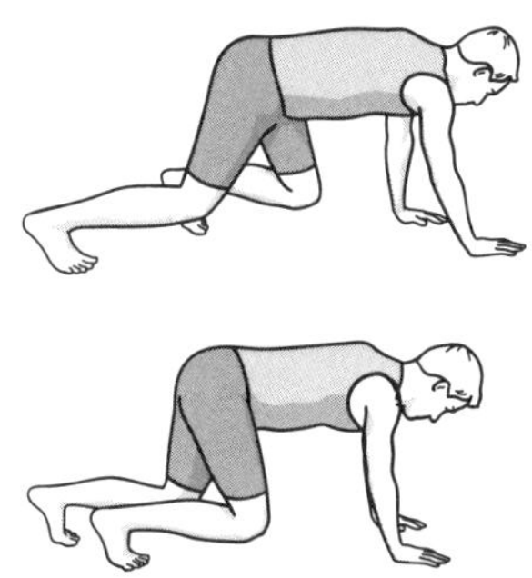

10 Krabbeln

28 Hard Core

1 2 3

Anstrengungsgrad RIR: 0
Trainingsdauer: 30 bis 40 Minuten
Trainingsziel: Rumpfstabilität und Sixpack

	Übung	Wdh./Dauer/Distanz	RIR	Seite
	Supersatz A × 3			
1	Hardstyle Plank	30–60 Sek.	1	143
2	Double Clean + 1 Schritt vor und zurück	10 Wdh.	2	140
3	Dracula / Superman	1 Min.		122
	Supersatz B × 3			
4	Bottom-up Rack Walk	10 m	1	141
5	Renegade Rows	20 Wdh.	1	134
6	Torso Twist	1 Min.		126
	Supersatz C × 4			
7	Russian Twist	20 Wdh.	1–0	144
8	AT-AT-Walks	10–20 m	1–0	133

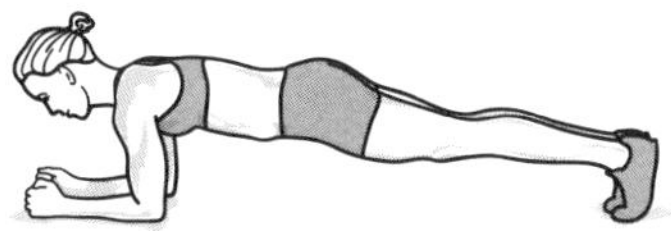

1 Hardstyle Plank

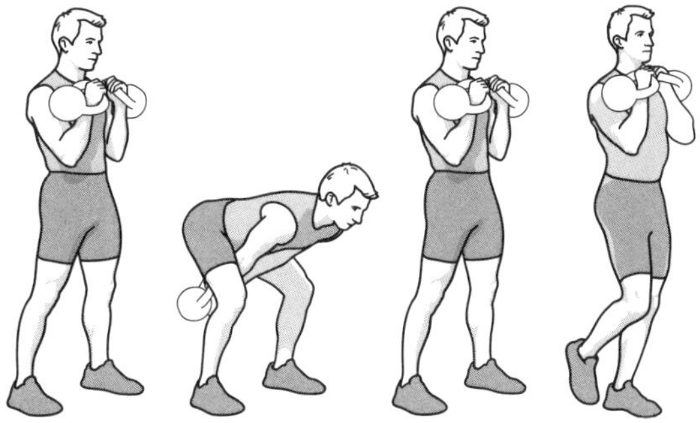

2 Double Clean + 1 Schritt vor und zurück

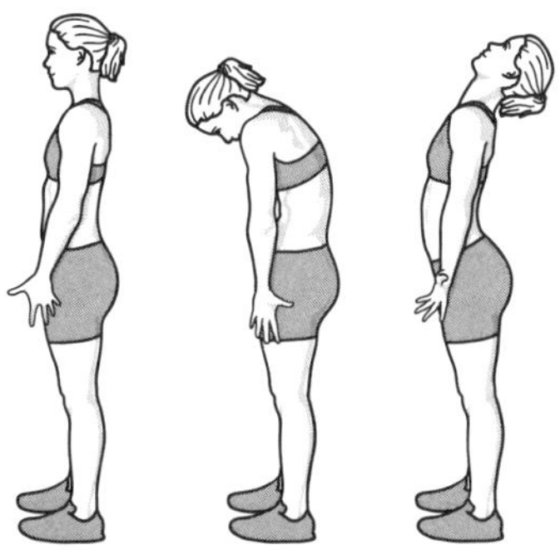

3 Dracula / Superman

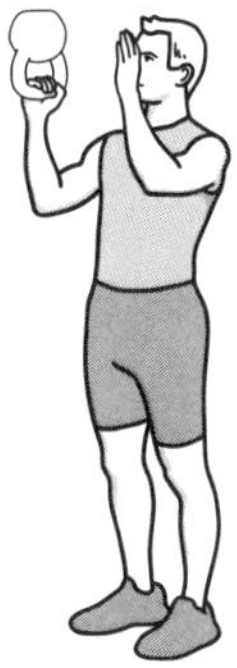

4 Bottom-up Rack Walk

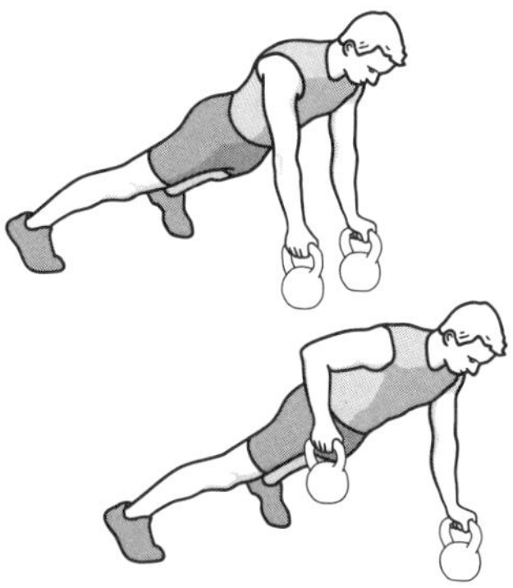

5 Renegade Rows

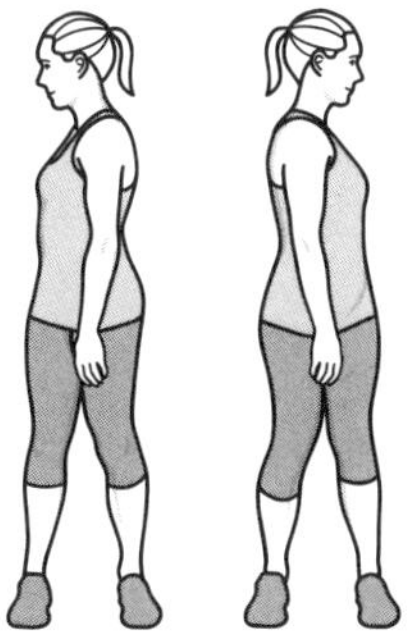

6 Torso Twist

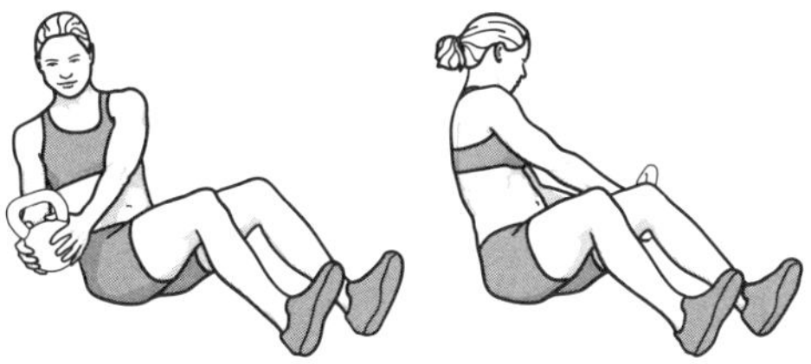

7 Russian Twist

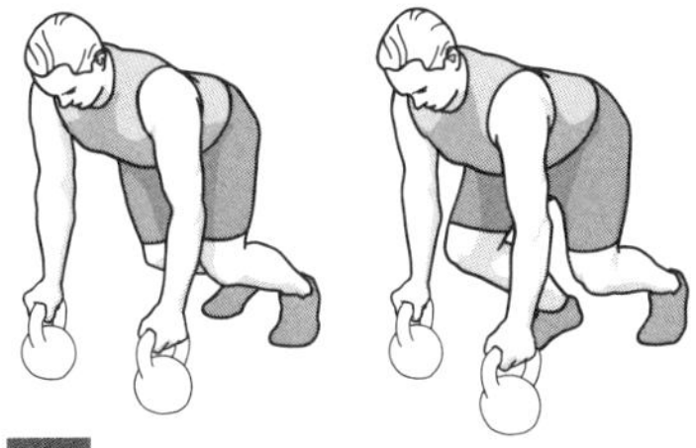

8 AT-AT-Walks

29 Puls-Jäger

1 **2** 3

Anstrengungsgrad RIR: 1
Trainingsdauer: 30 Minuten
Trainingsziel: Fettverbrennung durch Aufrechterhalten eines erhöhten Pulses

	Übung	Wdh./Dauer/Distanz	RIR	Seite
	Supersatz A × 3			
1	Turkish Get-up	1 Wdh. jede Pose 2 Atemzüge halten	3–2	131
2	Swings (1-händig)	10 Wdh. pro Seite	2	138
3	Dracula / Superman	1 Min.		122
	Supersatz B × 3			
4	Double Kettlebell Thruster	10 Wdh.	2	135
5	Farmer's Walk	20 m	2	142
6	Torso Twist	1 Min.		126
	Supersatz C × 3			
7	Clean + Military Press	10 Wdh. pro Seite	2	139, 129
8	Renegade Rows	10–20 Wdh.	2	134
9	Entengang	10 m	1	123
	Finisher			
10	Swings (2-händig)	100 Wdh. alle 30 Sek. Pause	2–1	138

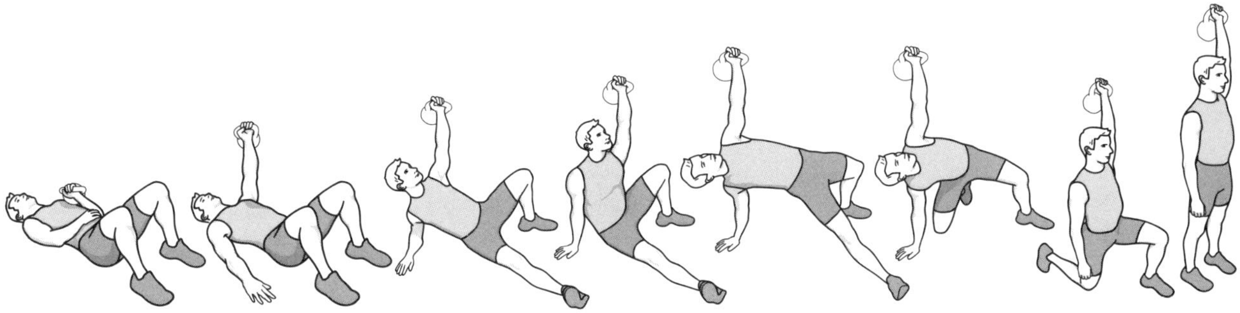

1 Turkish Get-up

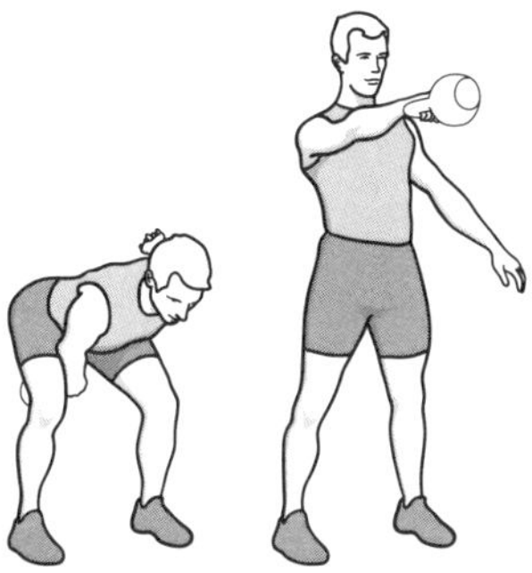

2 Swings (1-händig)

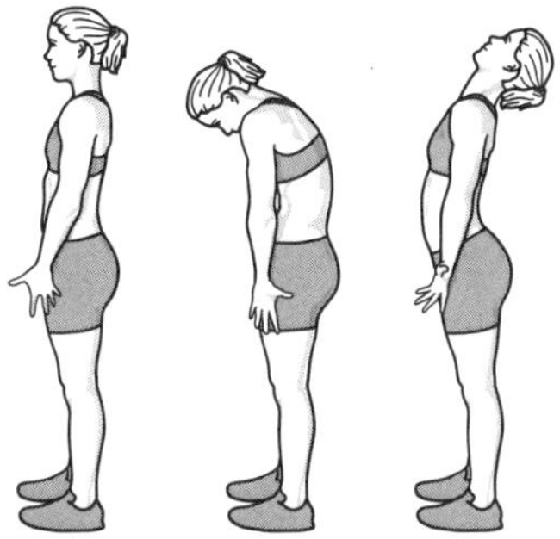

3 Dracula / Superman

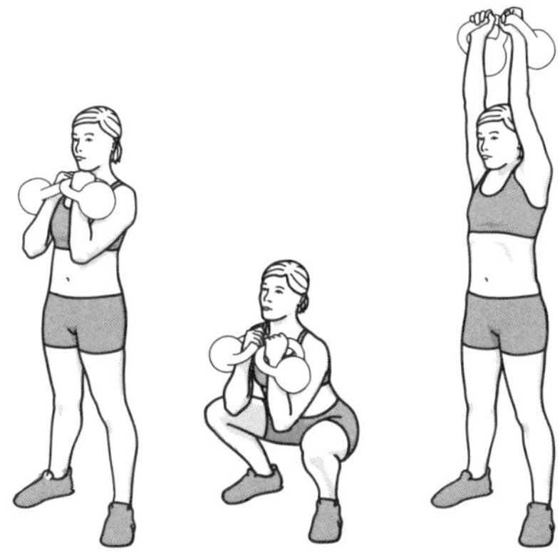

4 Double Kettlebell Thruster

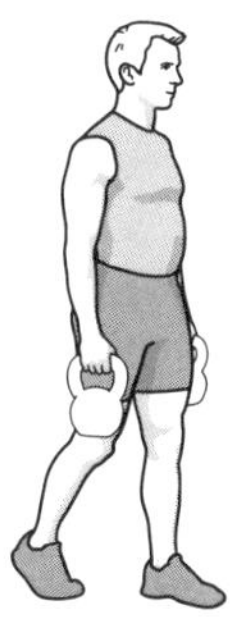

5 Farmer's Walk

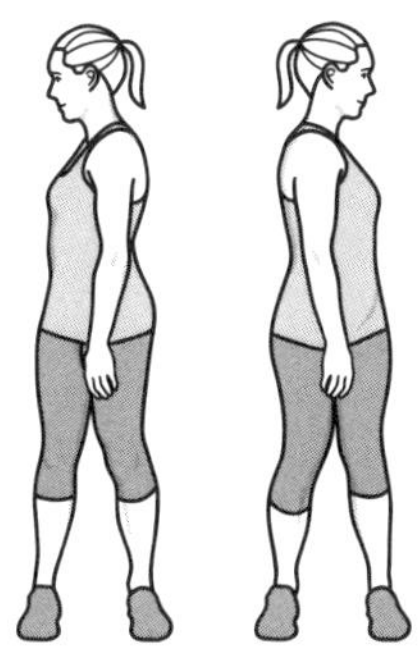

6 Torso Twist

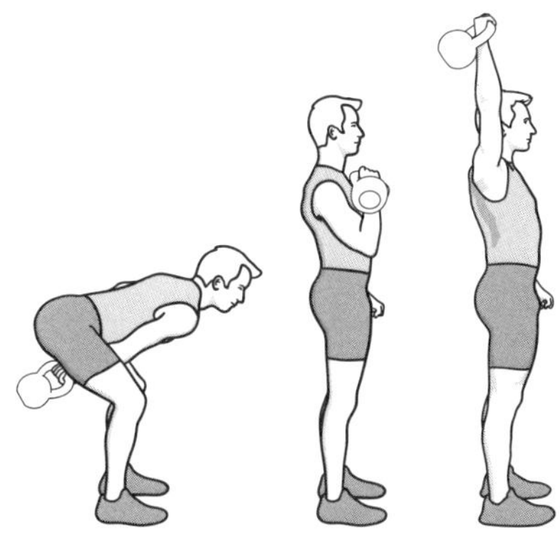

7 Clean + Military Press

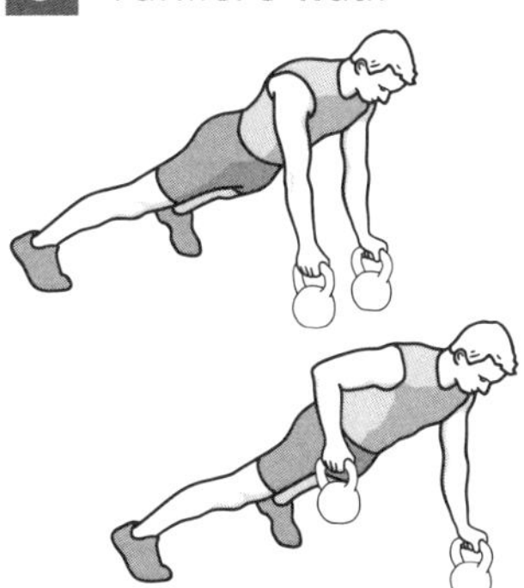

8 Renegade Rows

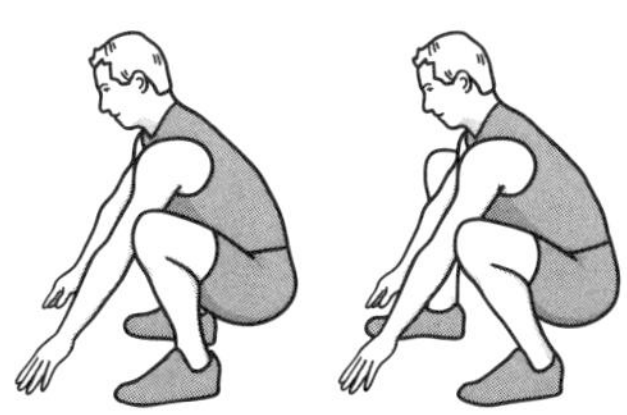

9 Entengang

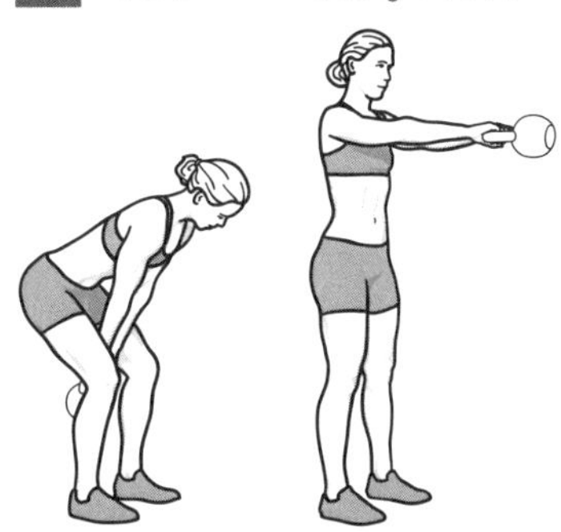

10 Swings (2-händig)

30 Breath Recovery

1 2 3

Anstrengungsgrad RIR: 2 bis 1
Trainingsdauer: 20 bis 30 Minuten
Trainingsziel: VO2Max – Fokus auf schnelle Atemkontrolle nach hochintensiven Sätzen

	Übung	Wdh./Dauer/Distanz	RIR	Seite
	Supersatz A × 5			
1	Clean + Military Press	10 Wdh. pro Seite	2	139, 129
	Pause	10 Atemzüge		
	Supersatz B × 10			
2	Swings (2-händig)	10 Wdh.	1	138
	Pause	10 Atemzüge		
	Supersatz C × 3			
3	Double Front Squat	10 Wdh.	2	135
4	Double Clean	10 Wdh.	2	140
5	Double Rack Walk	10 m	2	142
	Pause	10 Atemzüge		

Die 10 Atemzüge sind ein Konzept, das ich schon seit Jahren erfolgreich einsetze. Ziehe sie so in die Länge, dass du maximal erholt bist. Es erfordert viel mentale Kraft, nicht durchzuhecheln. Als Orientierung sollte dir das Box Breathing dienen, wobei du immer gleich lang einatmest, Luft in der Lunge behältst, ausatmest und komplett ausgeatmet wartest, bis du den Kreislauf von vorn beginnst. Je länger du komplett ausgeatmet verweilen kannst, ohne wieder einatmen zu müssen, desto erholter bist du. Du erholst dich schneller, wenn du es schaffst, diesen Atemrhythmus einzuhalten und die Zeiten jeweils gleichmäßig auszudehnen. Das klingt einfacher, als es in der Praxis sein wird.

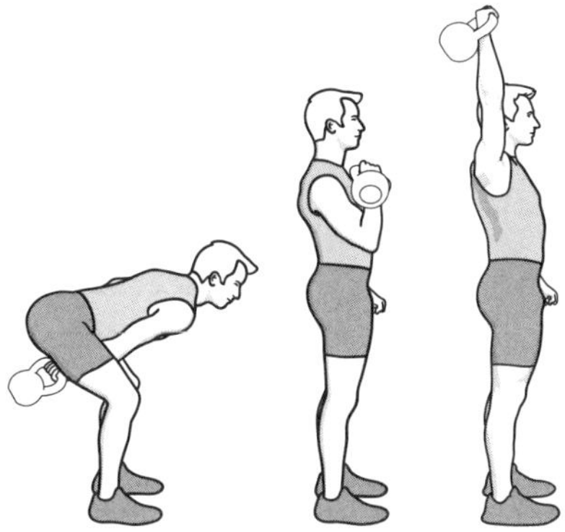

1 Clean + Military Press

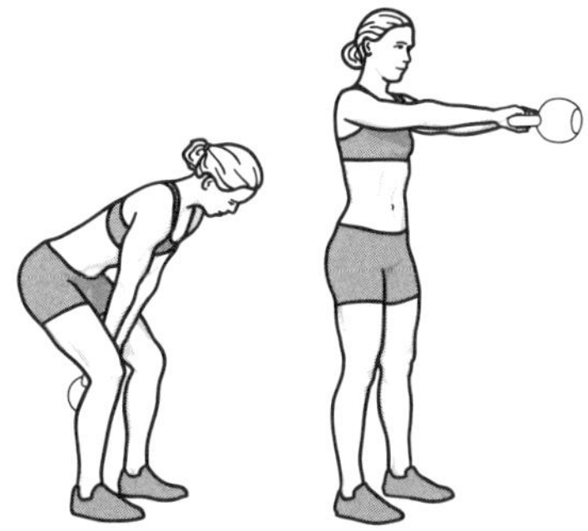

2 Swings (2-händig)

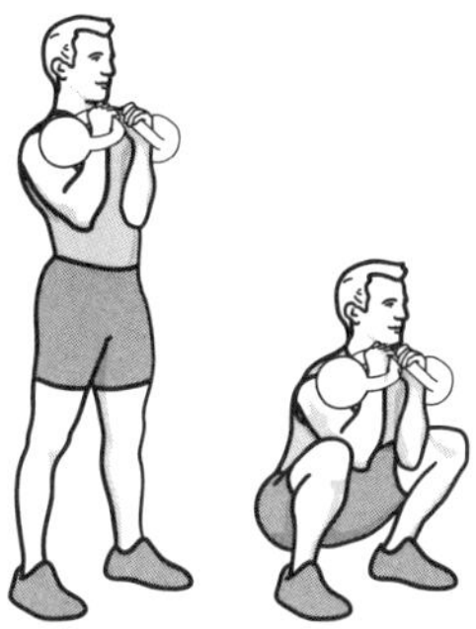

3 Double Front Squat

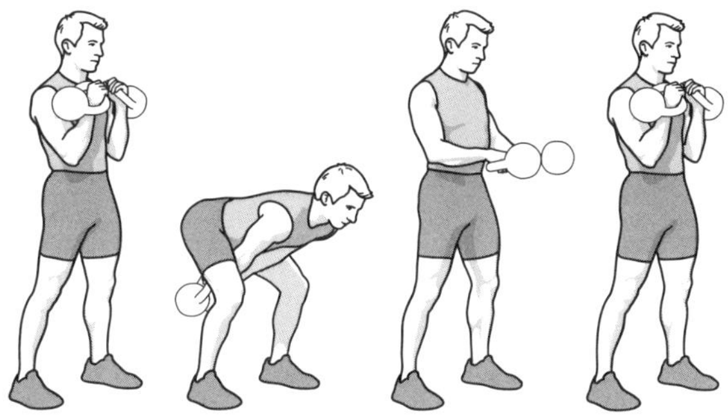

4 Double Clean

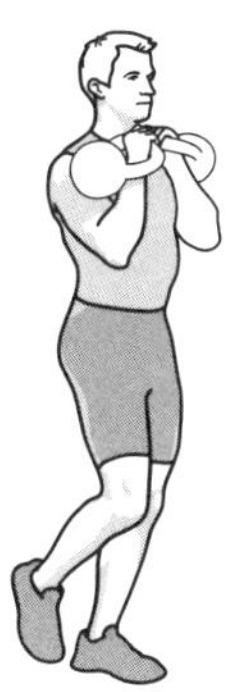

5 Double Rack Walk

31 Kettlebell Muscle

1 **2** 3

Anstrengungsgrad RIR: 1 bis 0
Trainingsdauer: 45 bis 60 Minuten
Trainingsziel: Aufbau von Muskelmasse und stärkere Einbindung des Bizeps

	Übung	Wdh./Dauer/Distanz	RIR	Seite
	Supersatz A × 4			
1	Double Front Squat	10 Wdh.	1	135
2	1-Arm Rows abgestützt	10–15 Wdh. pro Seite	1	132
3	Standing Quad Stretch	1 Min. pro Seite		126
	Supersatz B × 4			
4	Seasaw Press	20 Wdh.	1	130
5	Double Clean	10 Wdh.	1	140
6	Flat Pull-over	10 Wdh.	1	133
7	Dracula / Superman	1 Min.		122
	Supersatz C × 4			
8	Kick-back	15–20 Wdh. pro Seite	0	129
9	Belt Curls	15–20 Wdh.	0	133
	Pause	1 Min.		

Bitte achte darauf, dass RIR 0 bedeutet, dass du keine weitere gute Wiederholung schaffen könntest. Schlechte Wiederholungen sind hier nicht gemeint! Es geht um eine gute Technik. Das schützt deine Gesundheit und damit auch deine Fortschritte.

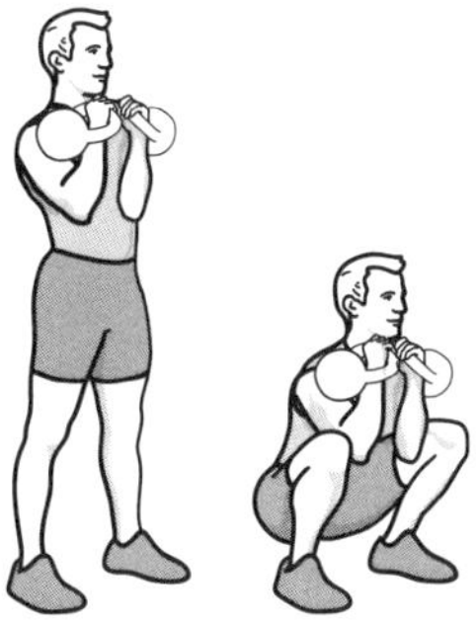

1 Double Front Squat

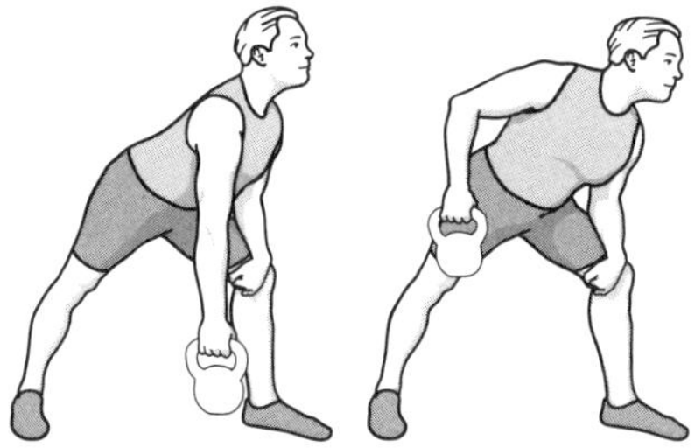

2 1-Arm Rows abgestützt

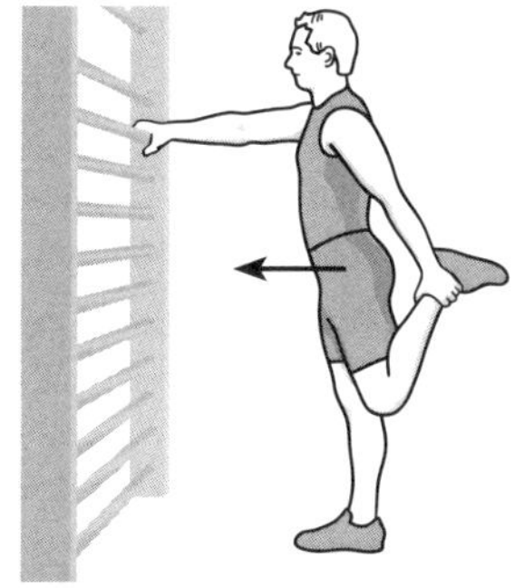

3 Standing Quad Stretch

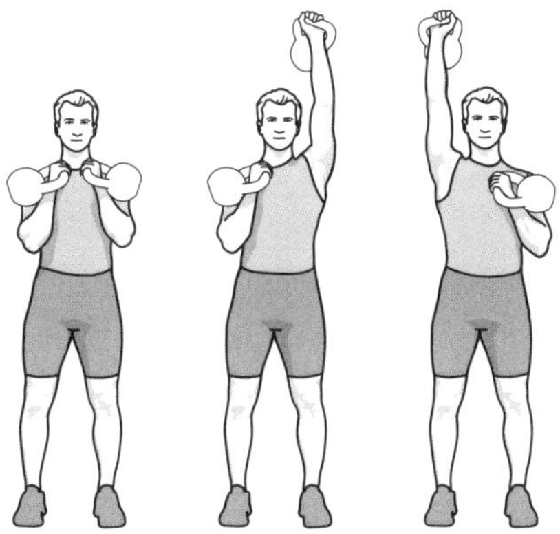

4 Seasaw Press (10 pro Seite)

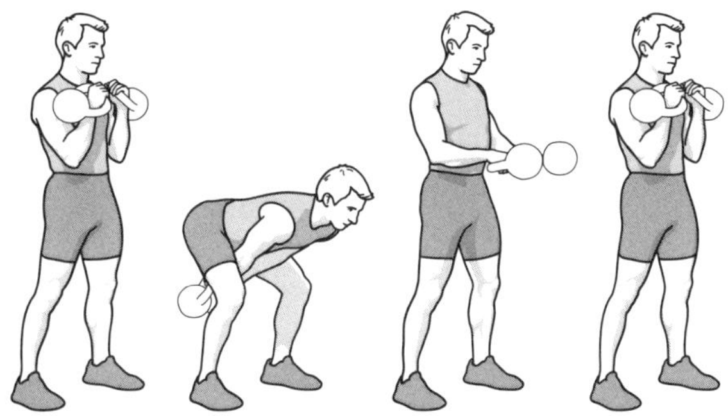

5 Double Clean

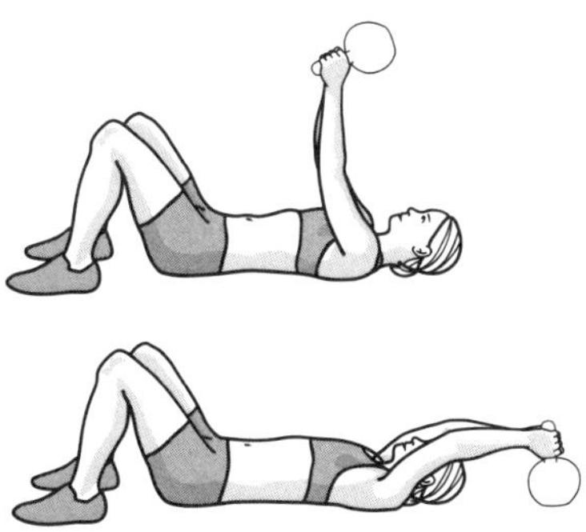

6 Flat Pull-over

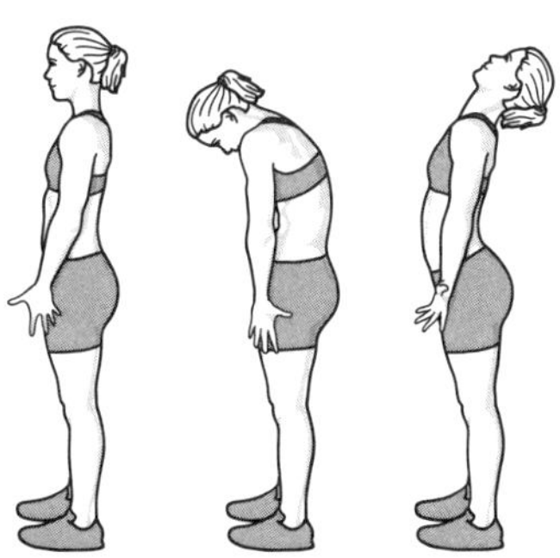

7 Dracula / Superman

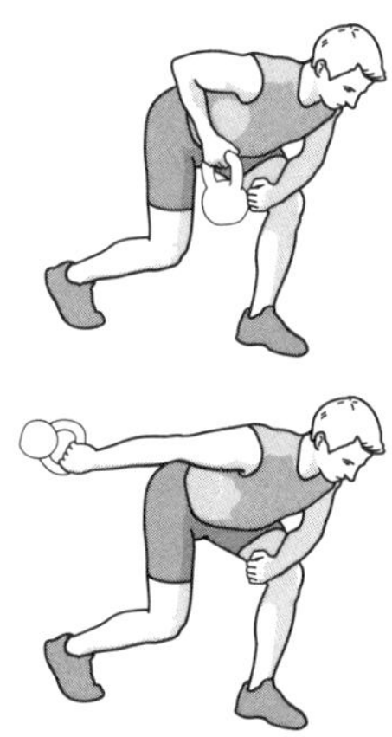

8 Kick-back

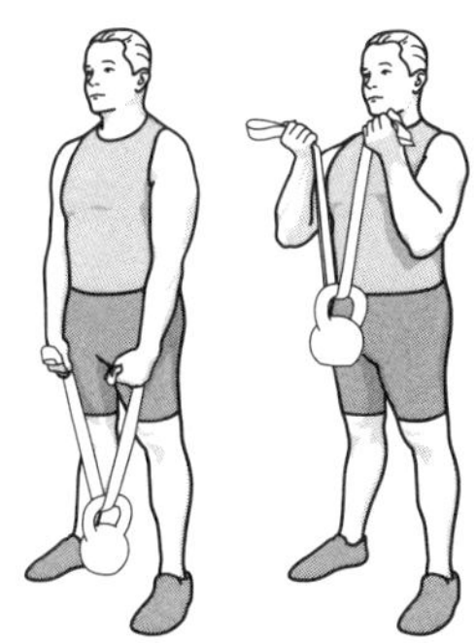

9 Belt Curls

32 Power: Upper Press and Lower Pull

1 2 3

Anstrengungsgrad RIR: 2
Trainingsdauer: 45 Minuten
Trainingsziel: Techniken von Double Swing und Double Press verbessern

	Übung	Wdh./Dauer/Distanz	RIR	Seite
	Supersatz A × 4			
1	Hardstyle Plank	30–60 Sek.	2	143
2	Double Kettlebell Swings	10 Wdh.	2	140
3	Torso Twist	1 Min.		126
	Supersatz B × 4			
4	V-Sit Press	5 Wdh. pro Seite	4–3	132
5	Tall Kneeling Press	5 Wdh. pro Seite	3–2	130
6	Double Press	10 Wdh.	2–1	129
7	Dracula / Superman	2 Min.		122
	Supersatz C × 3			
8	Renegade Rows	10–20 Wdh.	1	134
9	Bottom-up Rack Walk	5–10 m	1	141
10	Swings (1-händig)	10 Wdh. pro Seite	2	138
	Pause	1 Min.		

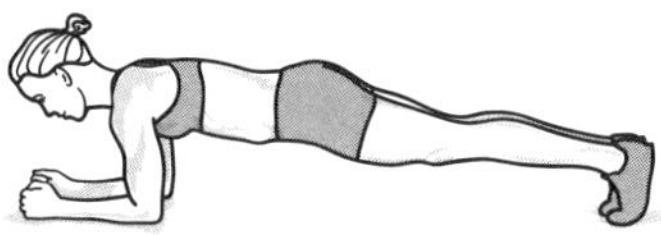

1 Hardstyle Plank

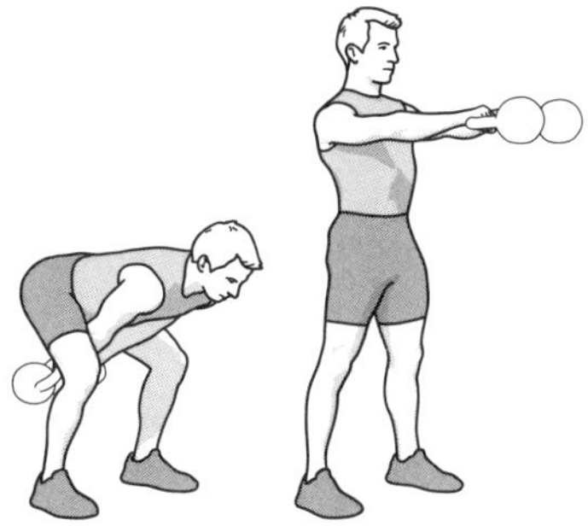

2 Double Kettlebell Swings

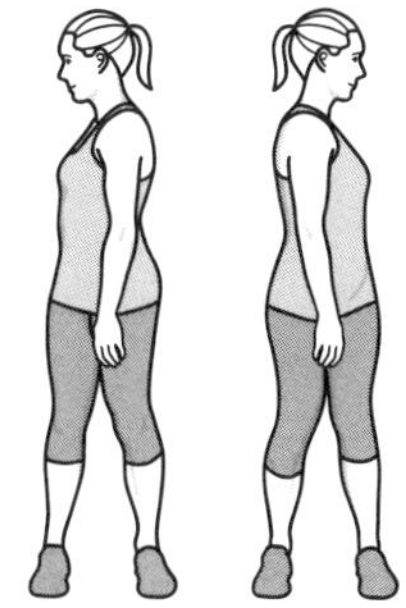

3 Torso Twist

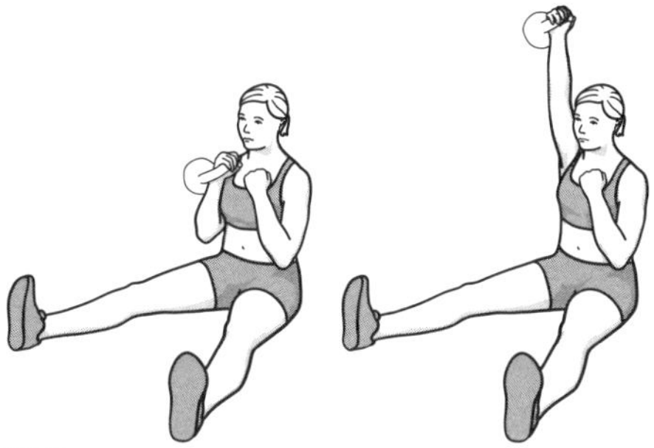

4 V-Sit Press

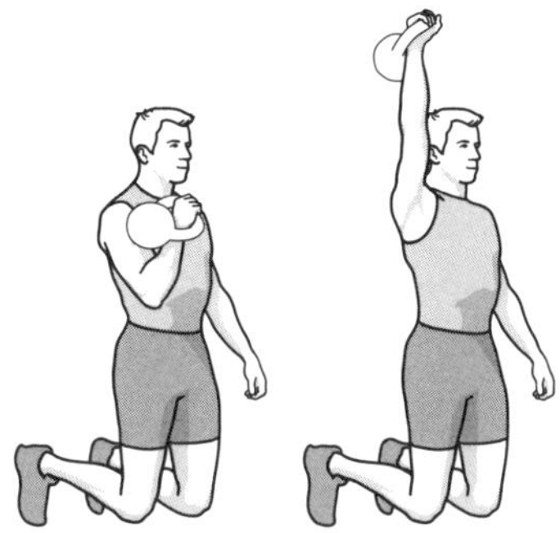

5 Tall Kneeling Press

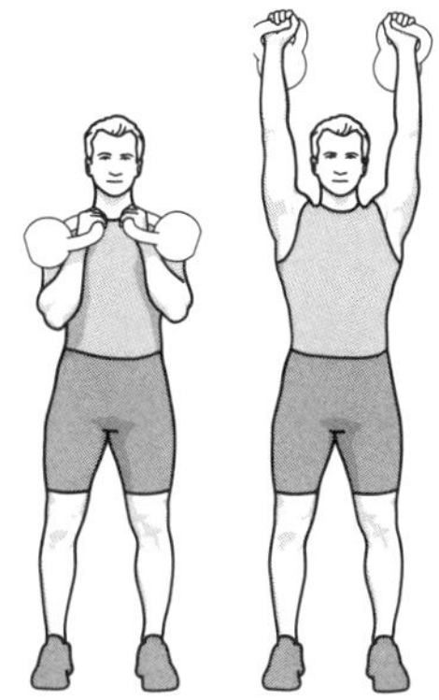

6 Double Press

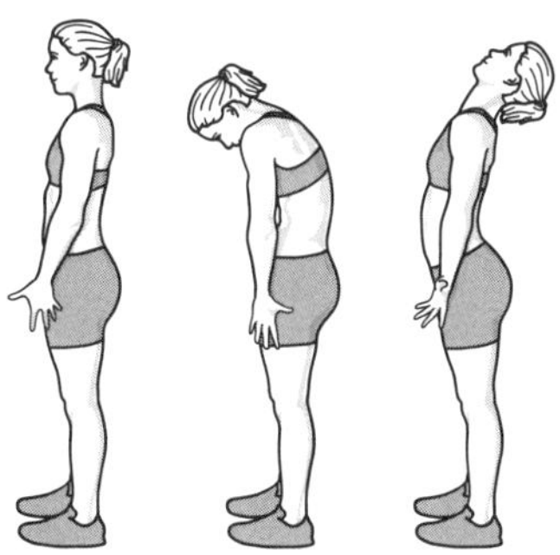

7 Dracula / Superman

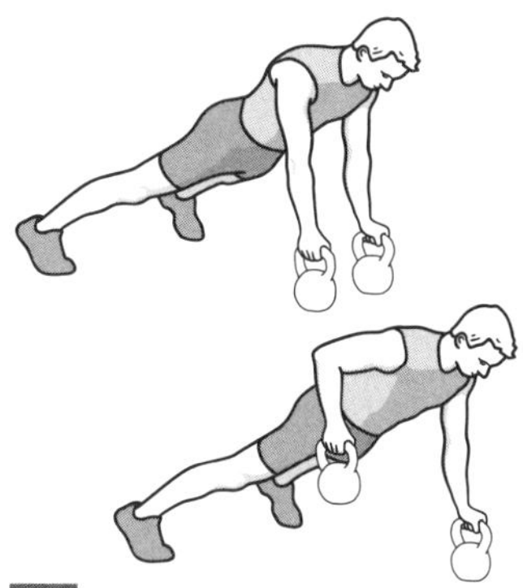

8 Renegade Rows

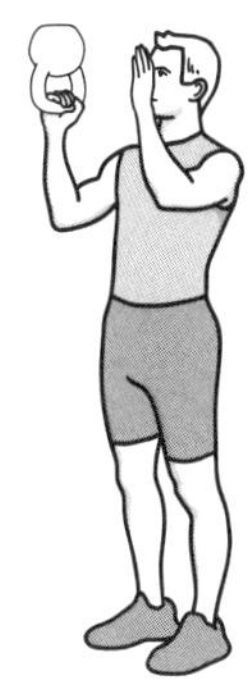

9 Bottom-up Rack Walk

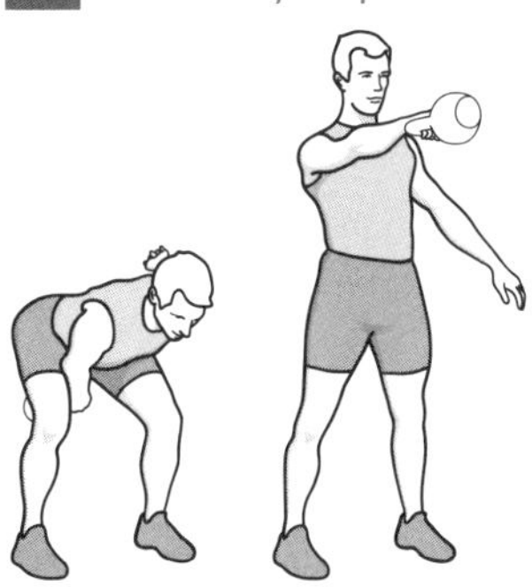

10 Swings (1-händig)

33 Power: Upper Pull and Lower Push

1 **2** 3

Anstrengungsgrad RIR: 2
Trainingsdauer: 45 Minuten
Trainingsziel: Double Clean und Front Squat verbessern; Sekundärfokus auf Zug- und Ruderbewegungen

	Übung	Wdh./Dauer/Distanz	RIR	Seite
	Supersatz A × 4			
1	Double Clean	5–10 Wdh.	3, 2, 1, 0	140
2	Bottom-up Press	3 Wdh. pro Seite	3 – 2	127
	Pause	1 Min.		
3	Dracula / Superman	1 Min.		122
	Supersatz B × 4			
4	Double Front Squat	5–10 Wdh.	3, 2, 1, 0	135
5	1-Arm Rows ohne Abstützen	10 Wdh. pro Seite	2	132
	Pause	1–2 Min.		
6	Toe Touch	1 Min.		126
	Supersatz C × 3			
7	Flat Pull-over	10 Wdh.	1	133
8	Renegade Rows	10–20 Wdh.	2	134
9	Double Kettlebell Thruster	10 Wdh.	2	135
10	Torso Twist	1 Min.		126

Bei den Double Cleans soll der Anstrengungsgrad ansteigen. Zuerst RIR 3 und am Ende RIR 0. Das gleiche Prinzip dann auch bei den Front Squats anwenden.

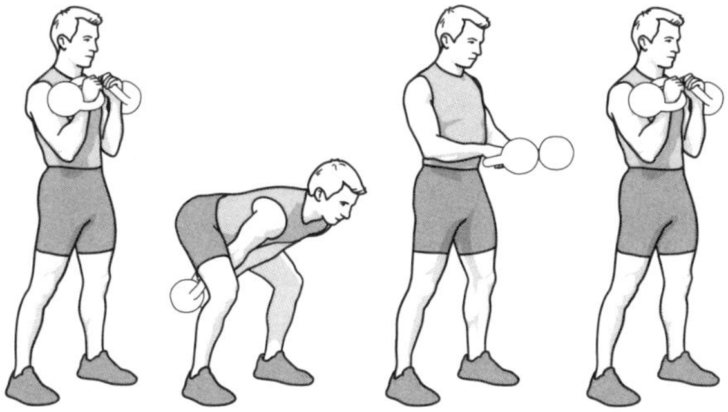

1 Double Clean

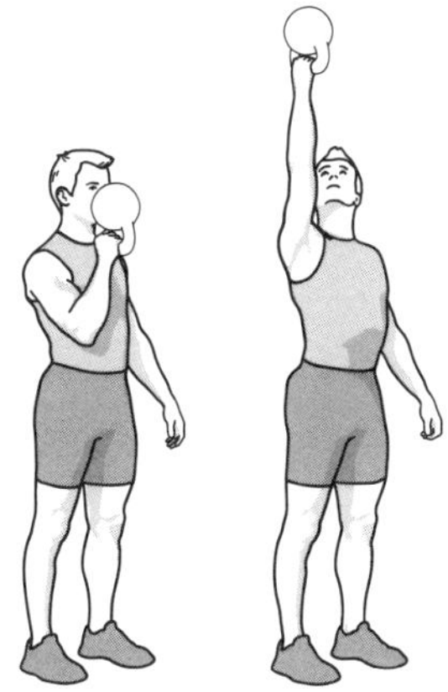

2 Bottom-up Press

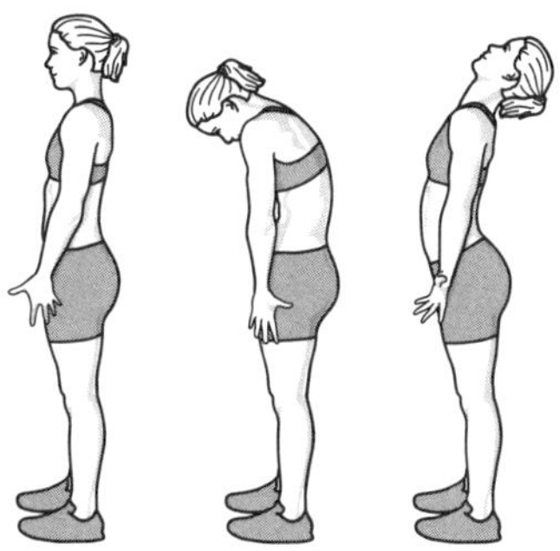

3 Dracula / Superman

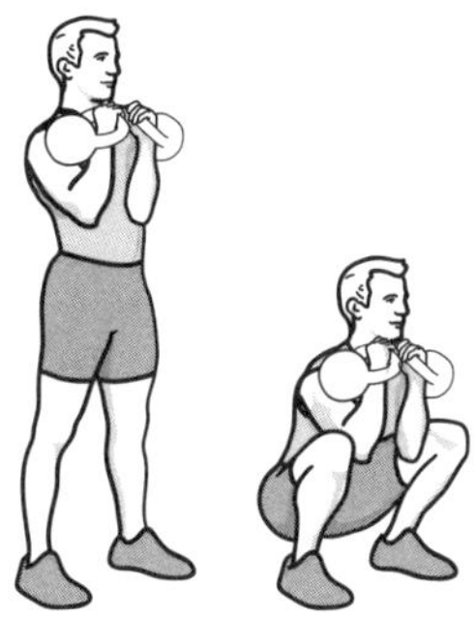

4 Double Front Squat

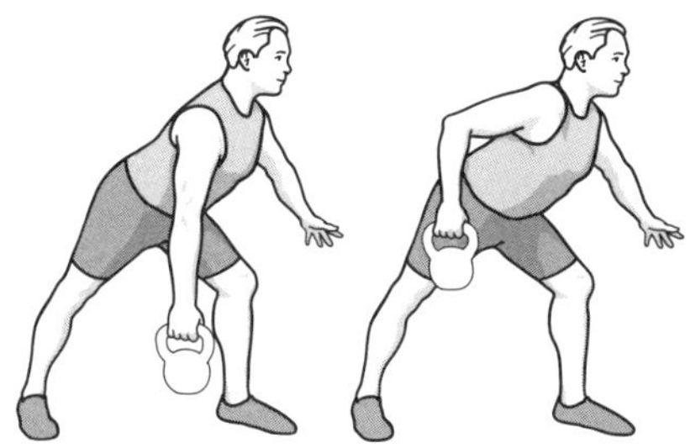

5 1-Arm Rows ohne Abstützen

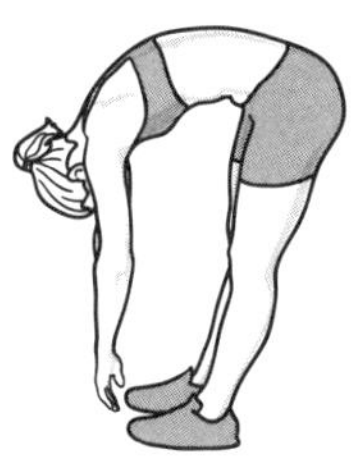

6 Toe Touch

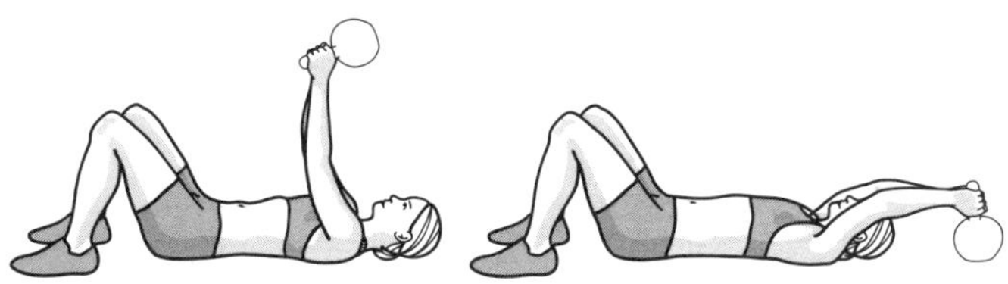

7 Flat Pull-over

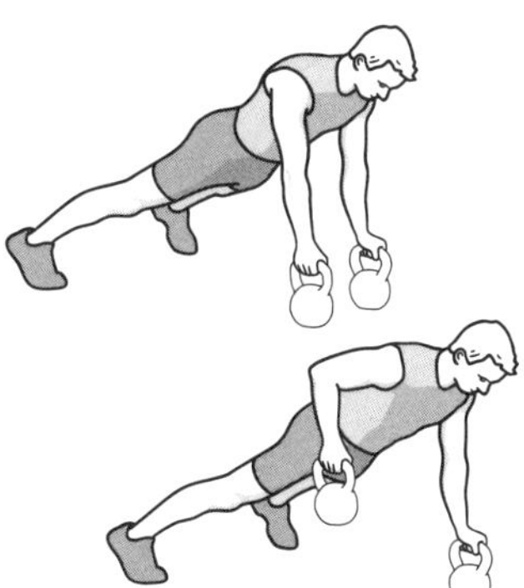

8 Renegade Rows

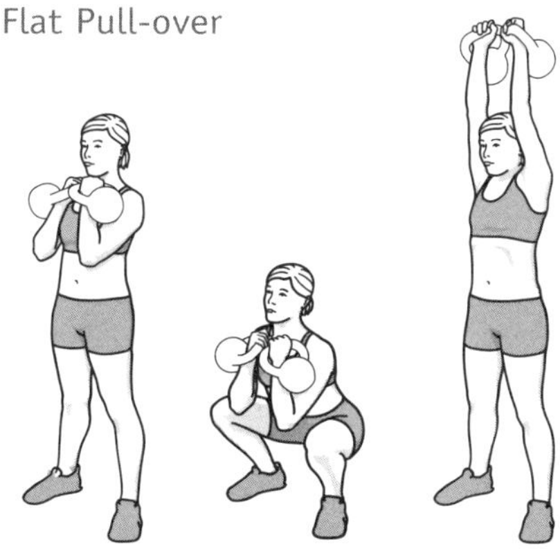

9 Double Kettlebell Thruster

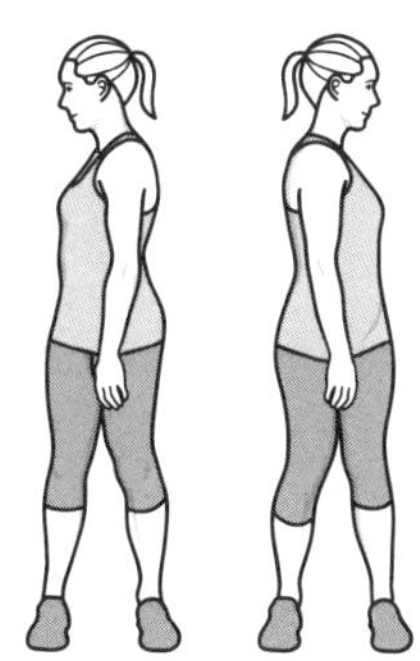

10 Torso Twist

34 Stronger Press and Hinge

1 2 3

Anstrengungsgrad RIR: 0
Trainingsdauer: 60 Minuten
Trainingsziel: Maximalkraft in Hüftbewegungen und Press

	Übung	Wdh./Dauer/Distanz	RIR	Seite
	Supersatz A × 3			
1	Turkish Get-up	1 Wdh. 2 Atemzüge pro Pose	3, 2, 1	131
2	Kettlebell Hip Thrusters	10 Wdh. oben 2 Atemzüge halten	1	144
3	Toe Touch	1 Min.		126
	Supersatz B × 3			
4	Bottom-up Press	5 Wdh. pro Seite	1	127
5	Banded Swings (2-händig)	10 Wdh.	2–1	139
	Pause	1 Min.		
6	Torso Twist	1 Min.		126
	Supersatz C × 3			
7	Military Press	5–10 Wdh. pro Seite		129
8	Dead-Stop Swings	10 Wdh.	2–1	140
	Pause	1 Min.		
9	Windmühle	1 Min. pro Seite		126
	Finisher			
10	Walking Double Kettlebell Rack Lunges	25–50 m	1	137

Für die Banded Swings brauchst du ein Superband, für die Hip Thrusters empfehle ich dir ein Miniband, das du um die Knie legst, damit du die Knie stärker nach außen drücken musst. Das hilft dir dabei, den Po besser zu aktivieren.

Finisher: Walking Double Kettlebell Rack Lunges. Mache möglichst wenige Pausen und führe die Übung, wenn es geht, ohne Absetzen aus.

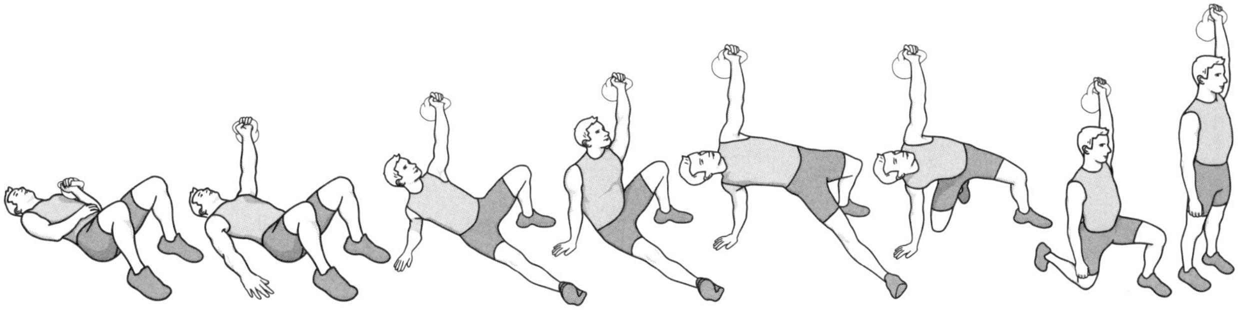

1 Turkish Get-up

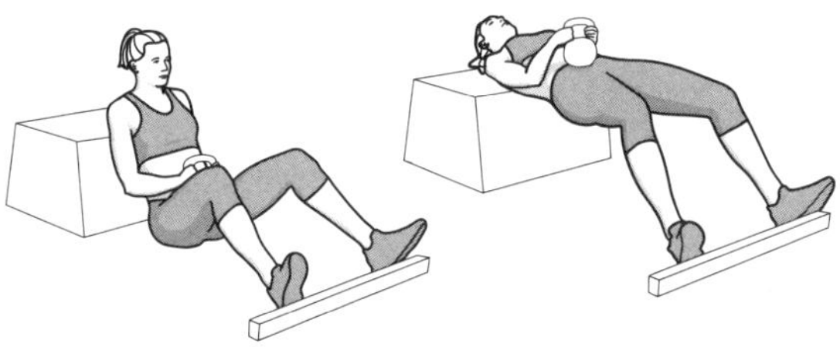

2 Kettlebell Hip Thrusters

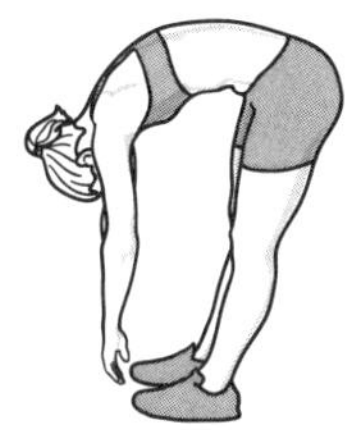

3 Toe Touch

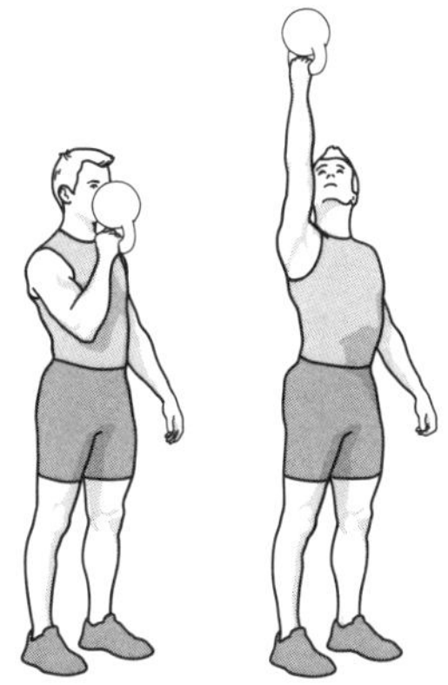

4 Bottom-up Press

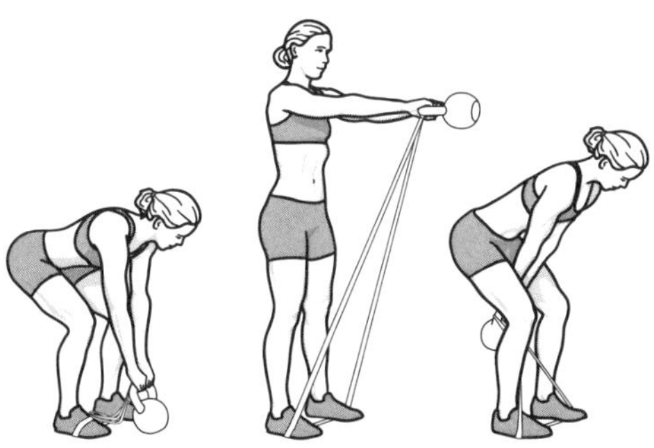

5 Banded Swings (2-händig)

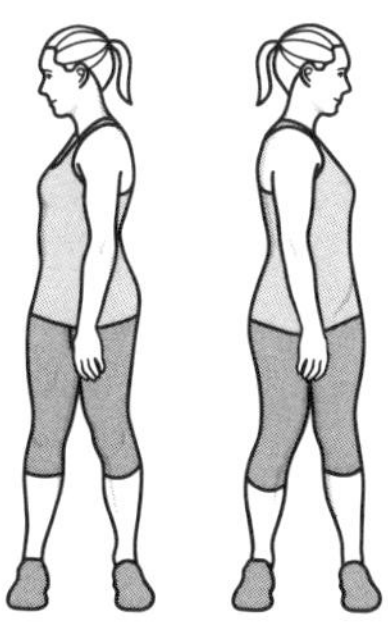

6 Torso Twist

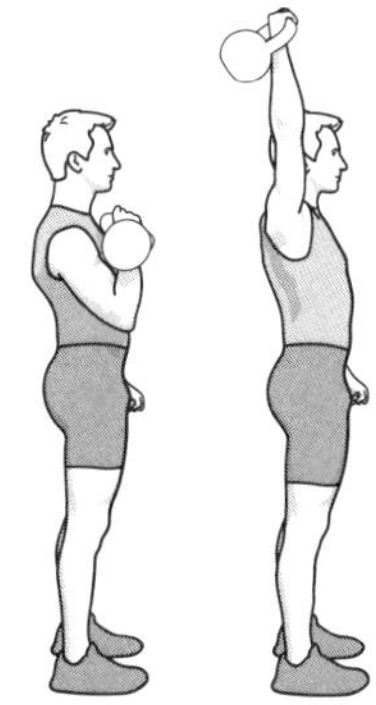

7 Military Press

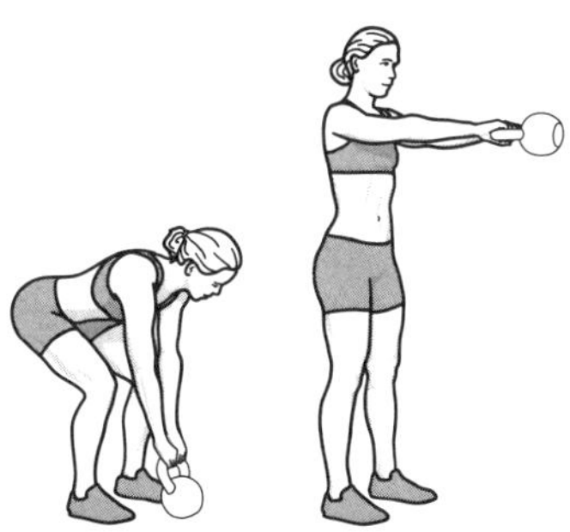

8 Dead-Stop Swings

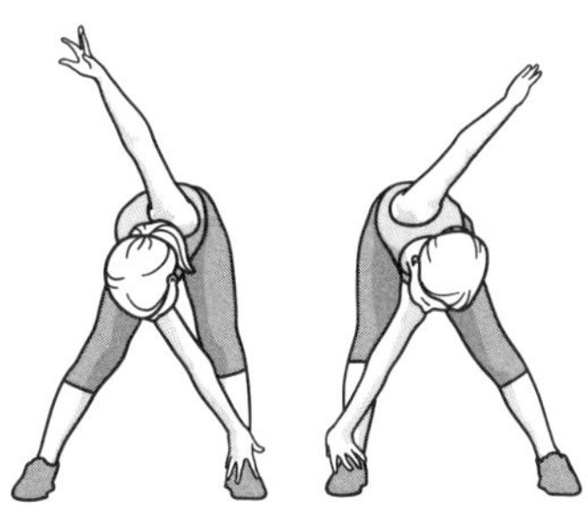

9 Windmühle

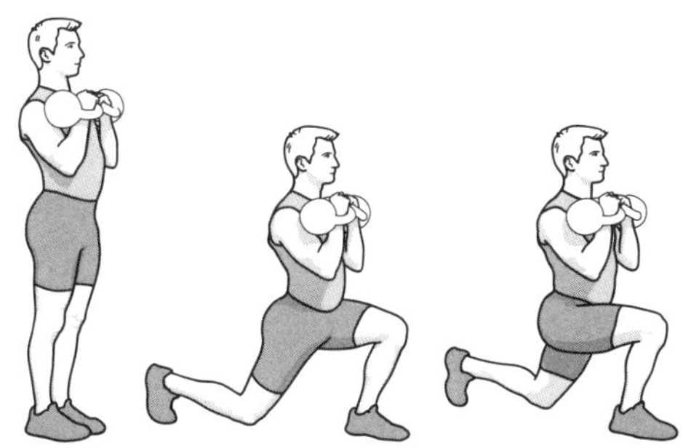

10 Walking Double Kettlebell Rack Lunges

35 Stronger Legs – Pull

1 **2** 3

Anstrengungsgrad RIR: 1 bis 0
Trainingsdauer: 45 bis 60 Minuten
Trainingsziel: Maximalkraftsteigerung für die Beine und Ruderbewegungen

	Übung	Wdh./Dauer/Distanz	RIR	Seite
	Supersatz A × 3			
1	Gorilla Rows	20–30 Wdh.	1–0	134
2	Front Squat	10 Wdh. unten 1 Sek. halten	3	135
	Pause	1 Min.		
3	Standing Quad Stretch	1 Min. pro Seite		126
	Supersatz B × 3			
4	Walking Double Kettlebell Rack Lunges	10 Wdh.	2	137
5	1-Arm Rows abgestützt	10–15 Wdh. pro Seite	1–0	132
	Pause	1 Min.		
6	Windmühle	1 Min. pro Seite		126
	Supersatz C × 3			
7	Renegade Rows	10–20 Wdh.	2–1	134
8	Bulgarian Split Squat	10 Wdh. pro Seite	2–1	134
	Pause	1 Min.		
9	Dracula / Superman	1 Min.		122
	Finisher			
10	Goblet Squat	10 Wdh. 30 Sek. unten halten	1	136

Finisher: Spanne, wenn du einen niedrigen Blutdruck hast, 5 Sekunden vor dem Hochkommen deinen ganzen Körper an. Das kann oft helfen, auch wenn es den Finisher noch anstrengender macht.

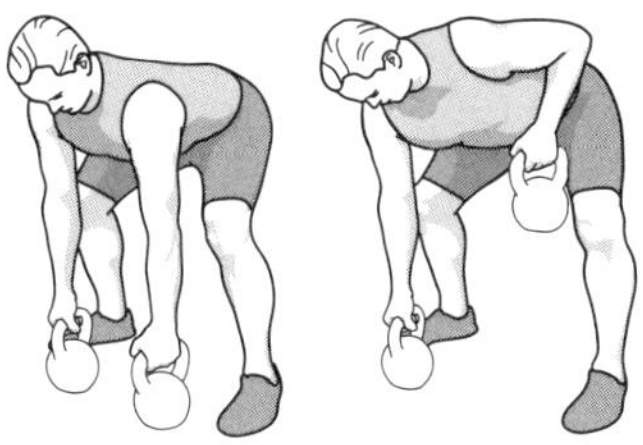

1 Gorilla Rows

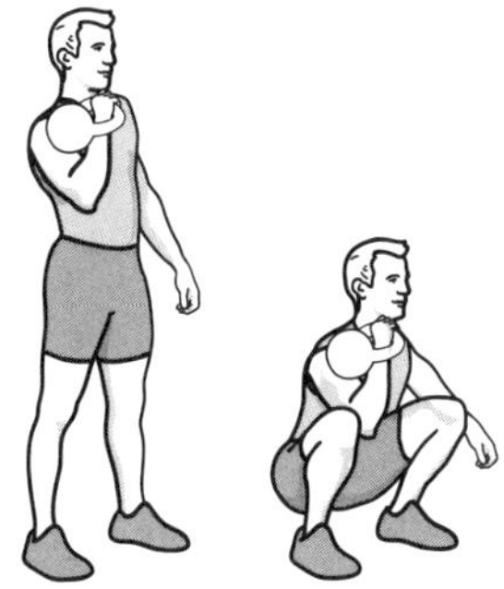

2 Front Squat

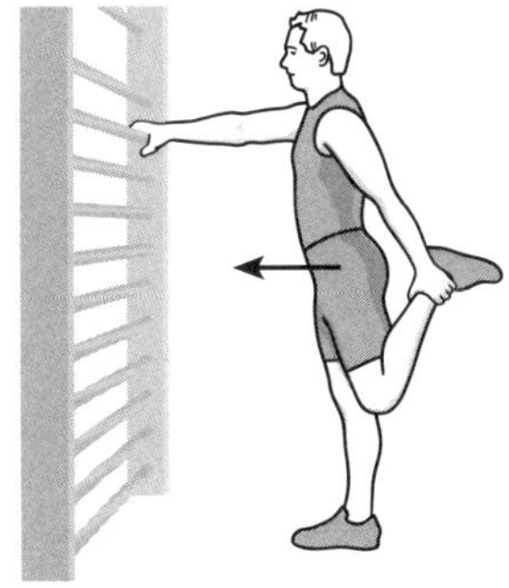

3 Standing Quad Stretch

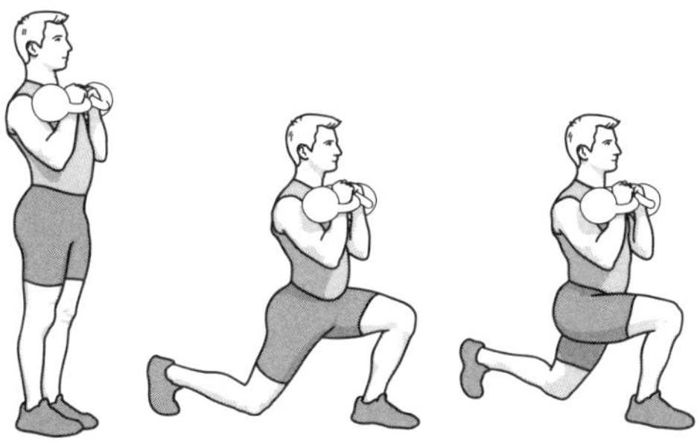

4 Walking Double Kettlebell Rack Lunges

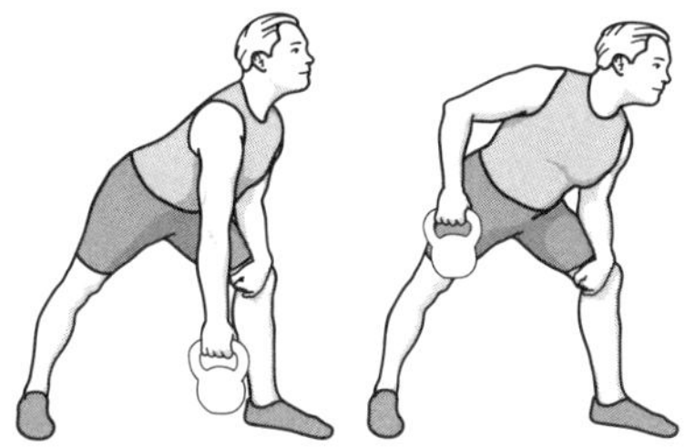

5 1-Arm Rows abgestützt

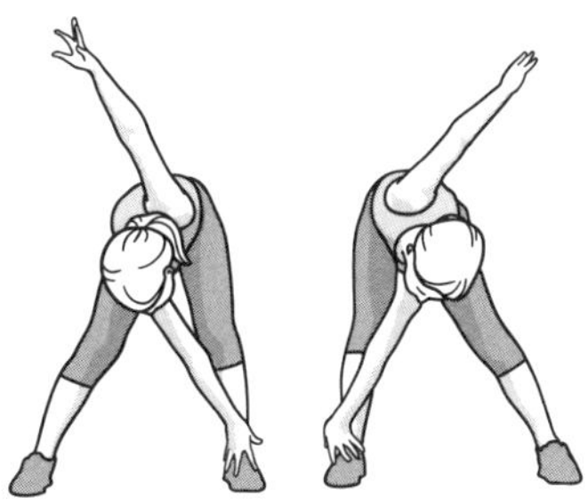

6 Windmühle

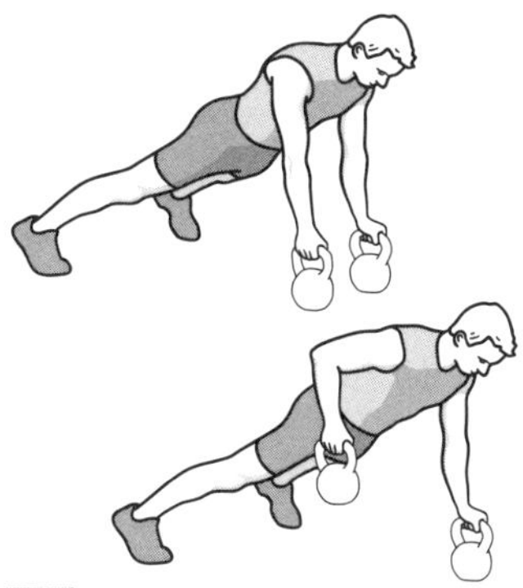

7 Renegade Rows

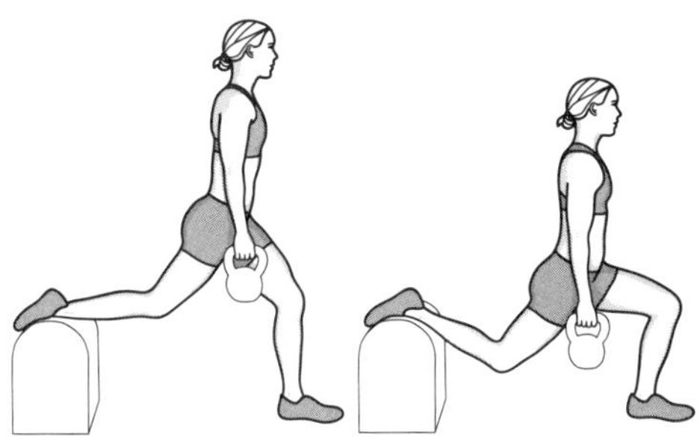

8 Bulgarian Split Squat

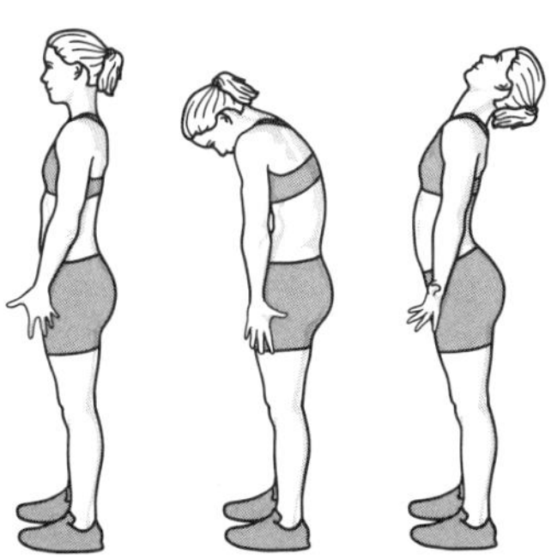

9 Dracula / Superman

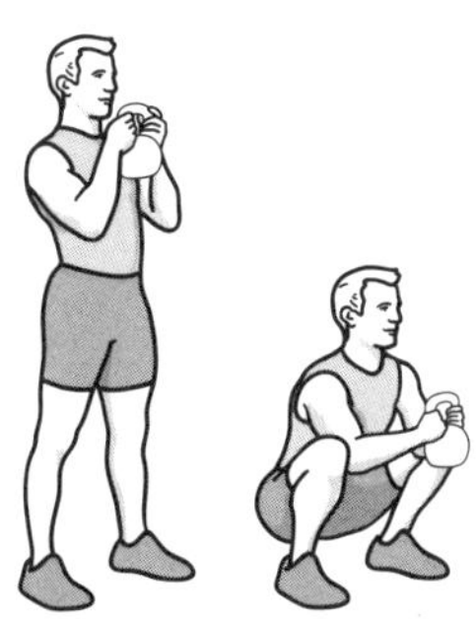

10 Goblet Squat (30 Sek. unten verweilen)

36 Körper-Panzer

1 **2** 3

Anstrengungsgrad RIR: 3 bis 2
Trainingsdauer: 45 bis 60 Minuten
Trainingsziel: Ausgewogenes Workout aus Grinds und ballistischen Übungen als ganzheitlicher Ansatz für mehr Lebensqualität

	Übung	Wdh./Dauer/Distanz	RIR	Seite
	Supersatz A × 3			
1	Turkish Get-up (TGU)	1 Wdh. 2 Atemzüge pro Pose	3	131
2	Clean + Military Press	10 Wdh. pro Seite	2	139, 129
3	Dracula / Superman	1 Min.		122
	Supersatz B × 3			
4	Double Front Squat	10 Wdh.	2	135
5	Gorilla Rows	20 Wdh.	2	134
6	Toe Touch	1 Min.		126
	Supersatz C × 3			
7	Swings (2-händig)	10 Wdh.	2	138
8	Seasaw Press	20 Wdh.	3–2	130
9	Krabbeln	30–60 Sek.	2–1	124
10	Torso Twist	1 Min.		126

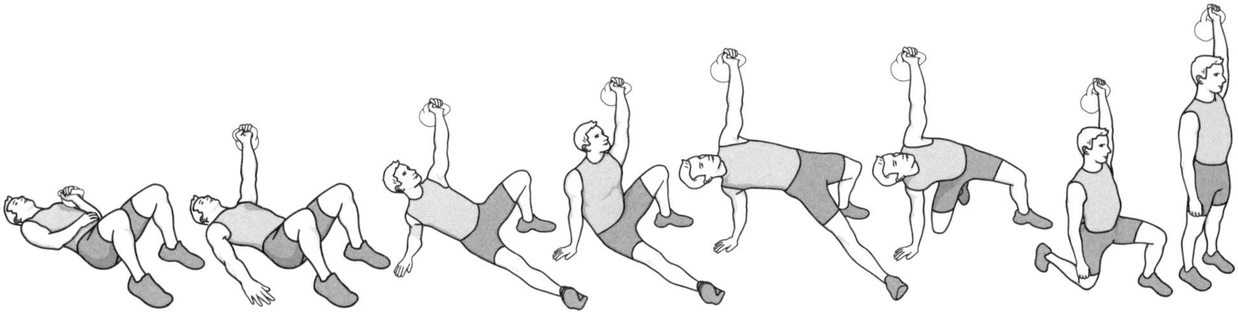

1 Turkish Get-up (TGU)

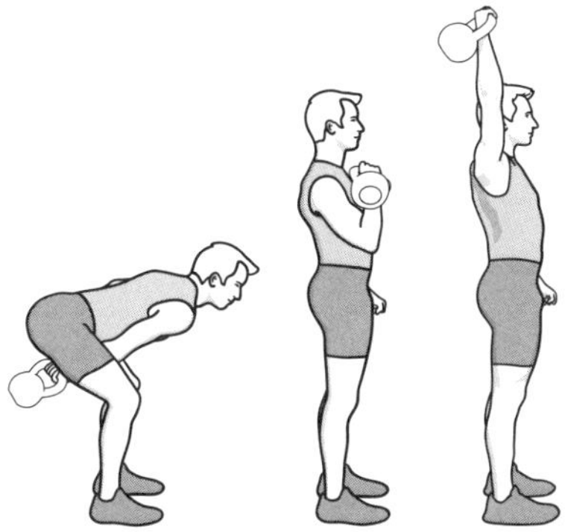

2 Clean + Military Press

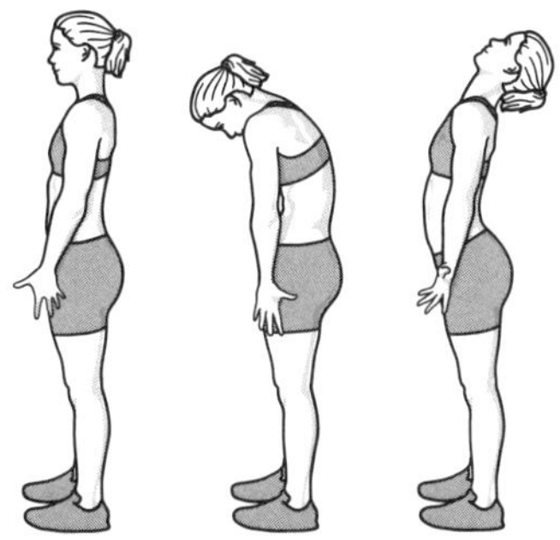

3 Dracula / Superman

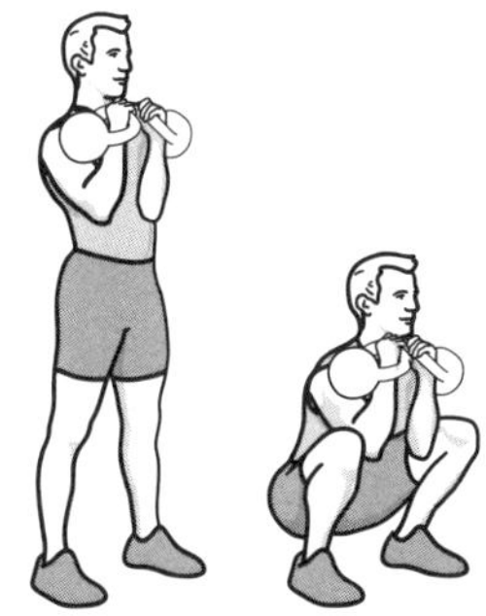

4 Double Front Squat

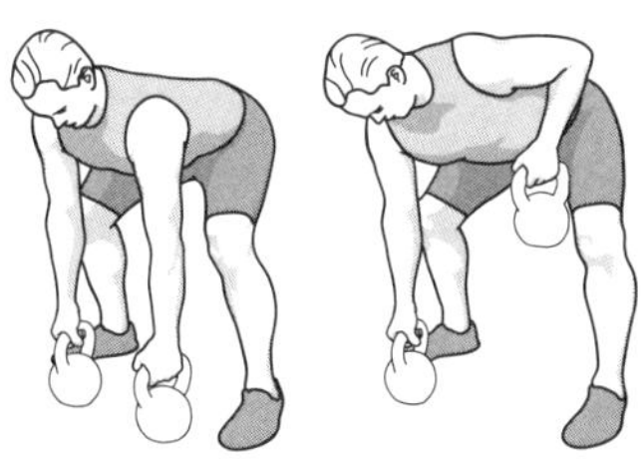

5 Gorilla Rows

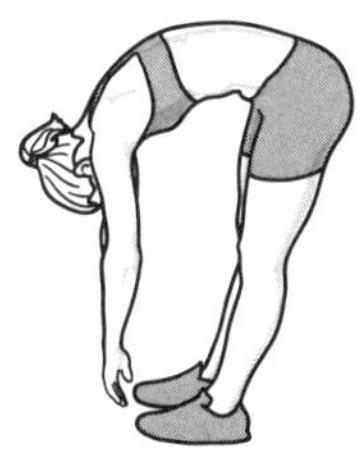

6 Toe Touch

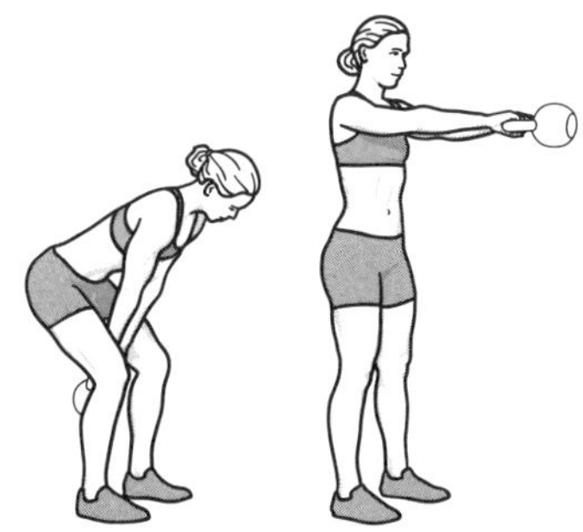

7 Swings (2-händig)

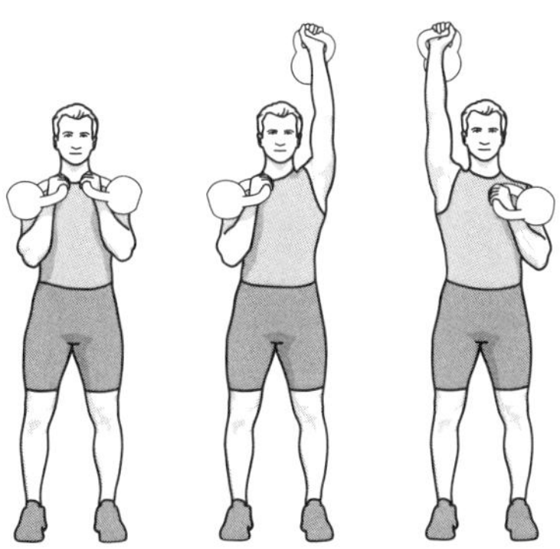

8 Seasaw Press

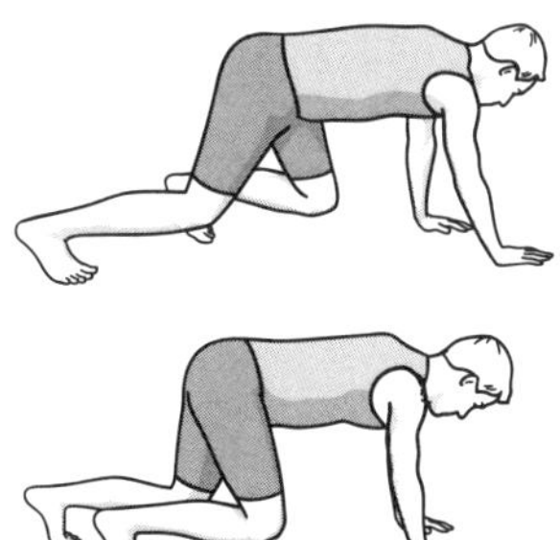

9 Krabbeln

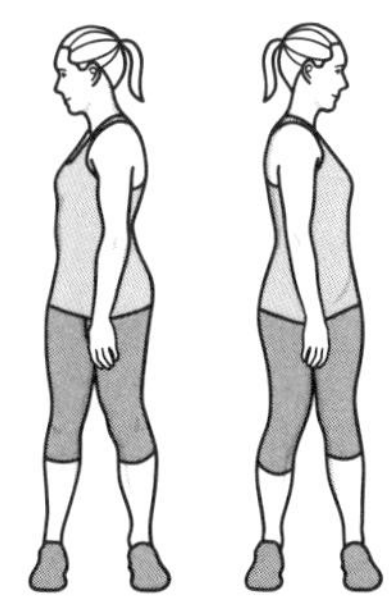

10 Torso Twist

37 Next Level Sit Reset

1 2 **3**

Anstrengungsgrad RIR: 4
Trainingsdauer: 5 Minuten
Trainingsziel: Anspruchsvoller Sit-Reset, der durch die Windmill auch deine seitliche Muskulatur mehr beansprucht

	Übung	Wdh./Dauer/Distanz	RIR	Seite
	Supersatz			
1	Clean + Military Press	1 Wdh. pro Seite	4	139, 129
2	Windmill	1 Wdh. pro Seite	4	127
3	Front Squat	1 Wdh. pro Seite	4	135
4	1-Arm Rows ohne Abstützen	3 Wdh. pro Seite	4	132
	Finisher			
5	Toe Touch	1 Min.		126

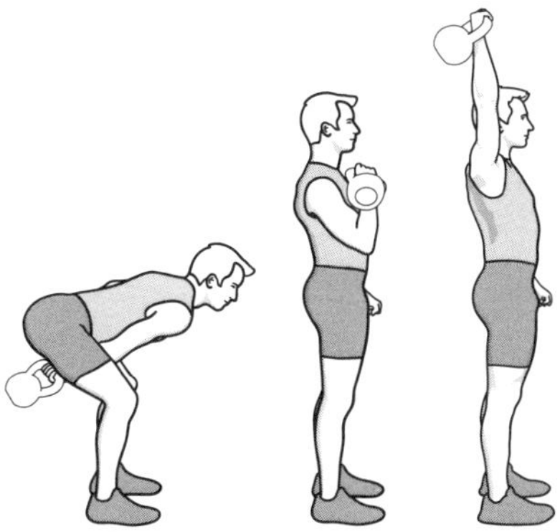

1 Clean + Military Press

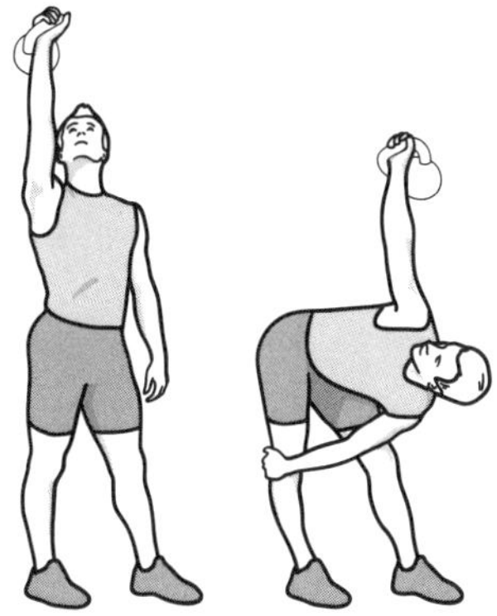

2 Windmill

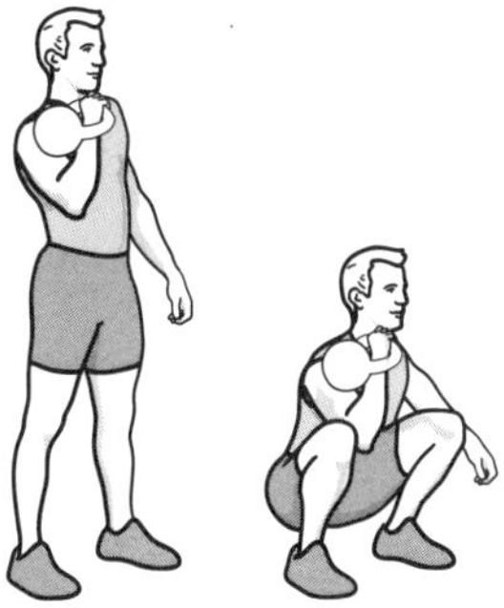

3 Front Squat

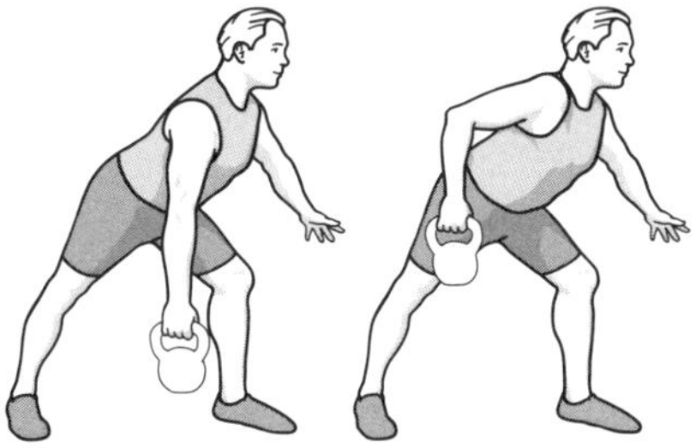

4 1-Arm Rows ohne Abstützen

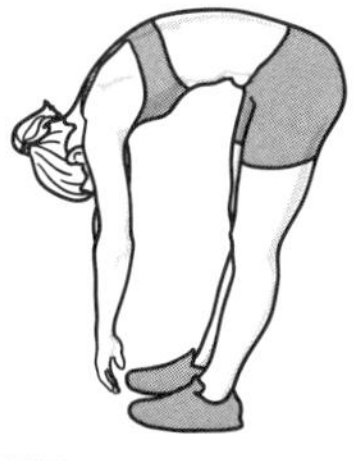

5 Toe Touch

38 Kurz und Hart

1 2 3

Anstrengungsgrad RIR: 0
Trainingsdauer: 5 Minuten
Trainingsziel: kurzes, sehr intensives Workout

	Übung	Wdh./Dauer/Distanz	RIR	Seite
	Supersatz × 5			
1	Double Kettlebell Thruster	10 Wdh.	1	135
2	Snatch	5 Wdh. pro Seite	1	141

Die vorgegebenen Wiederholungen sind jeweils innerhalb von 30 Sekunden zu absolvieren. Schaffst du die Wiederholungen schneller, dann ist die restliche Zeit Pause.

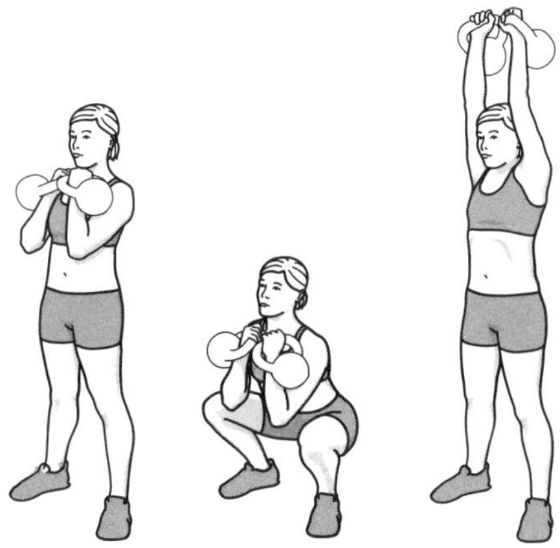

1 Double Kettlebell Thruster

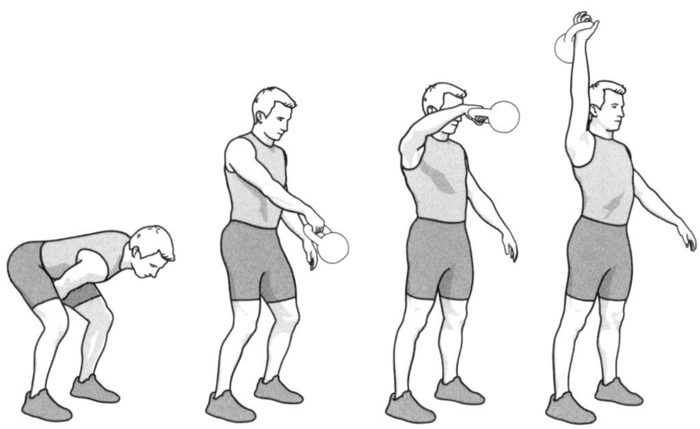

2 Snatch

39 Grinder WOD

1 2 3

Anstrengungsgrad RIR: 2
Trainingsdauer: 15 bis 20 Minuten
Trainingsziel: knackiges Grind-Workout

	Übung	Wdh./Dauer/Distanz	RIR	Seite
	Supersatz A × 3			
1	Bent Press	5 Wdh. pro Seite	2	127
2	Goblet Squat	10 Wdh.	2	136
3	Armkreise	1 Min.		125
	Supersatz B × 3			
4	Double Swings	10 Wdh.	2	140
5	Double Press	10 Wdh.	2	129
6	Dracula / Superman	1 Min.		122
	Supersatz C × 3			
7	Renegade Rows	10–20 Wdh.		134
8	Russian Twist	20 Wdh.		144
9	Windmühle	1 Min. pro Seite		126

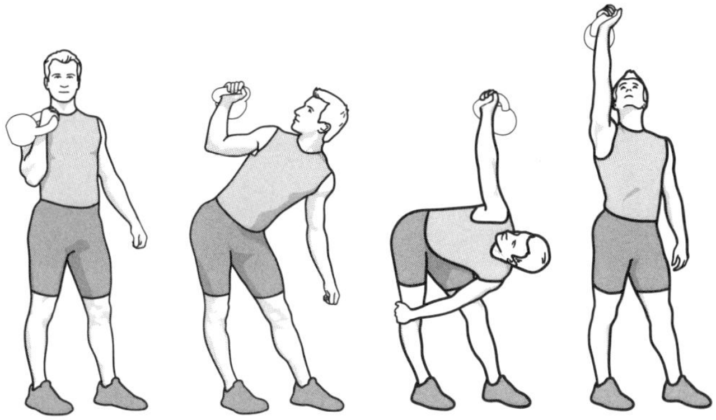

1 Bent Press

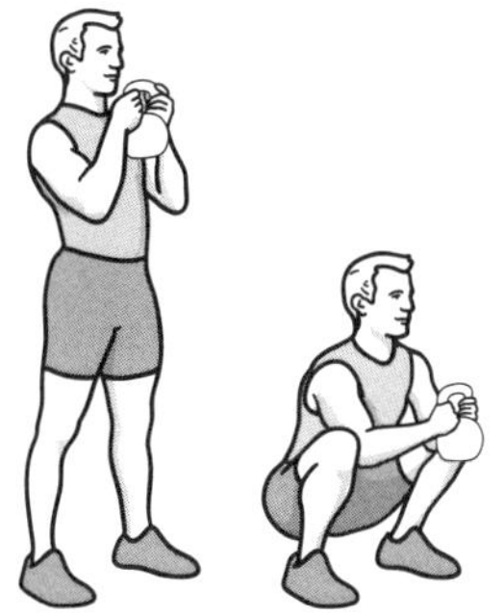

2 Goblet Squat

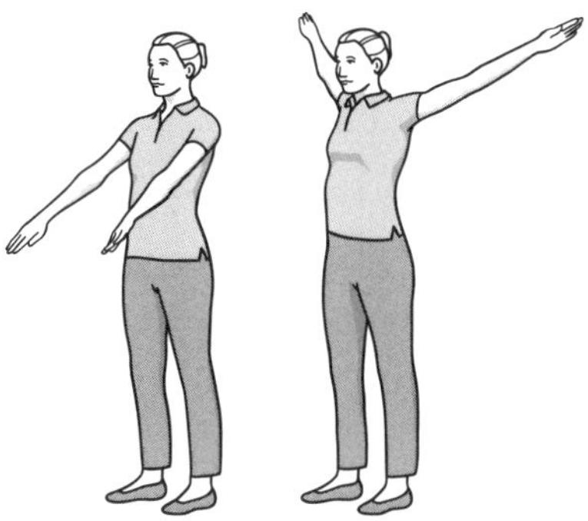

3 Armkreise

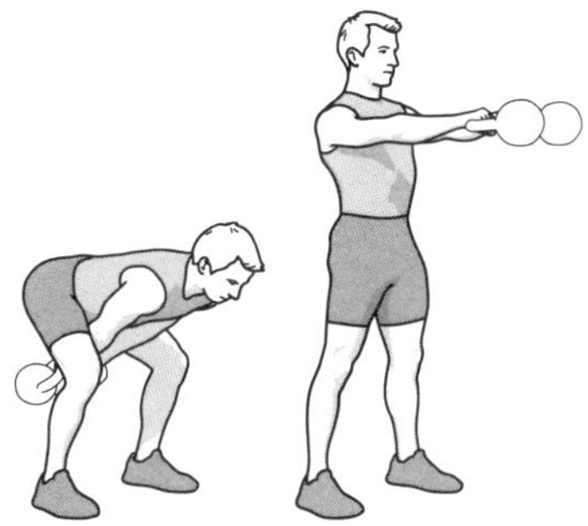

4 Double Swings

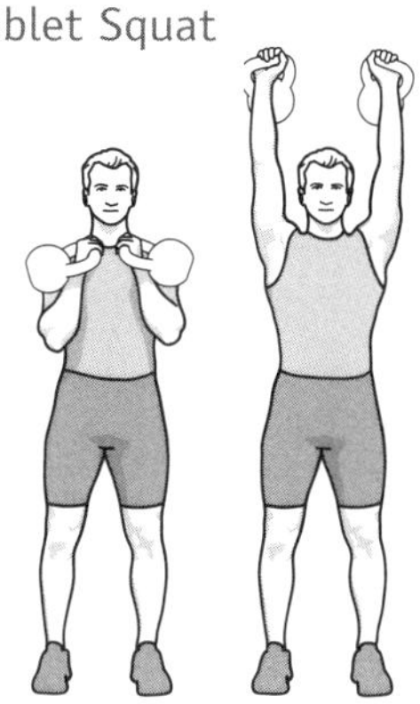

5 Double Press

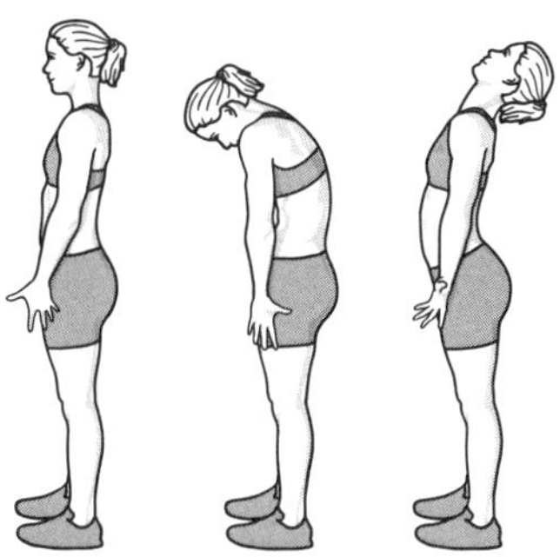

6 Dracula / Superman

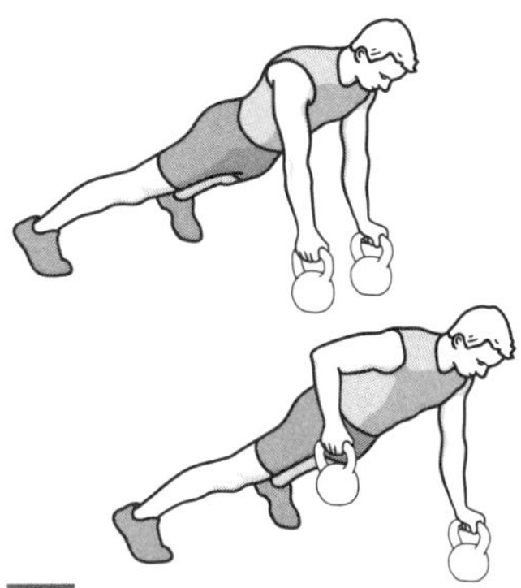

7 Renegade Rows

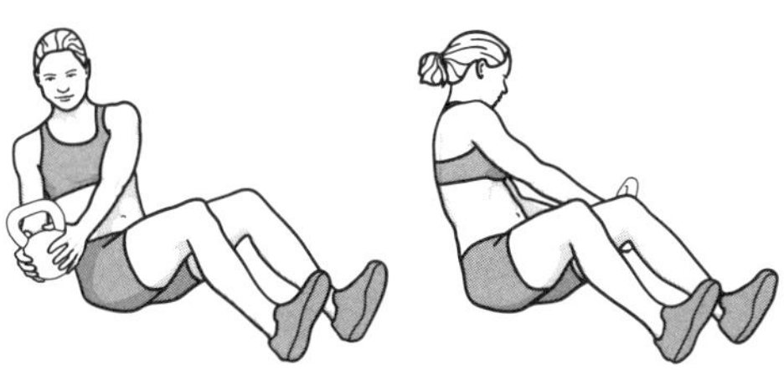

8 Russian Twist

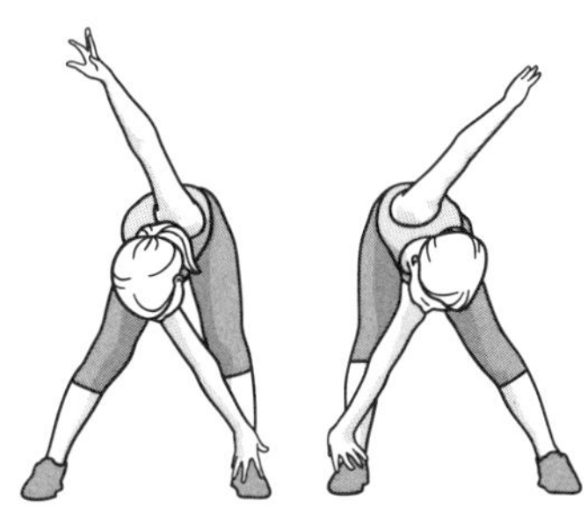

9 Windmühle

40 Strike the Match

1 2 **3**

Anstrengungsgrad RIR: 1
Trainingsdauer: 15 bis 20 Minuten
Trainingsziel: schnelles Workout mit ballistischen Übungen

	Übung	Wdh./Dauer/Distanz	RIR	Seite
	Supersatz A × 3			
1	Push Press	10 Wdh.	3–2	130
2	Snatch	10 Wdh. pro Seite	2	141
3	Dracula / Superman	1 Min.		122
	Supersatz B × 2			
4	Double Kettlebell Thrusters	10 Wdh.	2	135
5	Double Clean	10 Wdh.	1	140
6	Toe Touch	1 Min.		126
	Supersatz C × 1			
7	Swings (2-händig)	10 Wdh.	1–0	138
8	1-Arm Rows abgestützt	10–15 Wdh. pro Seite	1–0	132
	Finisher × 5			
9	Double Front Squat	10 Wdh.	2–1	135
10	Double Press	10 Wdh.	2–1	129

Finisher: Die vorgegebenen Wiederholungen sind jeweils innerhalb von 30 Sekunden zu absolvieren. Schaffst du die Wiederholungen schneller, dann ist die restliche Zeit Pause.

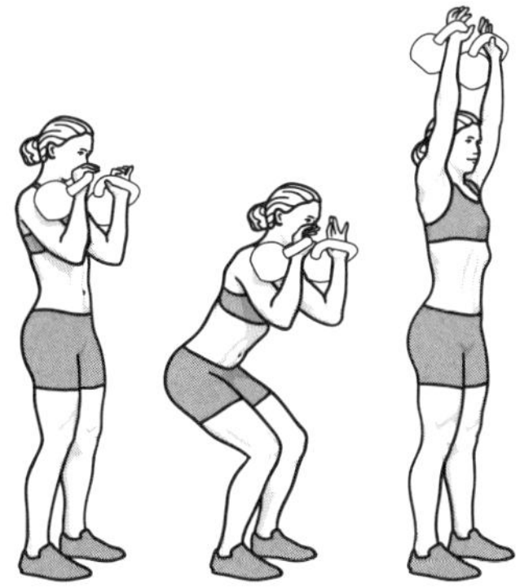

1 Push Press

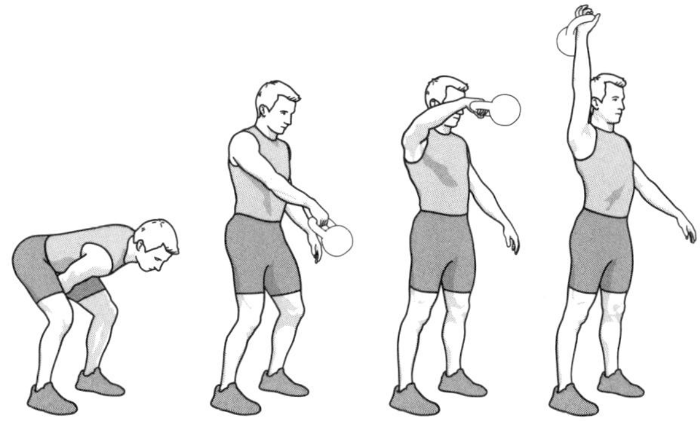

2 Snatch

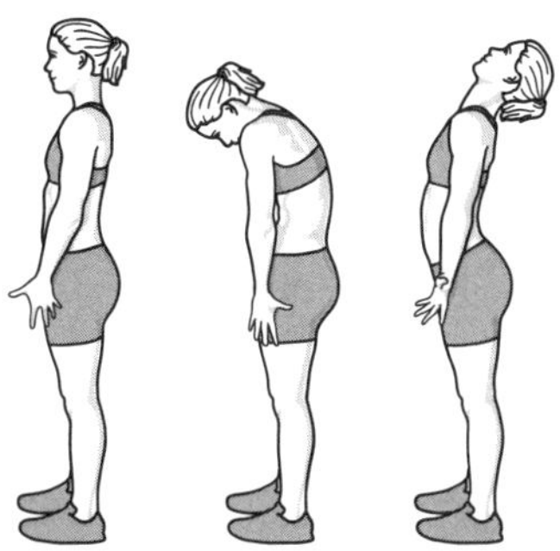

3 Dracula / Superman

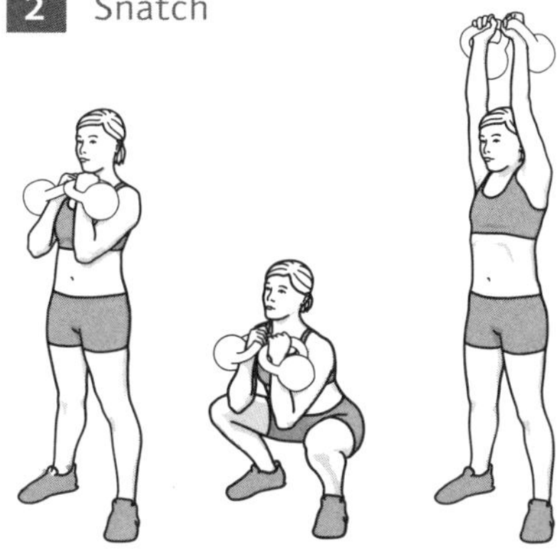

4 Double Kettlebell Thrusters

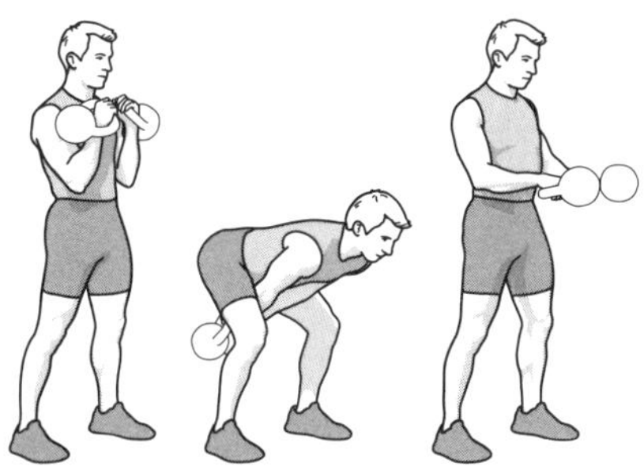

5 Double Clean

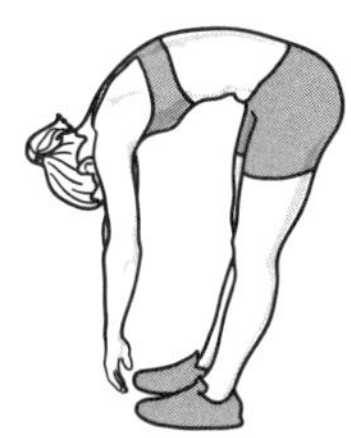

6 Toe Touch

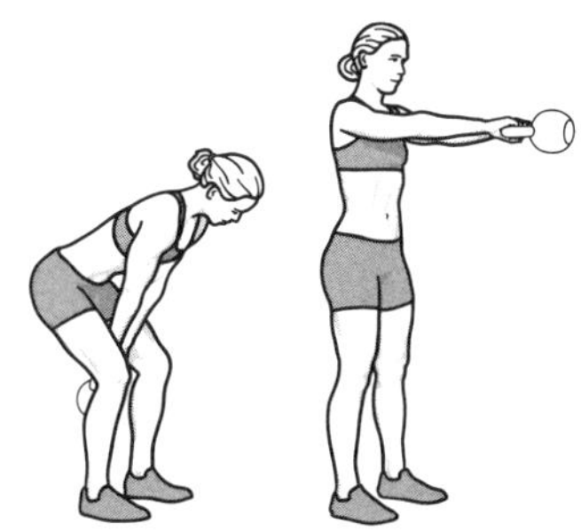

7 Swings (2-händig)

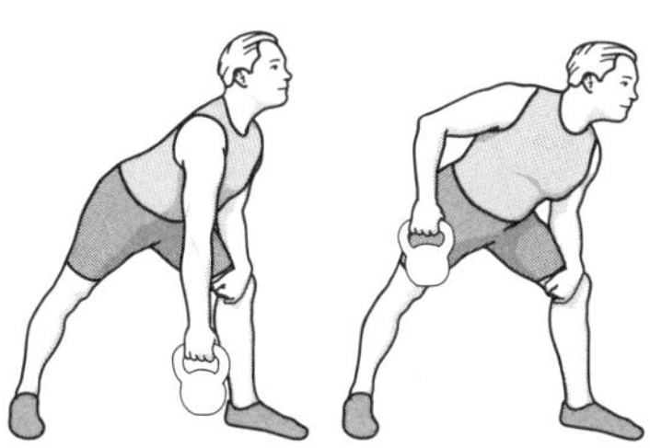

8 1-Arm Rows abgestützt

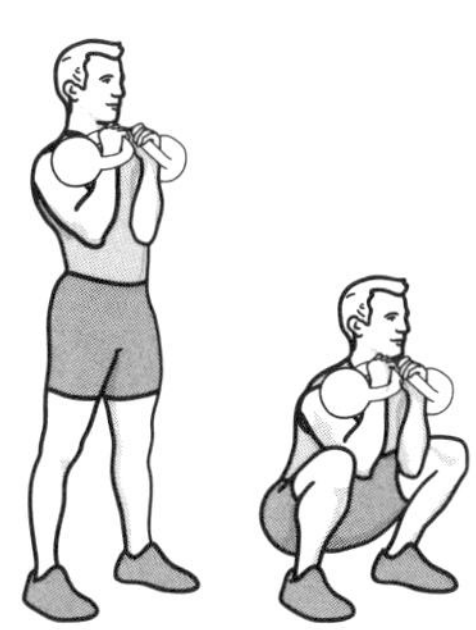

9 Double Front Squat

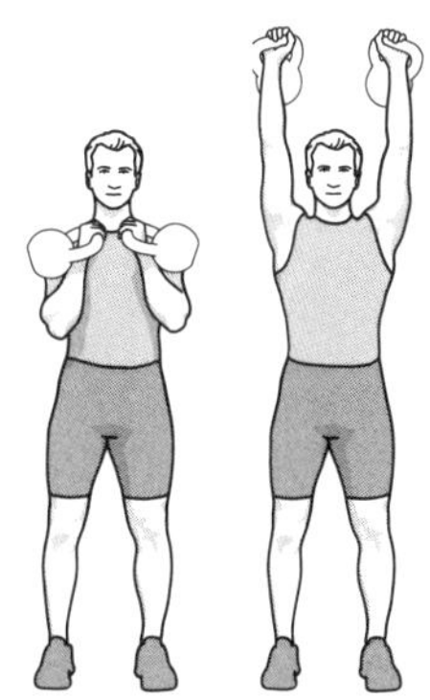

10 Double Press

41 Better Snatch

1 2 **3**

Anstrengungsgrad RIR: 2
Trainingsdauer: 30 Minuten
Trainingsziel: Kettlebell Snatch verbessern

	Übung	Wdh./Dauer/Distanz	RIR	Seite
	Supersatz A × 3			
1	Clean + Military Press + Schritt	10 Wdh. pro Seite	3–2	139, 129
2	Armkreise	1 Min.		125
	Supersatz B × 3			
3	Waiter's Walk	10 m	3–2	142
4	Snatch	5 Wdh. pro Seite	2–1	141
	Pause	1 Min.		
5	Dracula / Superman	1 Min.		122
	Supersatz C × 4			
6	Hardstyle Plank	30 Sek.	2	143
7	Kettlebell Hip Thrusters	5 Wdh. oben 2 Atemzüge halten	2	144
8	Snatch	10–15 Wdh. pro Seite	3–2	141
9	Torso Twist	1 Min.		126

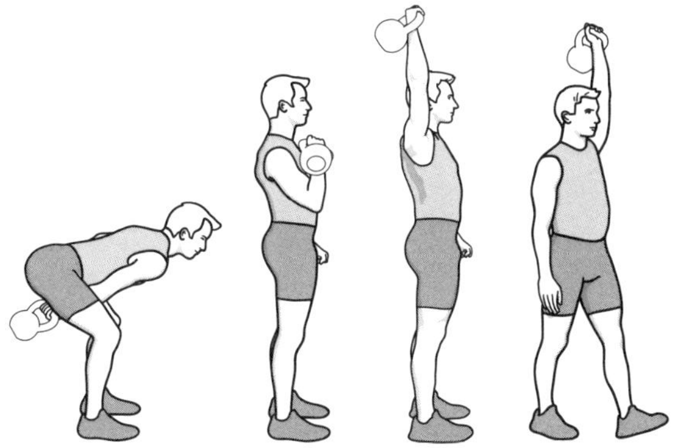

1 Clean + Military Press + Schritt

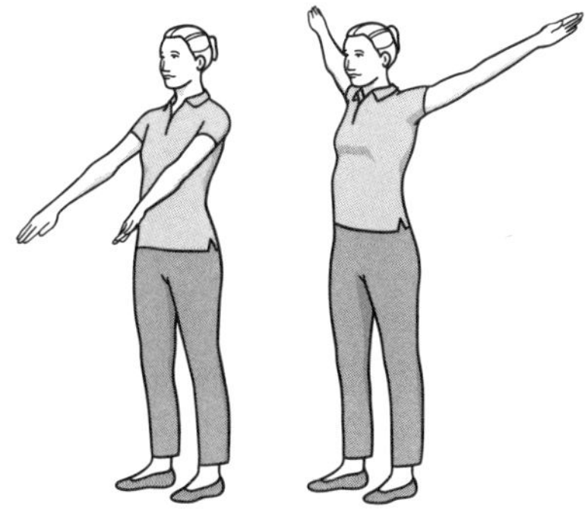

2 Armkreise

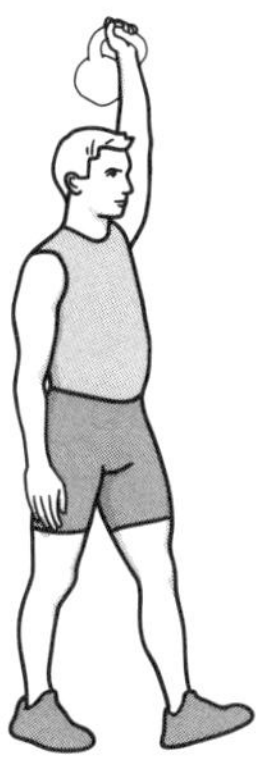

3 Waiter’s Walk

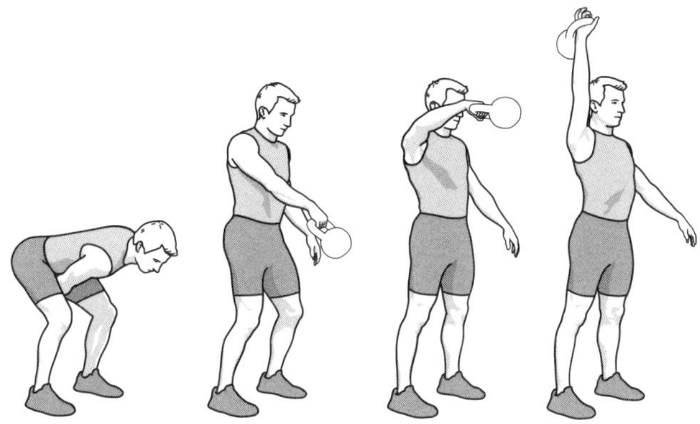

4 Snatch

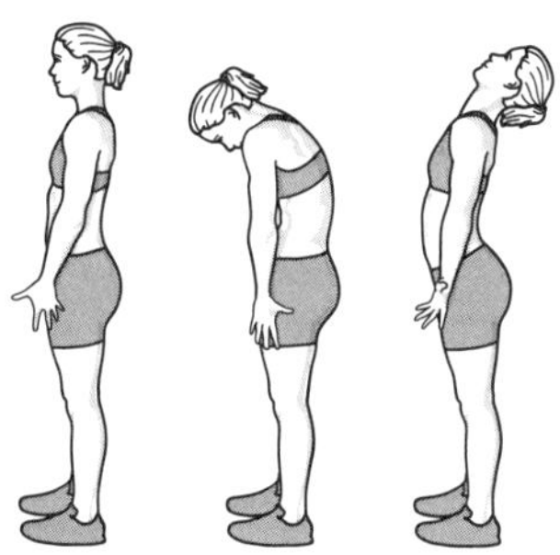

5 Dracula / Superman

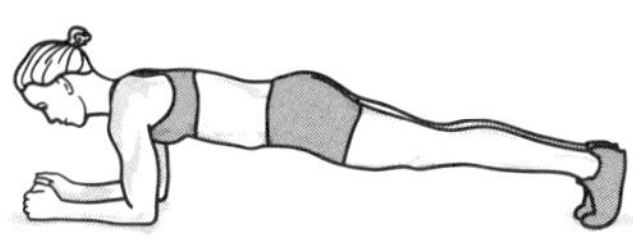

6 Hardstyle Plank

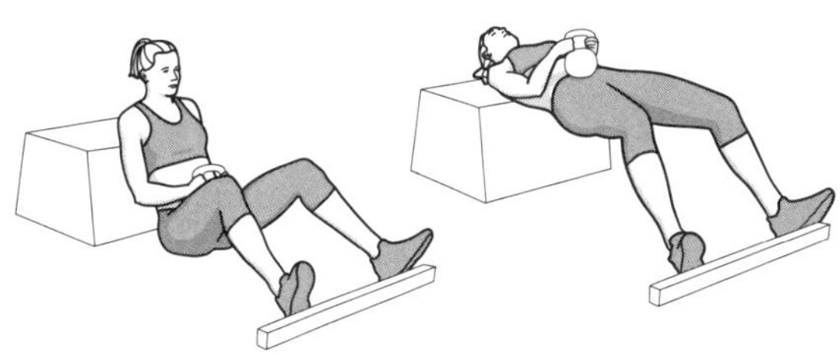

7 Kettlebell Hip Thrusters

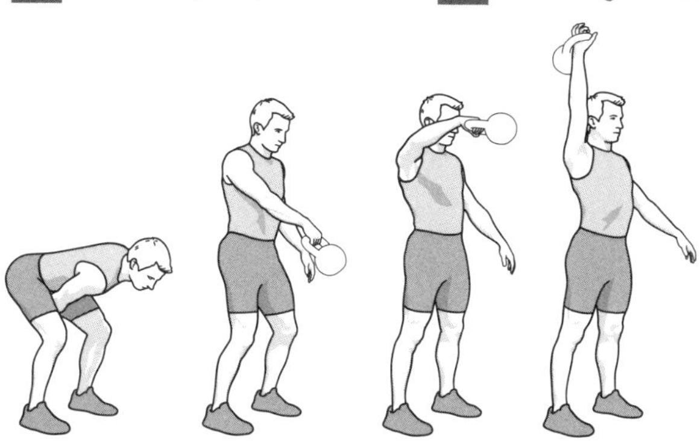

8 Snatch

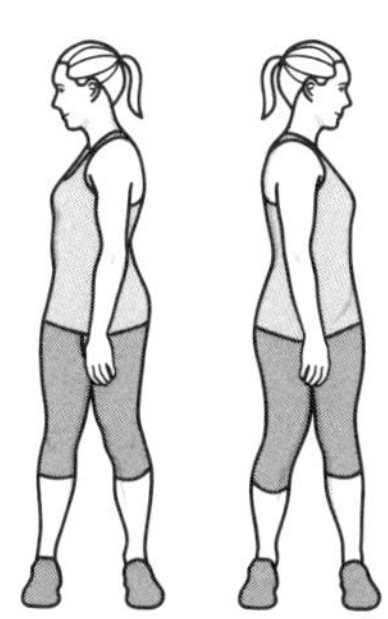

9 Torso Twist

42 Kettlebell Games

1 2 3

Anstrengungsgrad RIR: 2 bis 1
Trainingsdauer: 30 Minuten
Trainingsziel: Spaß mit einem Zirkeltraining über 7 Stationen, Stationswechsel jede Minute und 20 Sekunden zum Wechsel der Stationen

	Übung	Wdh./Dauer/Distanz	RIR	Seite
	Supersatz × 3 (20 Sek. für den Stationswechsel)			
1	Walking Double Kettlebell Rack Lunges	1 Min.	2	137
2	Gorilla Rows	20 Wdh.	1	134
3	Entengang	1 Min.	2	123
4	Seasaw Press	20 Wdh.	1	130
5	Swings (1-händig)	10 Wdh. pro Seite	2	138
6	Goblet Squat	20 Wdh.	2	136
7	Renegade Rows	20 Wdh.	2–1	134
	Pause	1 Min.		

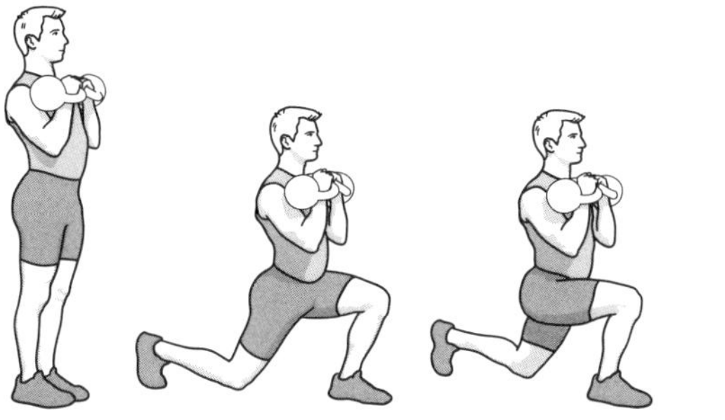

1 Walking Double Kettlebell Rack Lunges

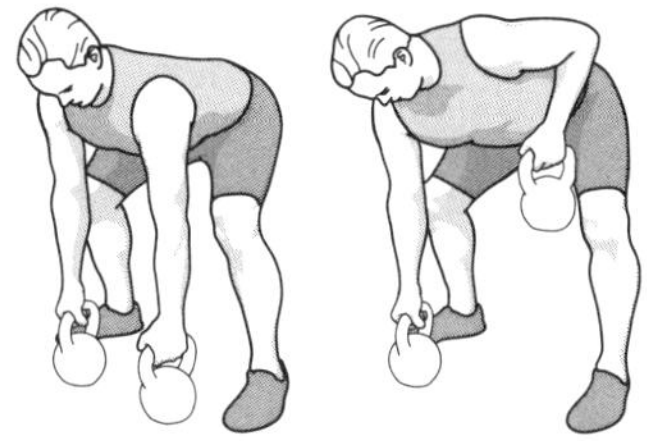

2 Gorilla Rows

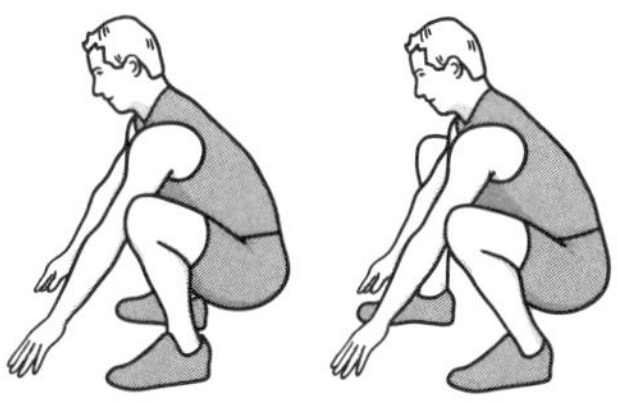

3 Entengang

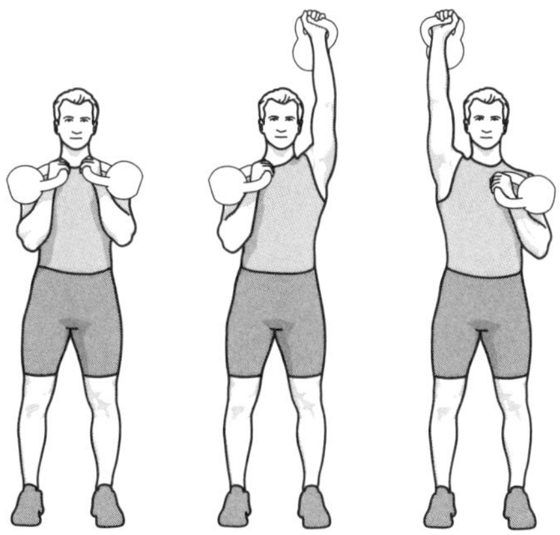

4 Seasaw Press

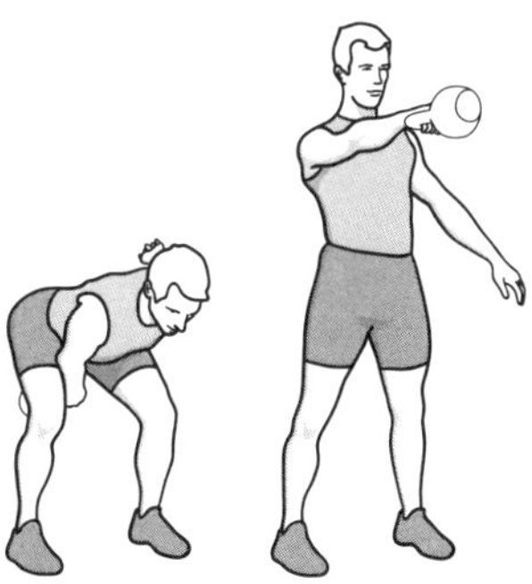

5 Swings (1-händig)

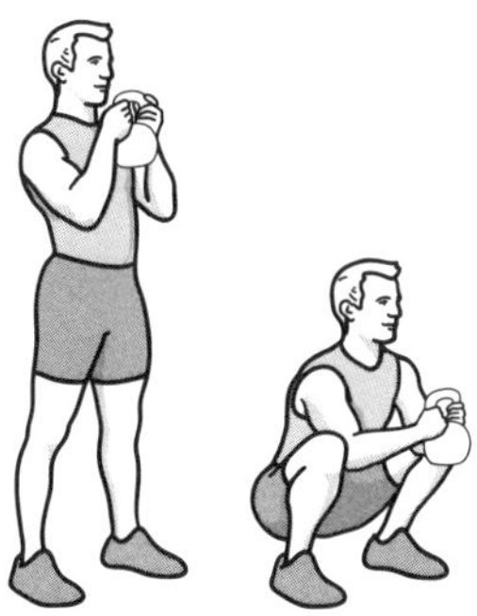

6 Goblet Squat

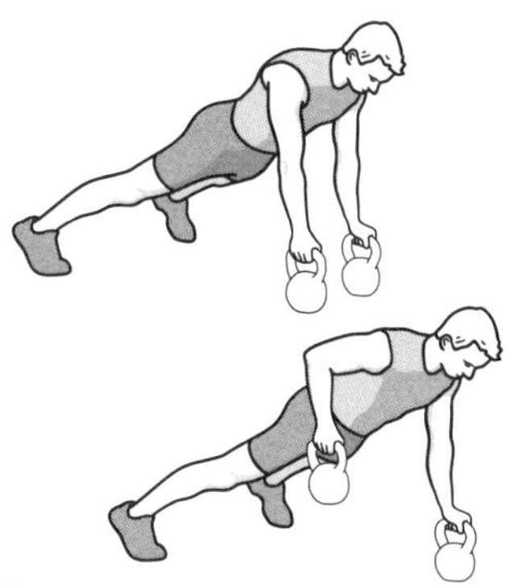

7 Renegade Rows

43 Lake Sweat

1 2 **3**

Anstrengungsgrad RIR: 0
Trainingsdauer: 30 Minuten
Trainingsziel: Ausdauerverbesserung

	Übung	Wdh./Dauer/Distanz	RIR	Seite
	Supersatz A × 3			
1	Krabbeln	1 Min.	2	124
2	Double Kettlebell Swings	10 Wdh.	2–1	140
	Pause	30 Sek.		
	Supersatz B × 3			
3	Entengang	1 Min.	2	123
4	Double Kettlebell Thrusters	10 Wdh.	1	135
	Pause	1 Min.		
	Supersatz C × 4			
5	Renegade Rows	20 Wdh.	2–1	134
6	Snatch	15–20 Wdh. pro Seite	2–1	141
7	Dracula / Superman	1 Min.		122

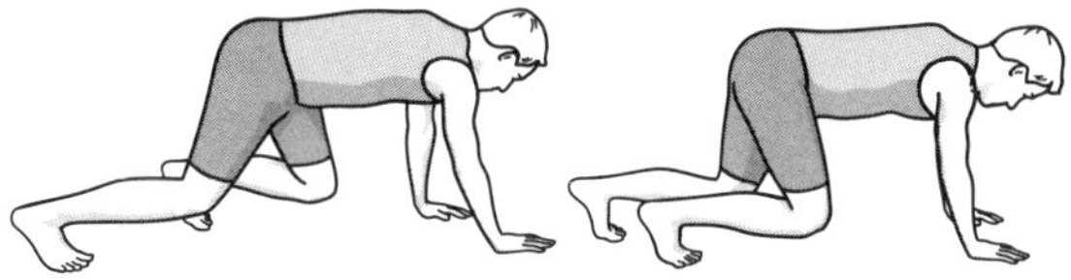

1 Krabbeln

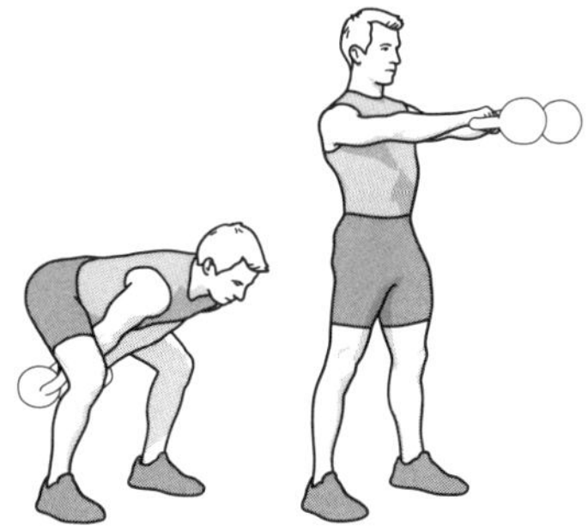

2 Double Kettlebell Swings

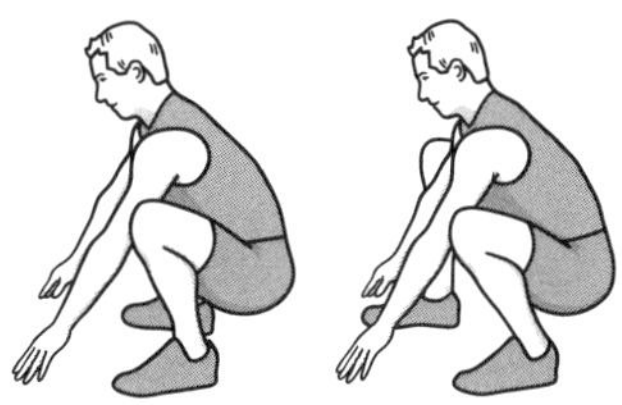

3 Entengang

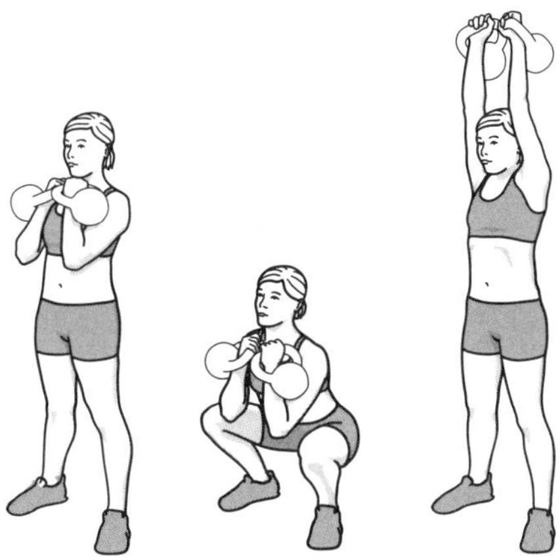

4 Double Kettlebell Thrusters

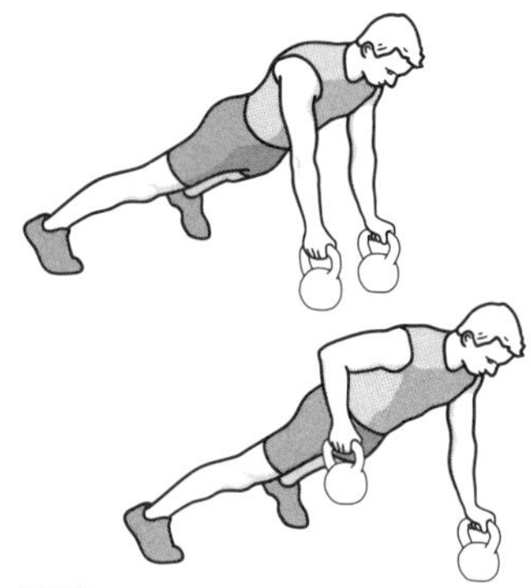

5 Renegade Rows

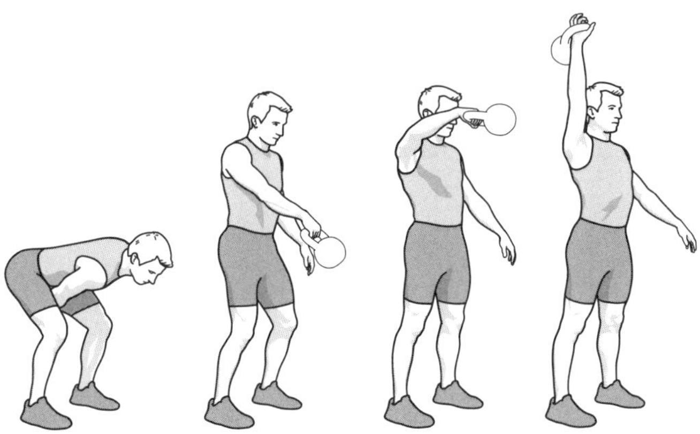

6 Snatch

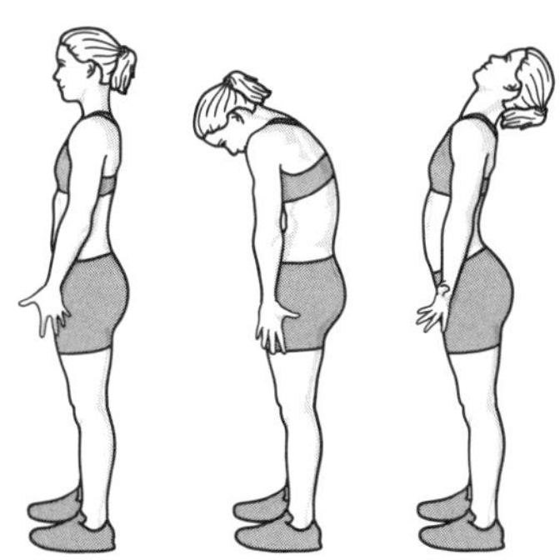

7 Dracula / Superman

44 Better Windmill

1 2 3

Anstrengungsgrad RIR: 2
Trainingsdauer: 45 Minuten
Trainingsziel: Windmill verbessern

	Übung	Wdh./Dauer/Distanz	RIR	Seite
	Supersatz A × 3			
1	Windmill (Füße dichter zusammen)	5 Wdh. pro Seite	4–3	127
2	Turkish Get-up (TGU)	1 Wdh.	3–2	131
	Pause	1 Min.		
3	Popo Touch	1 Min.		125
	Supersatz B × 3			
4	Tall Kneeling Press	10 Wdh. pro Seite	2	130
5	Front Squat	10 Wdh.	2	135
6	Standing Quad Stretch	1 Min.		126
	Supersatz C × 5			
7	Windmill	5–10 Wdh. pro Seite	*	127
8	Bat Wings	10 Wdh.	2	133
	Pause	1 Min.		
9	Dracula / Superman	1 Min.		122

Der letzte Supersatz Windmill soll von Runde zu Runde schwerer werden. Zuerst RIR 3 und zuletzt RIR 1–0.

Am besten ist, wenn du bei guter Form mit dem Gewicht hochgehen kannst. Doch du kannst auch einfach mehr machen. Wenn du keine schwere Kettlebell zur Verfügung hast, machst du anstelle von 5 Wiederholungen 10. Bitte achte darauf, dass du die RIRs einhältst.

* = RIRs: 3, 3–2, 2–1, 1, 1–0

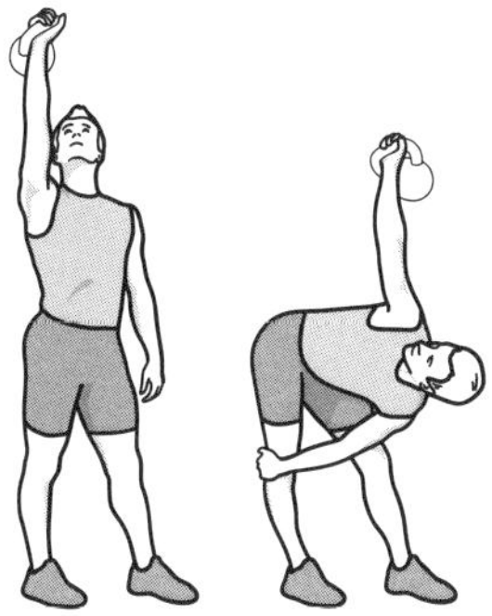

1 Windmill (Füße dichter zusammen)

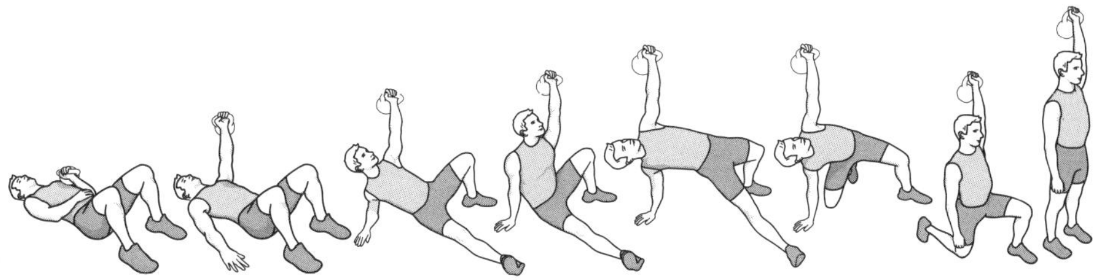

2 Turkish Get-up (TGU)

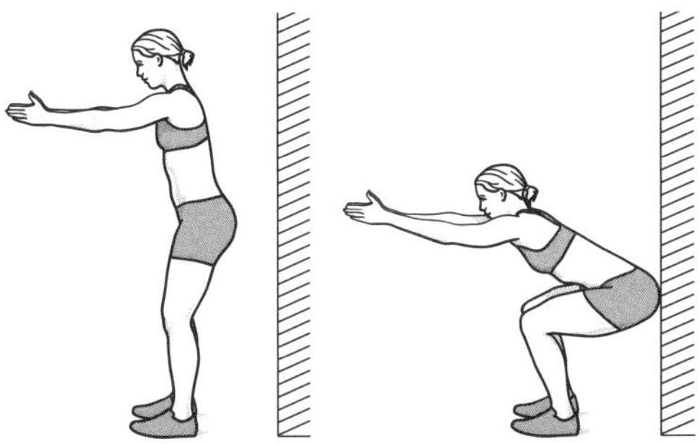

3 Popo Touch

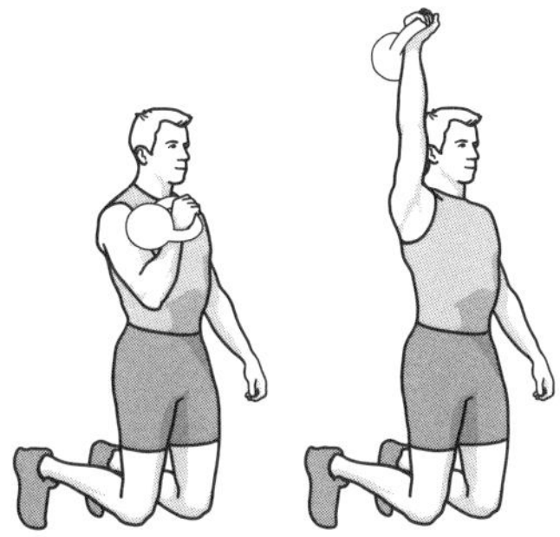

4 Tall Kneeling Press

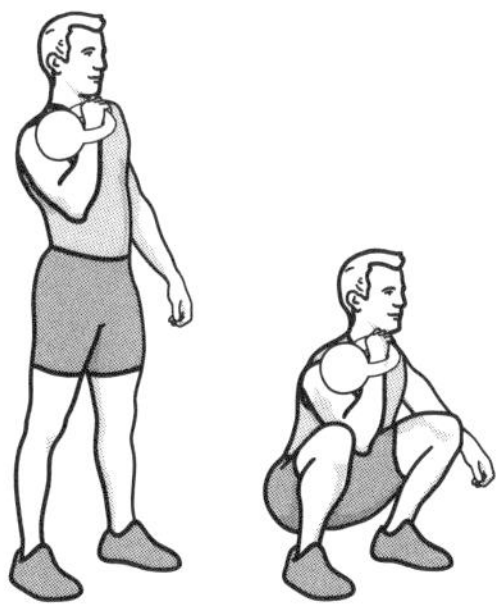

5 Front Squat

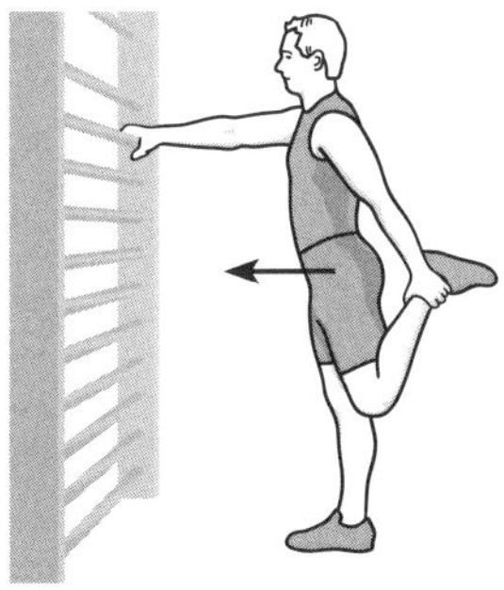

6 Standing Quad Stretch

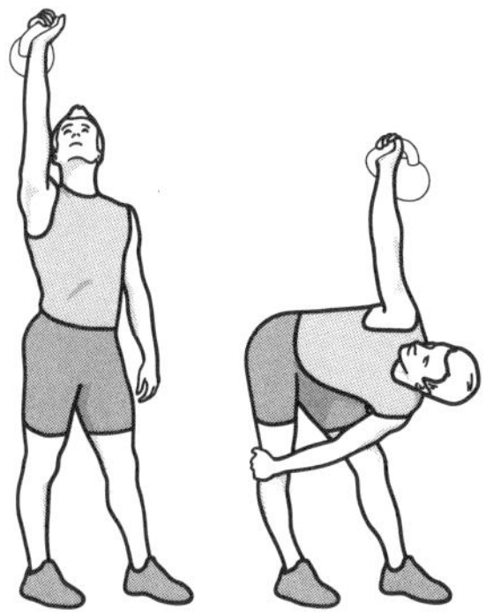

7 Windmill

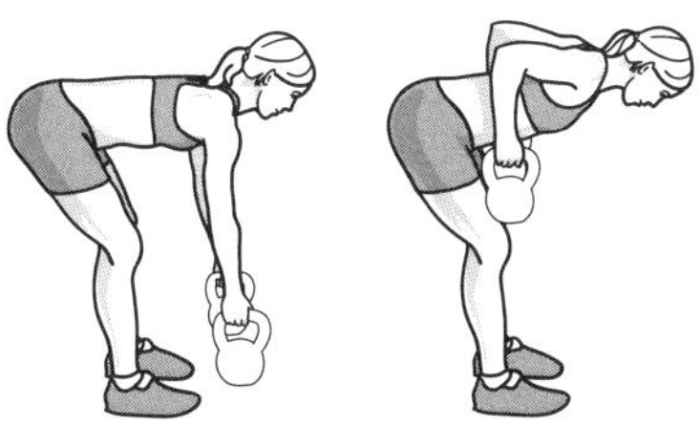

8 Bat Wings

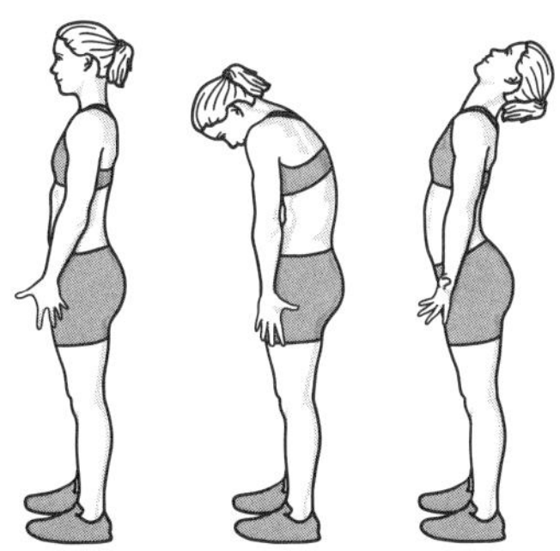

9 Dracula / Superman

45 Better Bent Press

1 2 **3**

Anstrengungsgrad RIR: 2
Trainingsdauer: 45 Minuten
Trainingsziel: Bent Press verbessern

	Übung	Wdh./Dauer/Distanz	RIR	Seite
	Supersatz A × 3			
1	Turkish Get-up (TGU)	1 Wdh.	3	131
2	Bent Press	10, 5, 3 Wdh.	4, 3, 2	127
	Pause	1 Min.		
3	Dracula / Superman	1 Min.		122
	Supersatz B × 3			
4	Snatch	10 Wdh. pro Seite	2	141
5	Goblet Squat	10 Wdh.	2	136
6	Toe Touch	1 Min.		126
	Supersatz C × 3			
7	Bent Press	10, 5, 3 Wdh.	3, 2, 1	127
8	Russian Twist	20 Wdh.		144
	Pause	2 Min.		
9	Armkreise	1 Min.		125

Beim ersten Supersatz fängst du bei der Bent Press mit mehr Wiederholungen mit leichtem Gewicht an. Nach jedem Durchgang gehst du mit dem Gewicht hoch und mit den Wiederholungen runter, sodass du zum Schluss wenige schwere Wiederholungen machst.

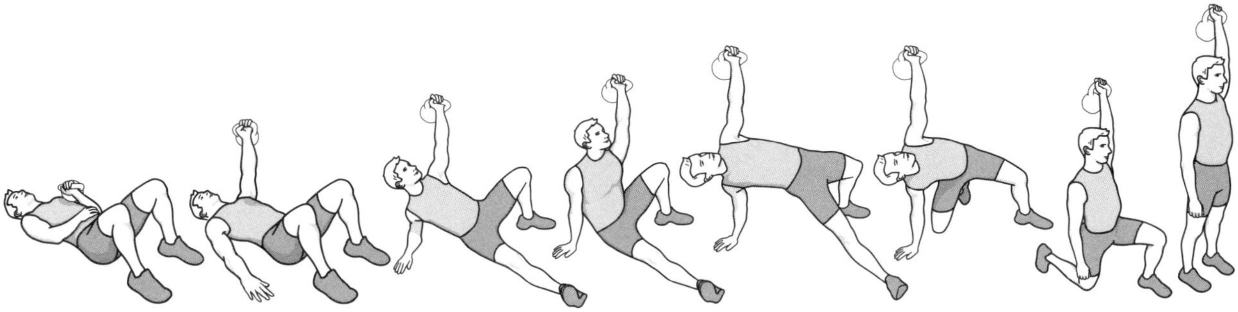

1 Turkish Get-up (TGU)

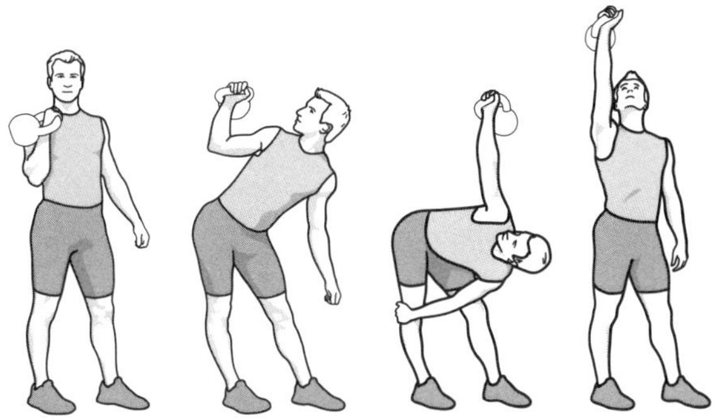

2 Bent Press

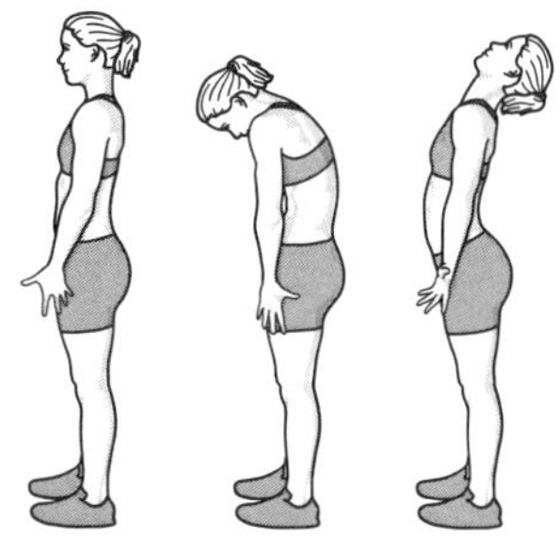

3 Dracula / Superman

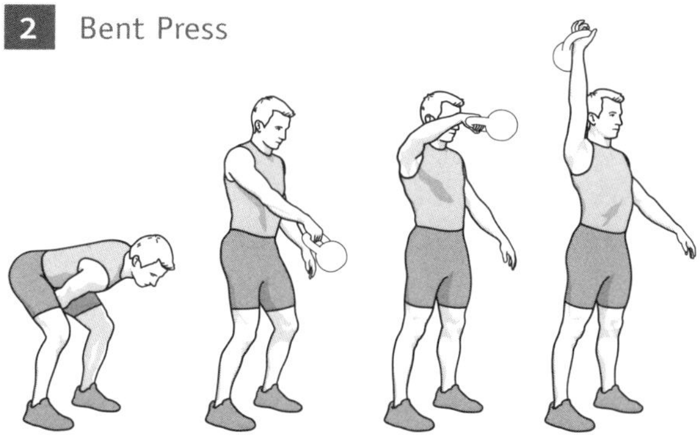

4 Snatch

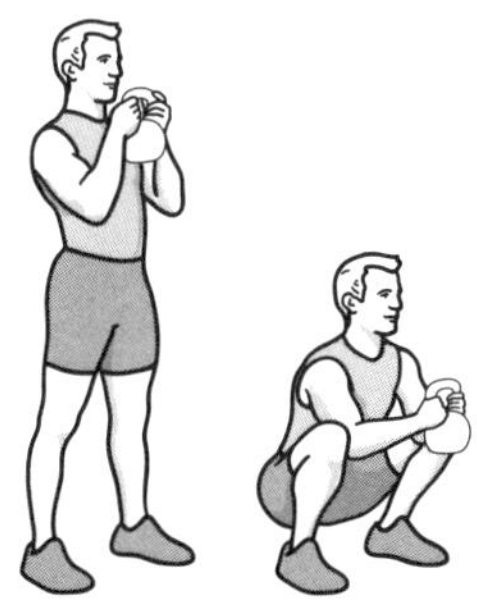

5 Goblet Squat

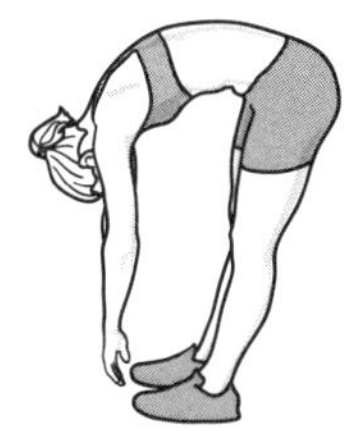

6 Toe Touch

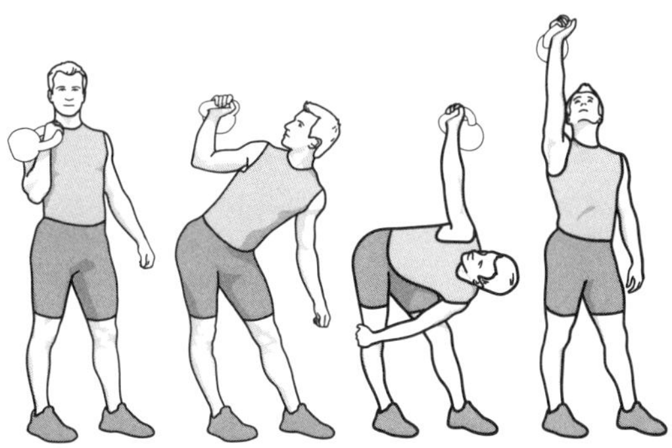

7 Bent Press

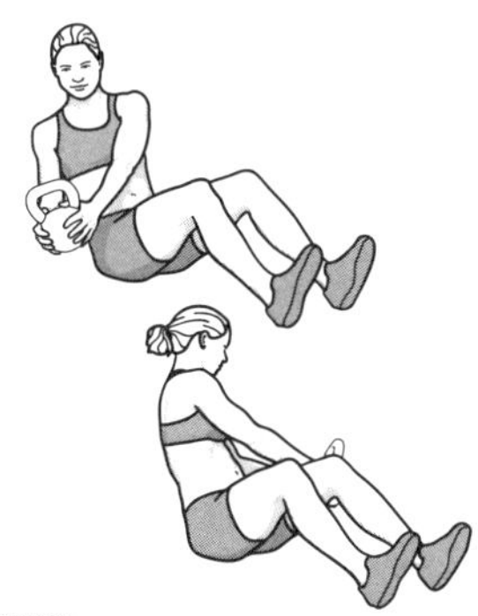

8 Russian Twist

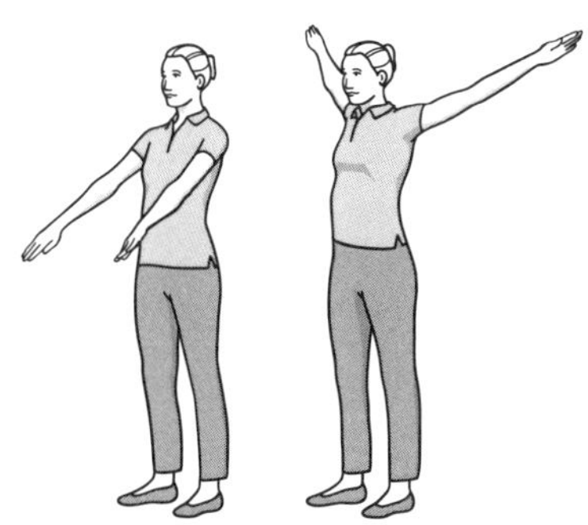

9 Armkreise

46 Better Push Press

1 2 3

Anstrengungsgrad RIR: 2
Trainingsdauer: 45 Minuten
Trainingsziel: Push Press verbessern

	Übung	Wdh./Dauer/Distanz	RIR	Seite
	Supersatz A × 3			
1	Double Kettlebell Thrusters	10 Wdh.	2	135
2	Renegade Rows	10–20 Wdh.	3–2	134
3	Dracula / Superman	1 Min.		122
	Supersatz B × 3			
4	Kettlebell Hip Thrusters	5 Wdh.	2	144
5	Push Press	10 Wdh.	2	130
	Pause	2 Min.		
6	Torso Twist	1 Min.		126
	Supersatz C × 3			
7	Bat Wings	10 Wdh.	3	133
8	Push Press	10, 5, 3 Wdh.	3, 2, 1	130
	Pause	3 Min.		
	Finisher × 3			
9	Double Clean + Push Press	10 Wdh.	2	128, 130
10	Renegade Rows (5 Wdh. pro Seite)	10 Wdh.	2	134
11	Dracula / Superman	1 Min.		122

Beim Supersatz C nimmst du nach jedem Durchgang eine schwerere Kettlebell. Dafür werden die Wiederholungen weniger, je schwerer das Gewicht wird.

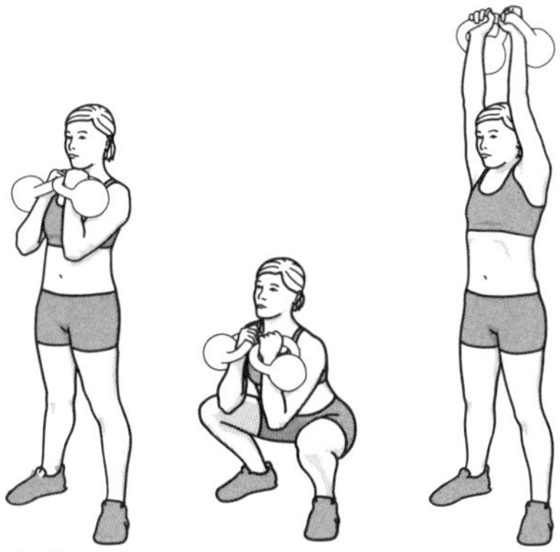

1 Double Kettlebell Thrusters

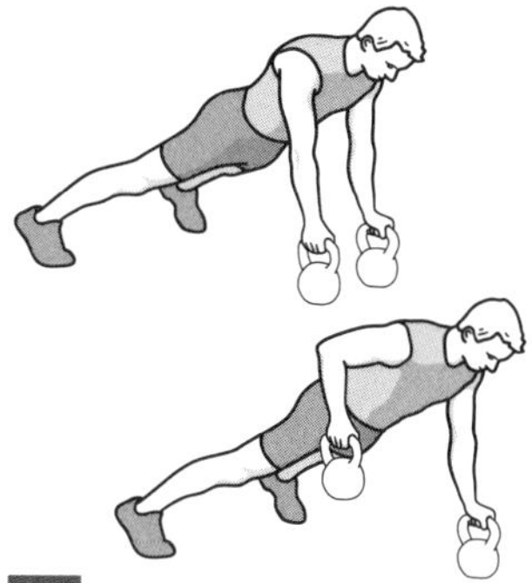

2 Renegade Rows

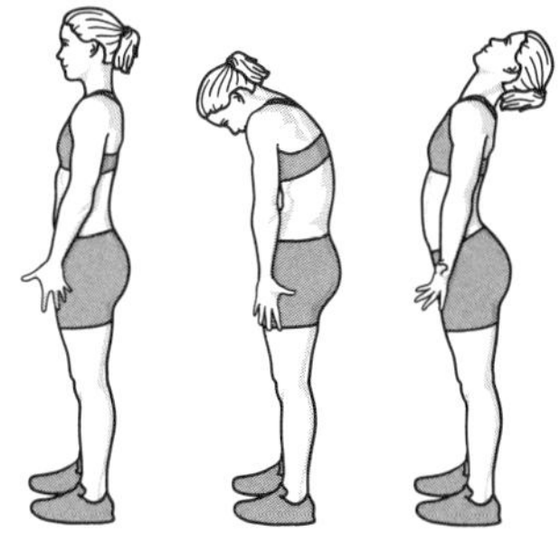

3 Dracula / Superman

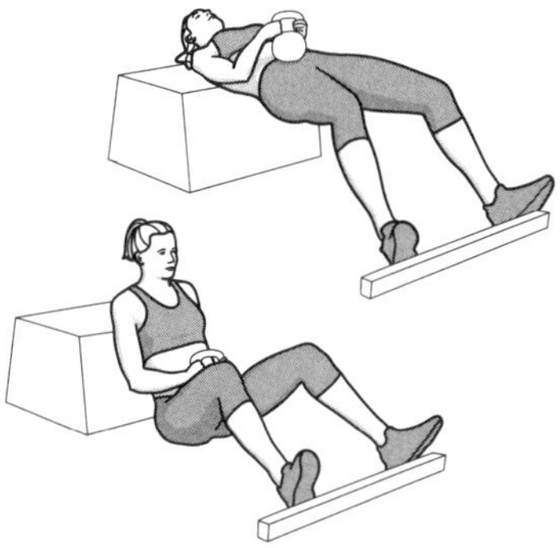

4 Kettlebell Hip Thrusters

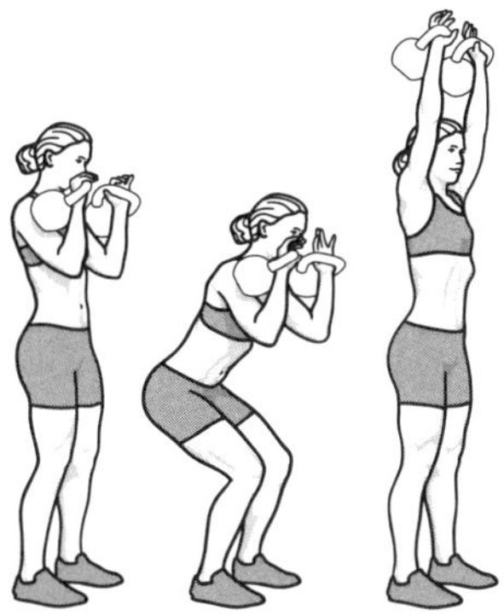

5 Push Press

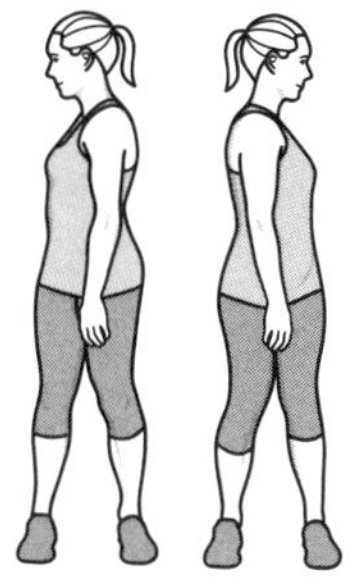

6 Torso Twist

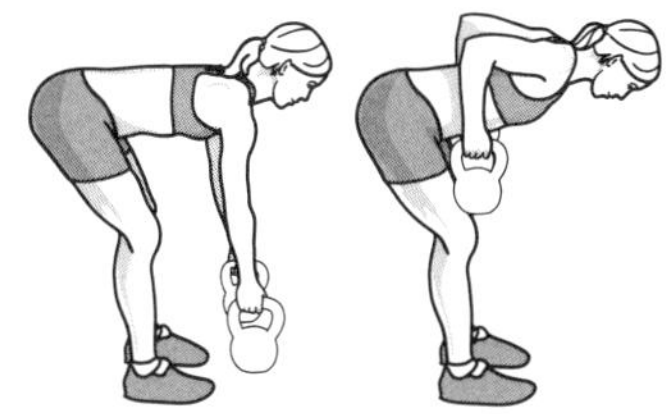

7 Bat Wings

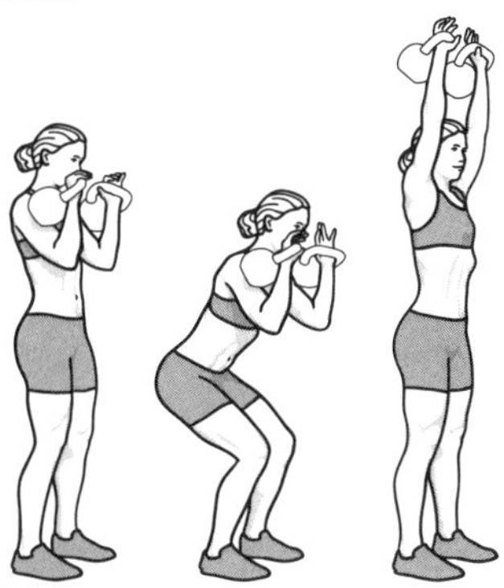

8 Push Press

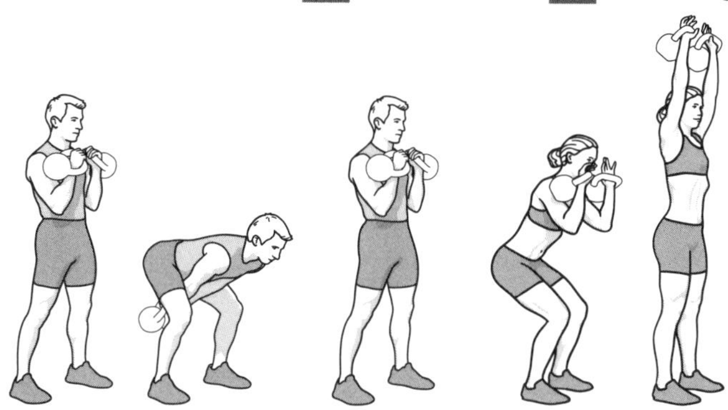

9 Double Clean + Push Press

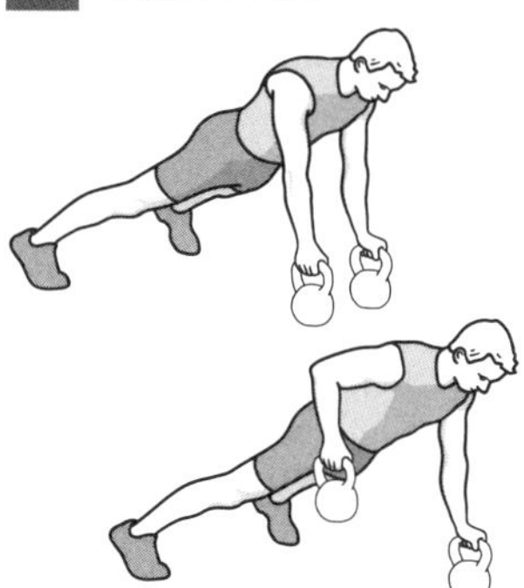

10 Renegade Rows

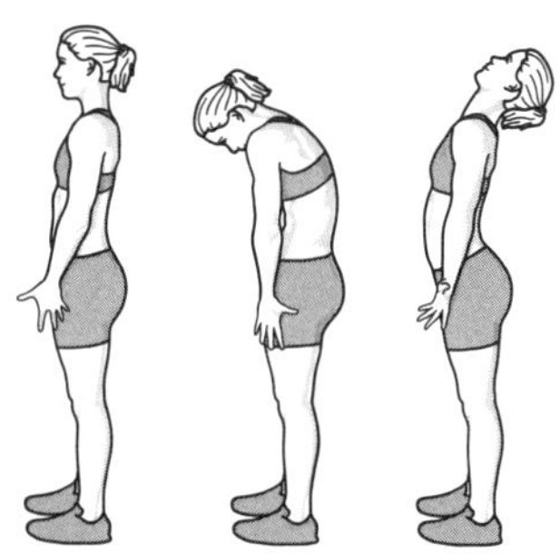

11 Dracula / Superman

47 The Burn

1 2 **3**

Anstrengungsgrad RIR: 0
Trainingsdauer: 45 Minuten
Trainingsziel: Fettverbrennung

	Übung	Wdh./Dauer/Distanz	RIR	Seite
		Supersatz A × 4		
1	Swings (1-händig)	10–20 Wdh. pro Seite	1	138
2	Double Press	10 Wdh.	2	129
3	Front Squat	10–20 Wdh. pro Seite	1	135
4	Renegade Rows	10–20 Wdh.	1	134
	Pause	1 Min.		
		Supersatz B × 4		
5	Double Kettlebell Thrusters	10 Wdh.	2	135
6	Krabbeln	1 Min.	2	124
7	Russian Twist	20 Wdh.	2	144
8	Waiter's Walk + Suitcase Walk	5 m + 20 m pro Seite	2	142
	Pause	1 Min.		
		Finisher		
9	Krabbeln	bis RIR 1	1	124
10	Entengang	bis RIR 1	1	123

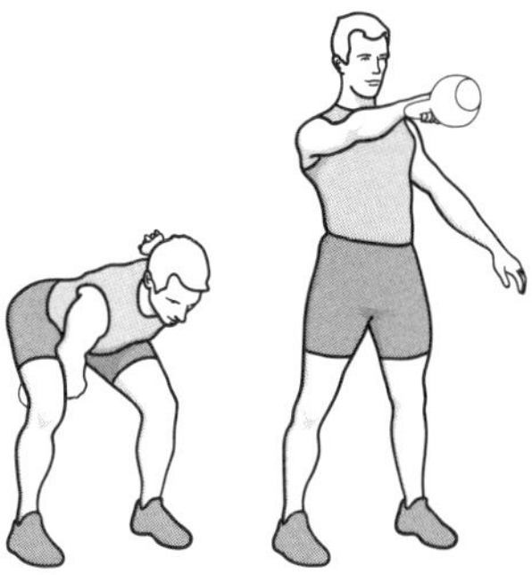

1 Swings (1-händig)

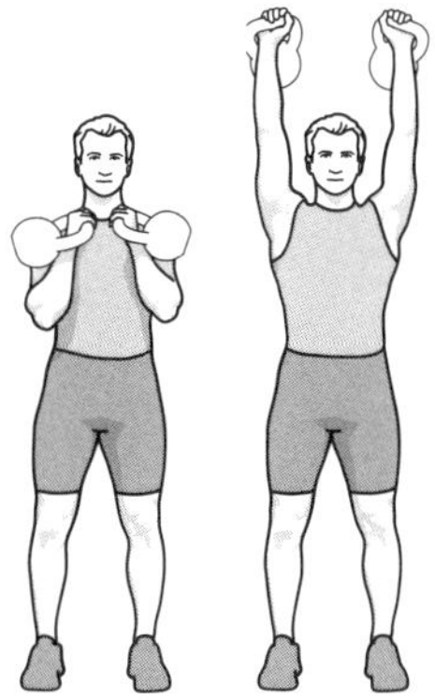

2 Double Press

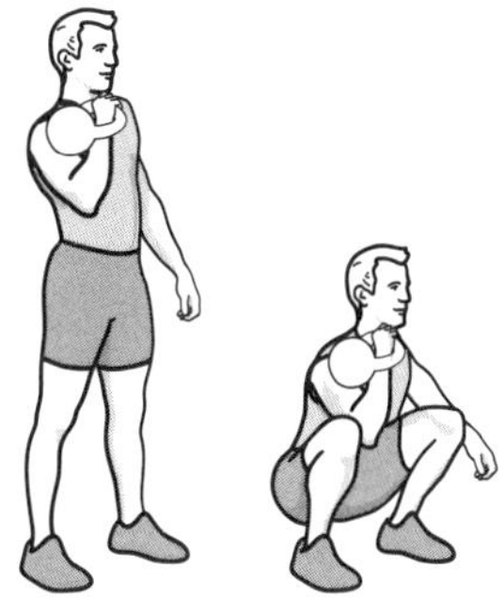

3 Front Squat

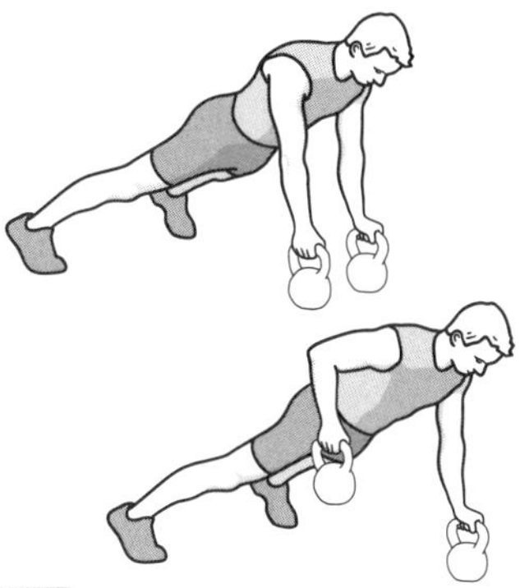

4 Renegade Rows

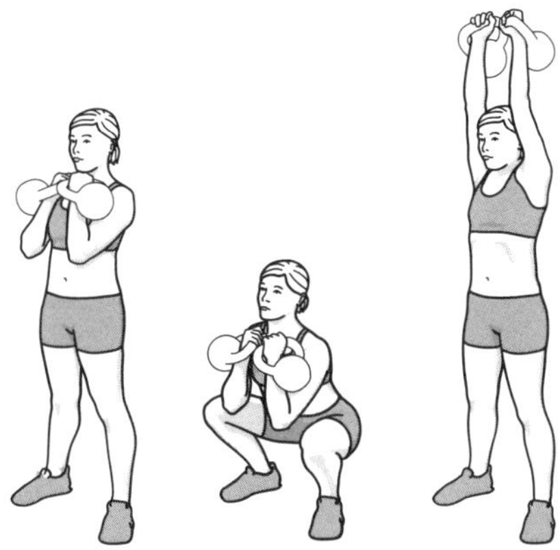

5 Double Kettlebell Thrusters

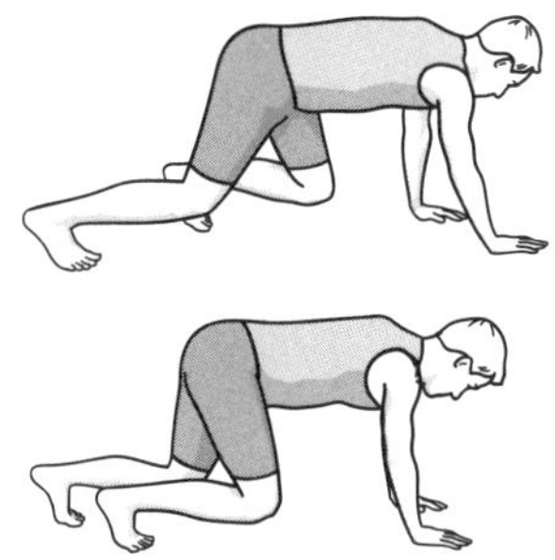

6 Krabbeln

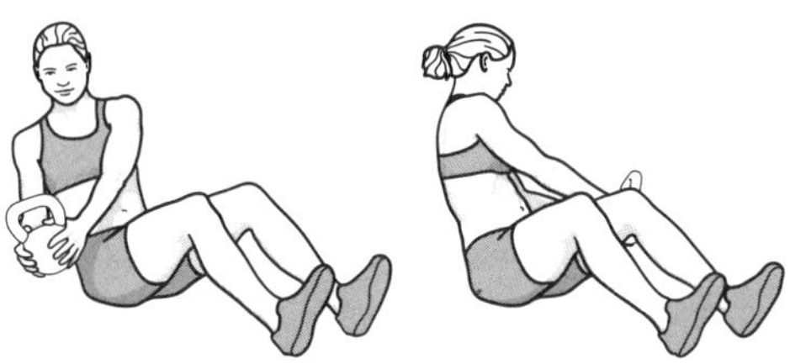

7 Russian Twist

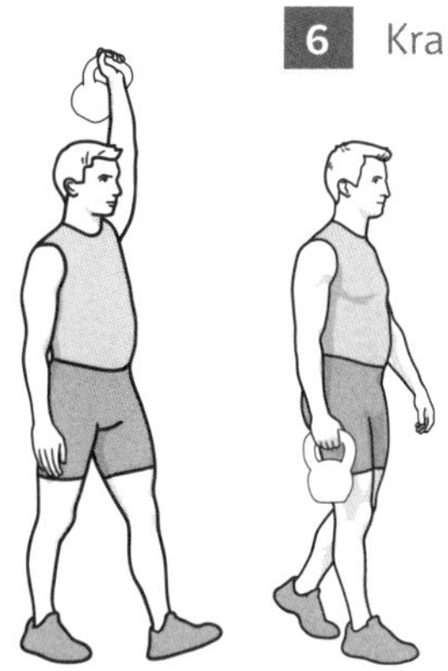

8 Waiter's Walk + Suitcase Walk

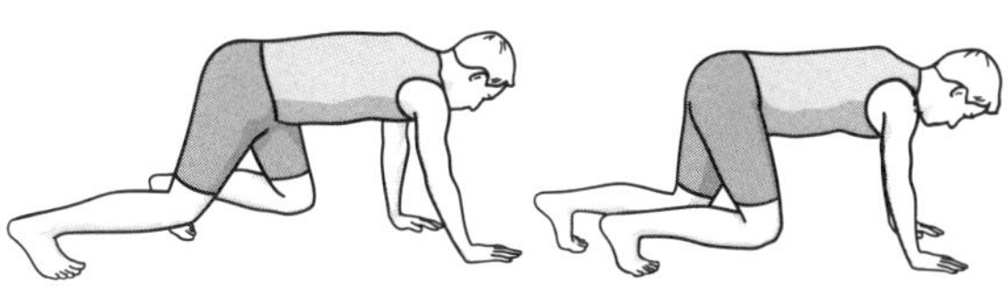

9 Krabbeln

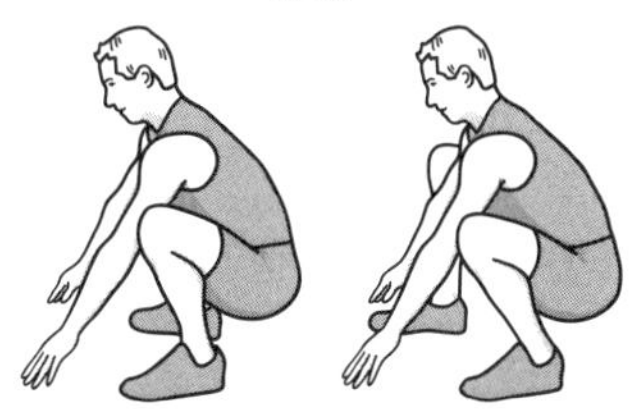

10 Entengang

48 Extreme Hardcore

1 2 **3**

Anstrengungsgrad RIR: 0
Trainingsdauer: 60 Minuten
Trainingsziel: maximale Rumpfstabilität

	Übung	Wdh./Dauer/Distanz	RIR	Seite
	Supersatz A × 3			
1	Bent Press	10 Wdh. pro Seite	2	127
2	Renegade Rows	10–20 Wdh.	1	134
3	Torso Twist	1 Min.		126
	Supersatz B × 3			
4	Double Clean	10 Wdh.	1	140
5	Seasaw Press	20 Wdh.	2	130
6	Windmühle	1 Min.		126
	Supersatz C × 3			
7	Double Clean + Double Kettlebell Thrusters	10 Wdh.	1	140, 135
8	Kettlebell Hip Thrusters	10 Wdh.	1	144
9	AT-AT-Walks	10 m	2	133
10	Russian Twist	20 Wdh.	2–1	144

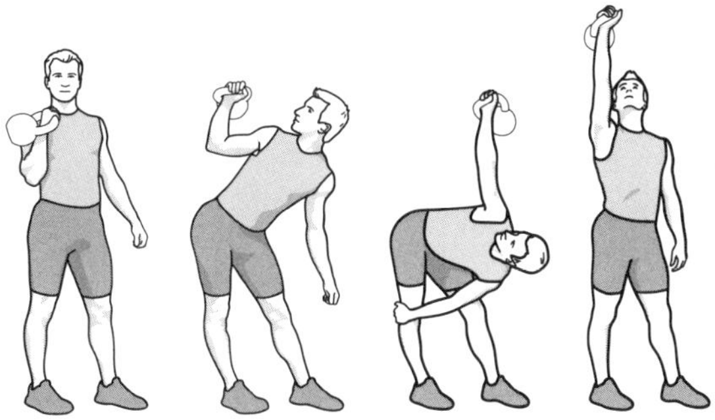

1 Bent Press

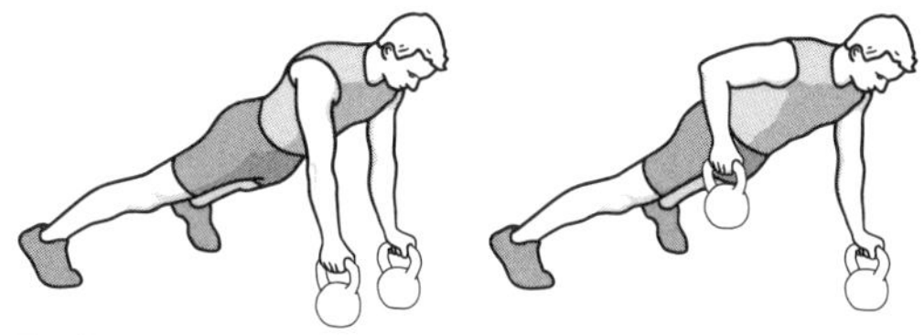

2 Renegade Rows

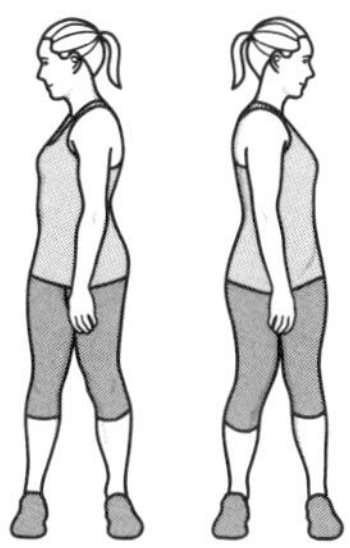

3 Torso Twist

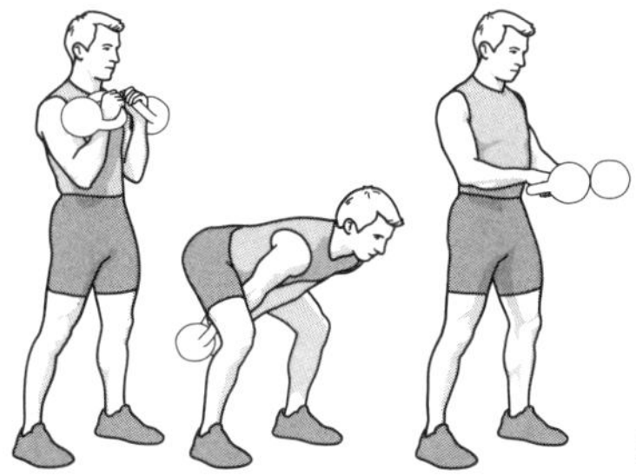

4 Double Clean

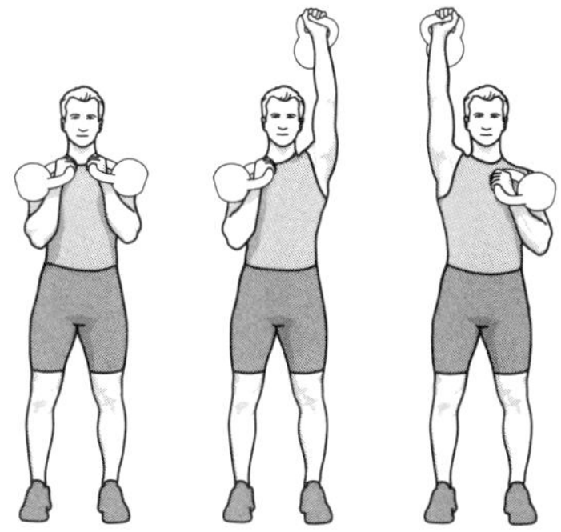

5 Seasaw Press

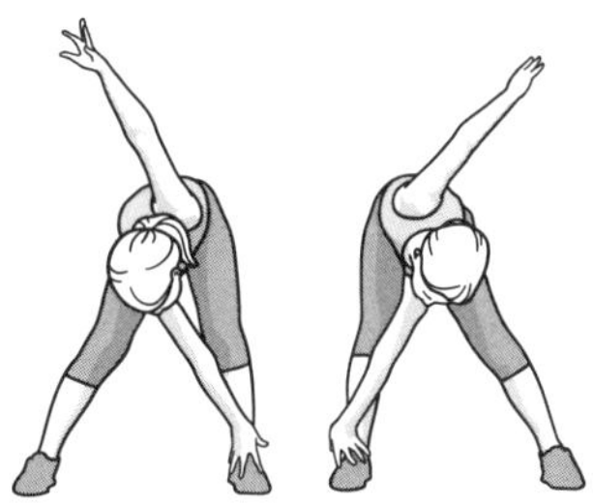

6 Windmühle

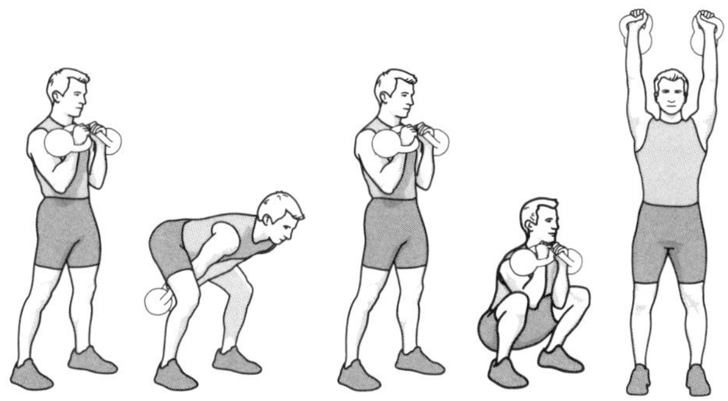

7 Double Clean + Double Kettlebell Thrusters

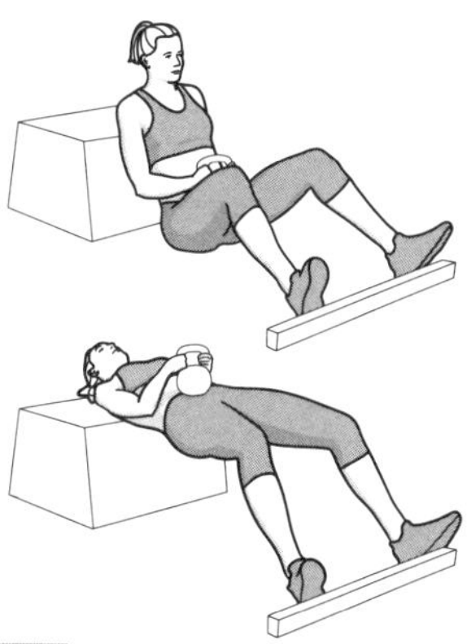

8 Kettlebell Hip Thrusters

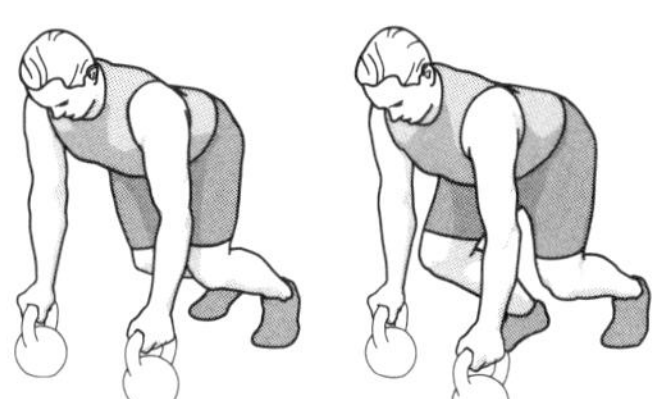

9 AT-AT-Walks

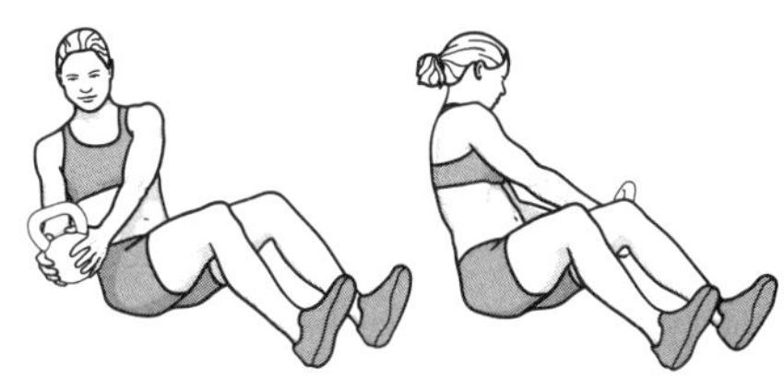

10 Russian Twist

49 Maxout: Upper Press and Lower Pull

1 2 **3**

Anstrengungsgrad RIR: 0
Trainingsdauer: 60 Minuten
Trainingsziel: Maximalkraft für Oberkörperdruckübungen sowie Hüftpower steigern

	Übung	Wdh./Dauer/Distanz	RIR	Seite
	Supersatz A × 3			
1	Push Press	10 Wdh. 2 Sek. senken	1	130
2	Goblet Squat	10 Wdh.	2	136
3	Standing Quad Stretch	1 Min.		126
	Supersatz B × 3			
4	Snatch	10–20 Wdh. pro Seite	2	141
5	Half Kneeling Press	10 Wdh. pro Seite	2	129
6	Torso Twist	1 Min.		126
	Supersatz C × 3			
7	Swings (2-händig)	10 Wdh.	1	138
8	Bottom-up Press	5 Wdh. pro Seite	2	127
9	Armkreise	1 Min.		125
	Finisher × 5			
10	Clean + Military Press	5–10 Wdh. pro Seite	1	139, 129
11	Dracula / Superman	2 Min.		122

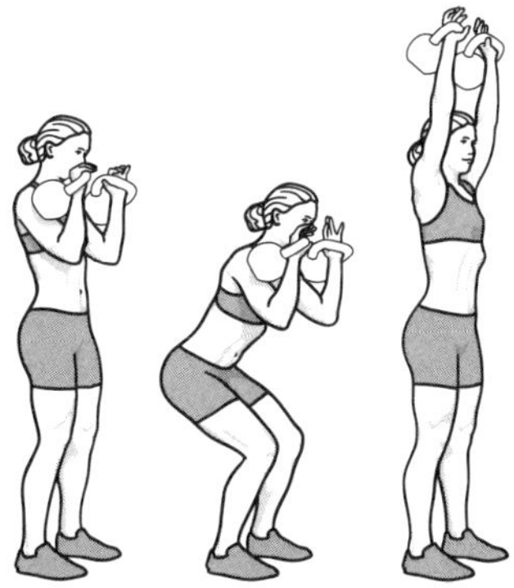

1 Push Press

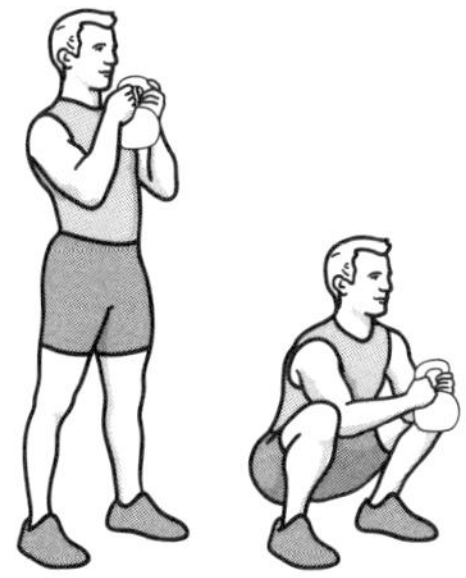

2 Goblet Squat

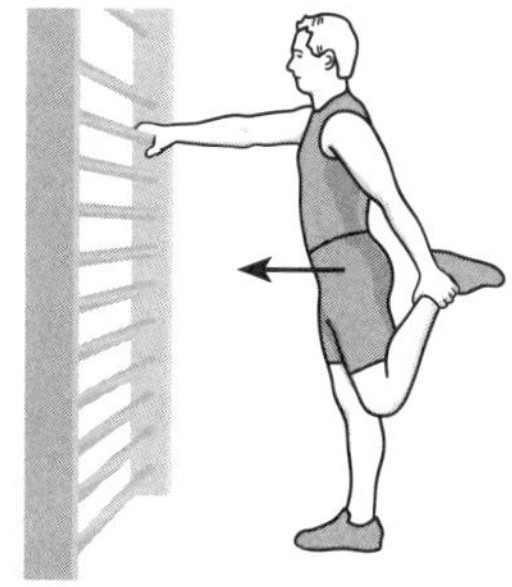

3 Standing Quad Stretch

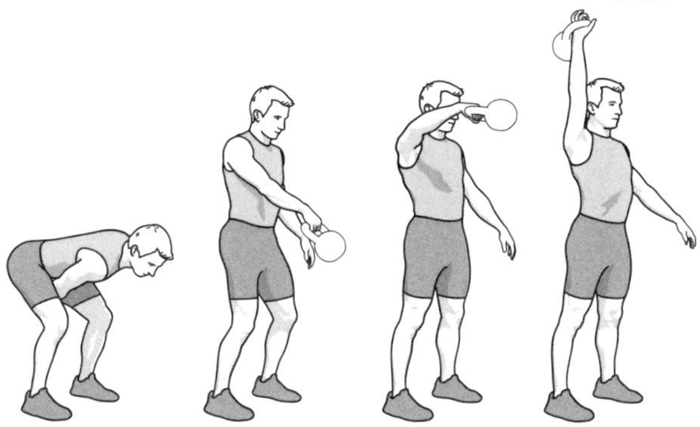

4 Snatch

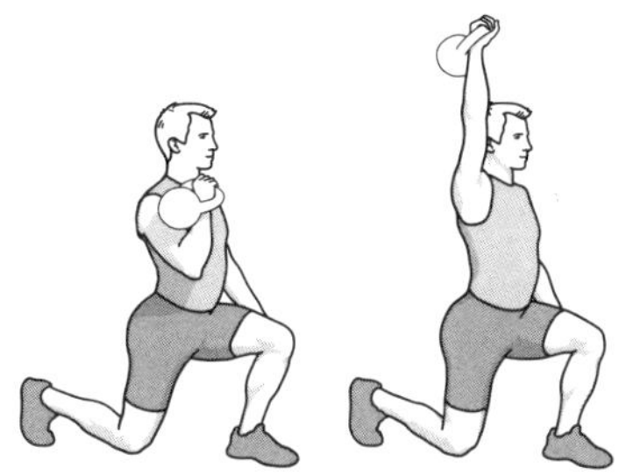

5 Half Kneeling Press

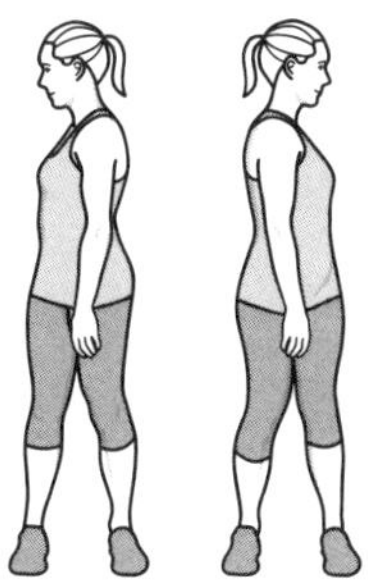

6 Torso Twist

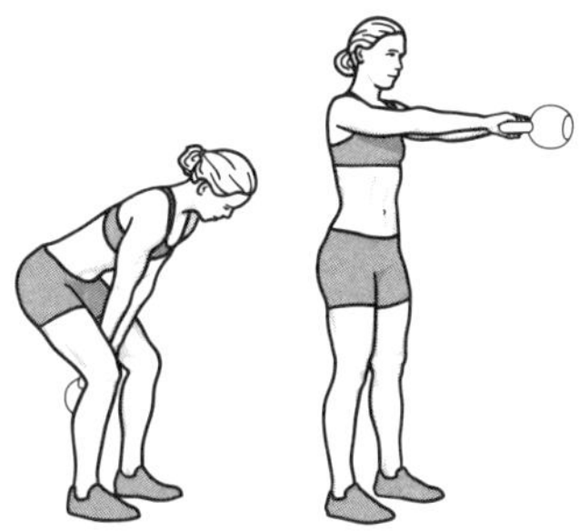

7 Swings (2-händig)

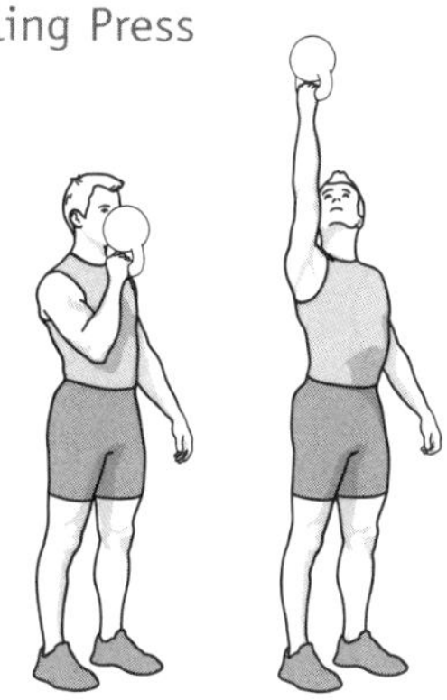

8 Bottom-up Press

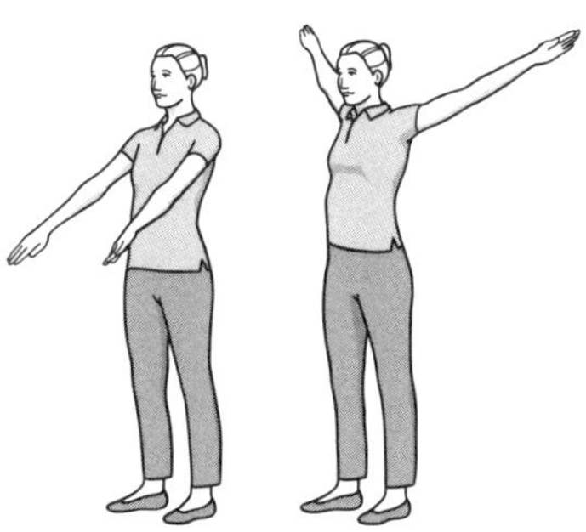

9 Armkreise

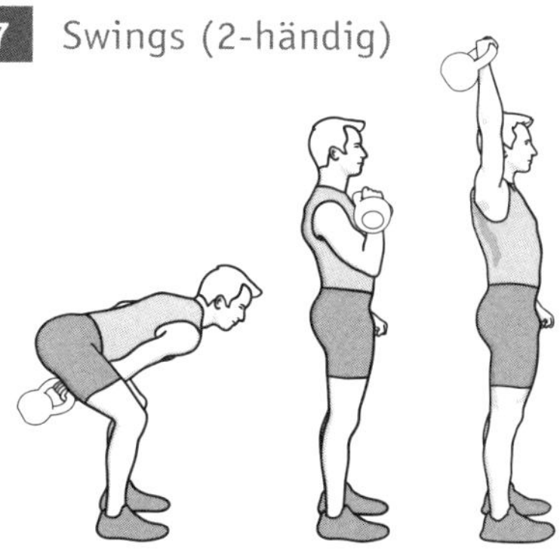

10 Clean + Military Press

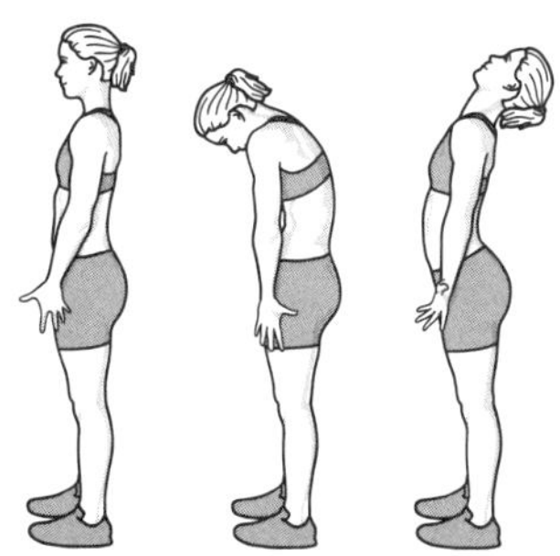

11 Dracula / Superman

50 Maxout: Upper Pull and Lower Push

1 2 3

Anstrengungsgrad RIR: 0
Trainingsdauer: 60 Minuten
Trainingsziel: Maximalkraft der Beine und in Zugbewegungen steigern

	Übung	Wdh./Dauer/Distanz	RIR	Seite
	Supersatz A × 3			
1	Goblet Squat	10–20 Wdh.	2, 1, 0	136
2	Bat Wings	10 Wdh.	2	133
	Pause	1 Min.		
3	Toe Touch	1 Min		126
	Supersatz B × 3			
4	Double Kettlebell Thrusters	10 Wdh.	2	135
5	1-Arm Rows abgestützt	10–15 Wdh.	2, 1, 0	132
	Pause	1 Min.		
6	Standing Quad Stretch	1 Min. pro Seite		126
	Finisher × 5			
7	AT-AT-Walks	10–15 m	2–1	133
8	Entengang	10–15 m	2–1	123

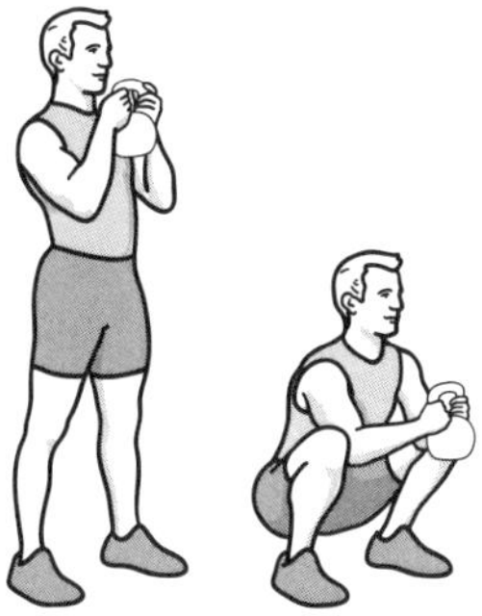

1 Goblet Squat

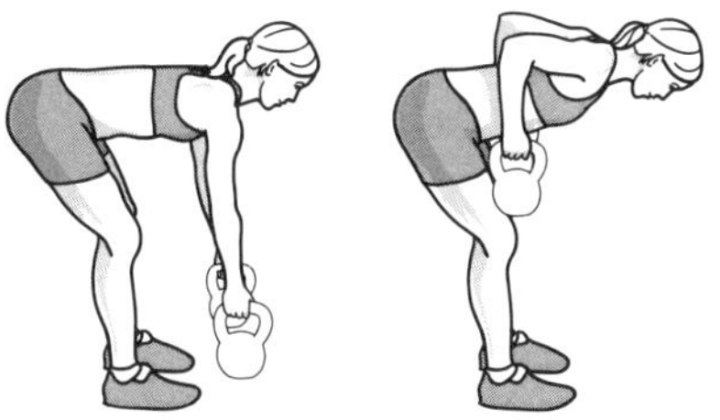

2 Bat Wings

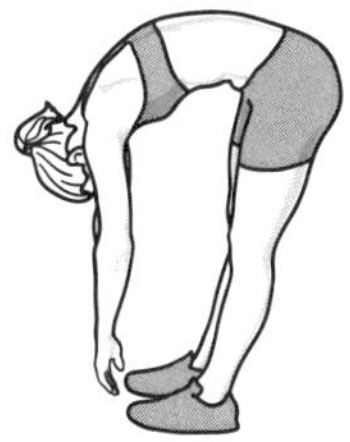

3 Toe Touch

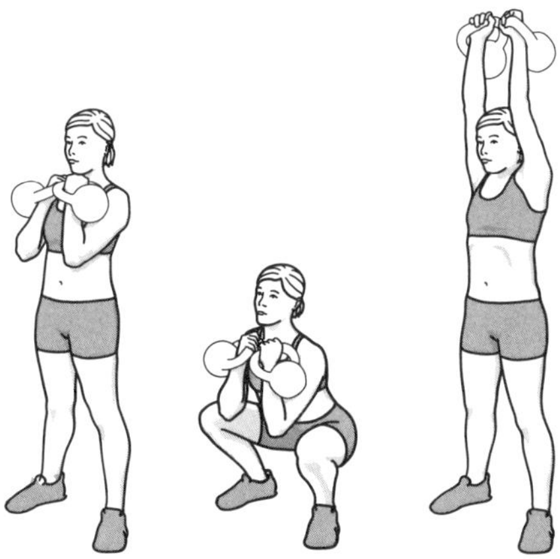

4 Double Kettlebell Thrusters

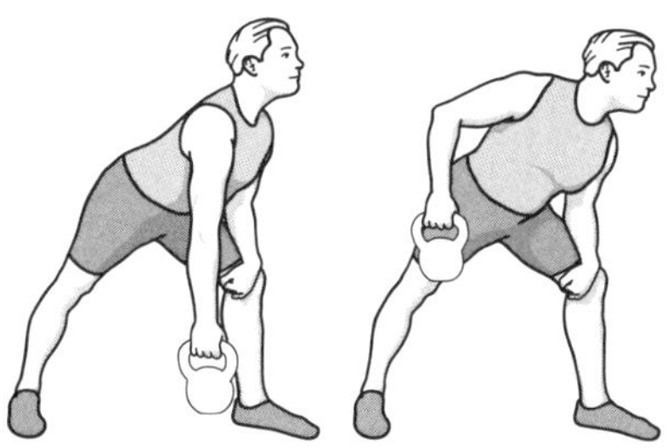

5 1-Arm Rows abgestützt

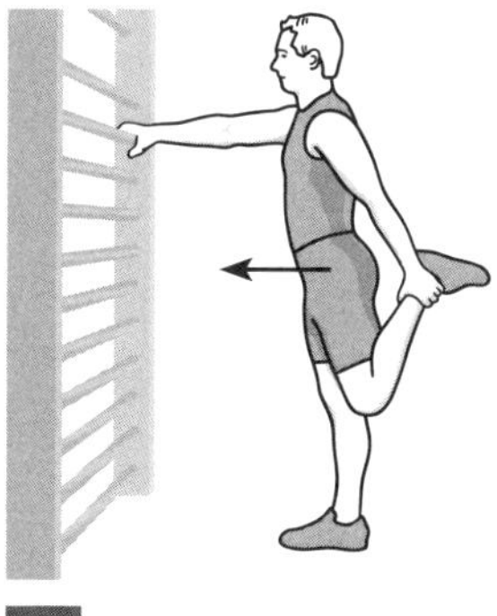

6 Standing Quad Stretch

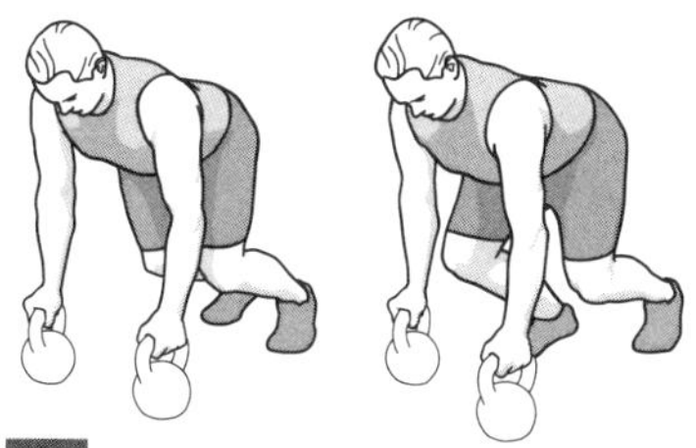

7 AT-AT-Walks

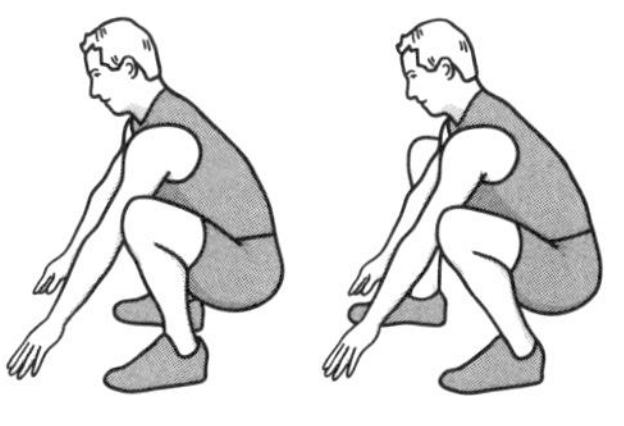

8 Entengang

Die Übungen

3

Mobility

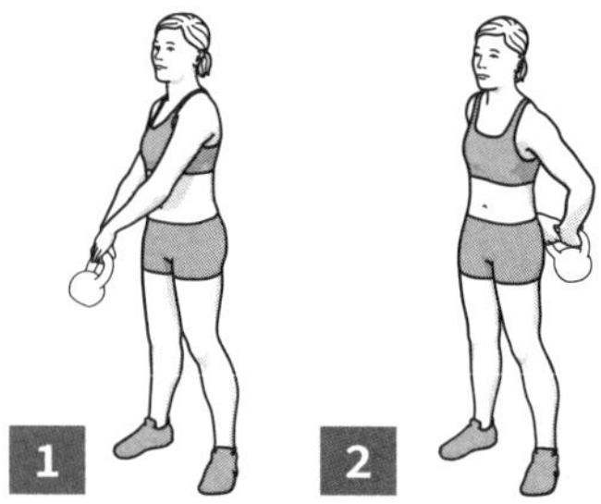

Around the World

1. Im aufrechten Stand starten, die Arme hängen locker nach unten. Die Kettlebell mit beiden Händen halten. Mit Armen und Torso etwas Schwung holen, mit der linken Hand loslassen, um die Kettlebell über die rechte Seite nach hinten zu schwingen.
2. Hinter der Rückseite die Hände wechseln, damit die Kettlebell über links wieder nach vorne schwingen kann. Auf eine saubere, flüssige Kreisbewegung sowie eine sichere Übergabe vor und hinter dem Körper achten.

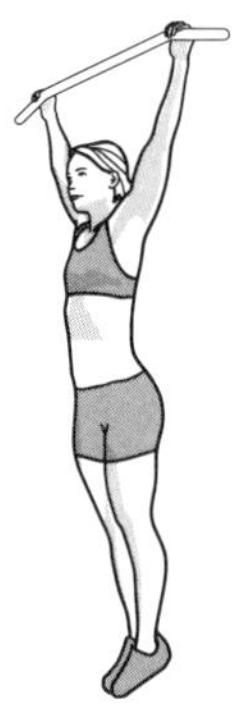

Dead Hang

Mit beiden Händen eine Klimmzugstange, Ringe oder anderen Vorsprung greifen und Daumen um die Stange legen. Nun komplett aushängen lassen.

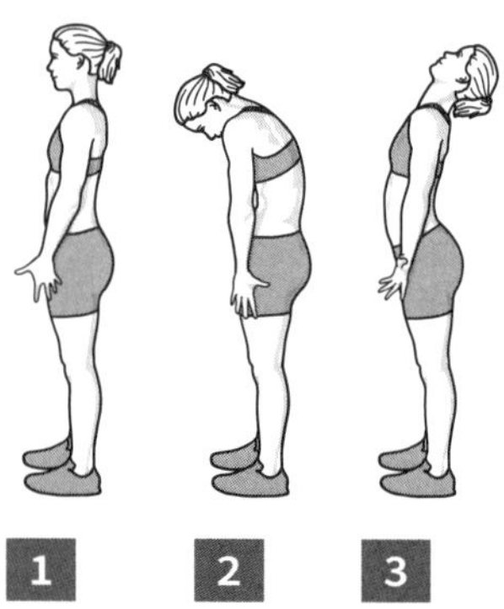

Dracula / Superman

1. Aufrecht stehen, Arme zur Seite hängen lassen, Daumen zeigen nach vorn.
2. Einen Buckel machen, mit Rücken und Armen ein »Dracula-Cape« formen. Daumen zeigen mehr nach hinten, Ellenbogenkehle Richtung Körper. Zwei Atemzüge halten.
3. Wieder aufrichten und die »Superman-Position« einnehmen. Nach oben blicken, den Brustkorb nach vorne ausrichten. Hände wieder nach außen drehen, sodass die Ellenbogen seitlich vom Körper weg und die Daumen eher nach hinten und die Handflächen nach außen zeigen. Erneut zwei Atemzüge halten.

Entengang

1. Ausgangsposition ist eine tiefe Hocke. Knie entweder nach außen führen oder vorne beieinander lassen.
2. Anschließend einen Fuß vor den anderen setzen und wie eine Ente vorwärts watscheln.

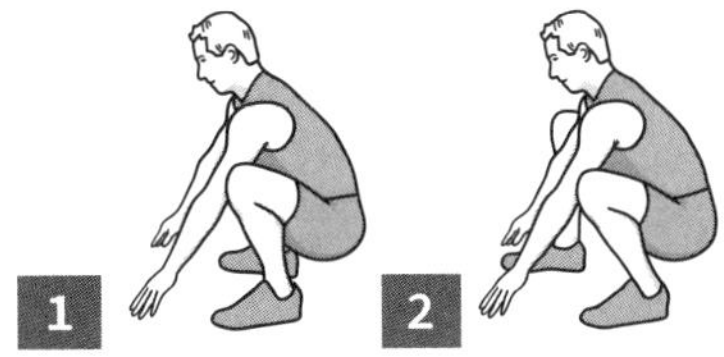

Figure 8

1. Beine leicht gebeugt, die Hand mit der Kettlebell zwischen den Beinen durchführen.
2. Wenn die Kettlebell hinten ist, nicht aufrichten, sondern den Griff mit der freien Hand von hinten übernehmen.
3. Die Kettlebell außen um das Bein herum wieder nach vorne nehmen.
4. Etwas aufrichten, zwischen die Beine schwenken und mit der anderen Hand übernehmen.
5. Oberkörper wieder leicht nach vorne beugen, erneut starten. Kettlebell nun wieder zwischen den Beinen nach hinten führen. Konstant und nicht zu schnell arbeiten. Die Kettlebell beschreibt eine »8« um deine Beine.

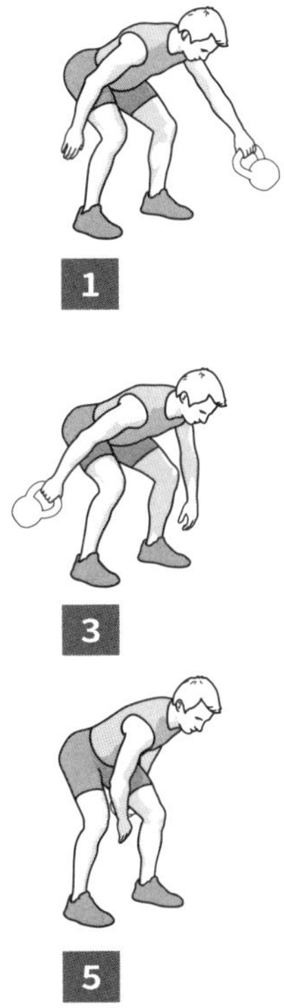

Handgelenkskreise mit ausgestreckten Fingern

1. Finger soweit wie möglich spreizen, Handgelenk nach oben in Richtung des Arms strecken.
2. In einer Kreisbewegung das Handgelenk im Uhrzeigersinn nach unten führen. Kreis schließen und Handgelenk wieder nach oben bringen.

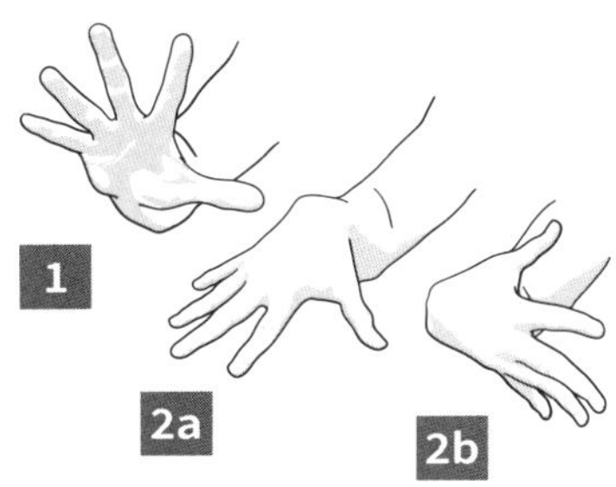

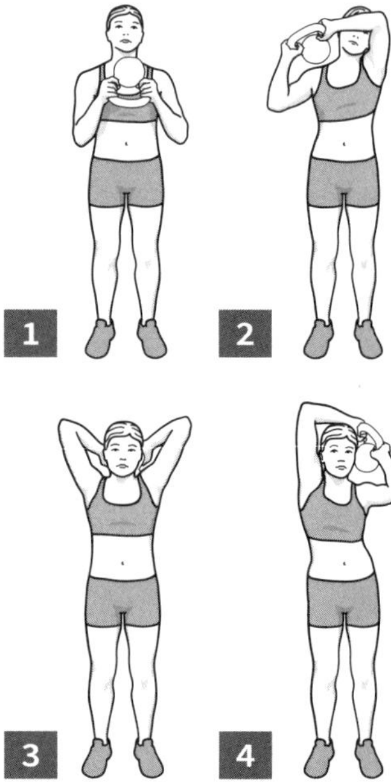

Halos

1. Kettlebell seitlich am Griff fassen. Arme sind gebeugt, das untere Ende der Kettlebell etwa auf Kinnhöhe. Die Kugel zeigt nach oben.
2. Kettlebell zu einer Seite nehmen, relativ dicht an Schulter und Kopf vorbei nach hinten führen. Kopf dabei möglichst aufrecht halten.
3. Die Ellenbogen zeigen nach oben und die Kugel der Kettlebell zeigt hinter dem Rücken nach unten.
4. Kettlebell über die andere Schulter wieder nach vorne zurück in die Ausgangsposition bringen.

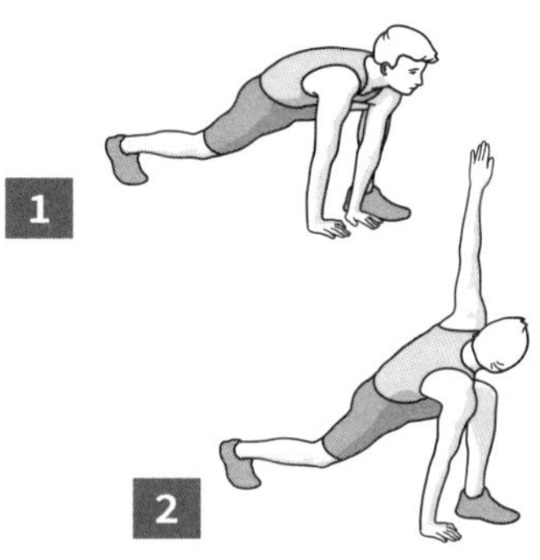

Hip Opener

1. Einen weiten Ausfallschritt mit dem linken Bein machen, beide Hände neben dem linken Bein aufstellen. Die Handflächen sind in einer Linie mit den Schultern und dem linken Knie. Den linken Unterarm am Boden ablegen.
2. Den linken Arm nach oben Richtung Decke führen, die Wirbelsäule dreht sich mit, die Brust wird gedehnt. Halte die Position einen ganzen Atemzug. Anschließend kontrolliert wieder zurück in die Ausgangsposition.

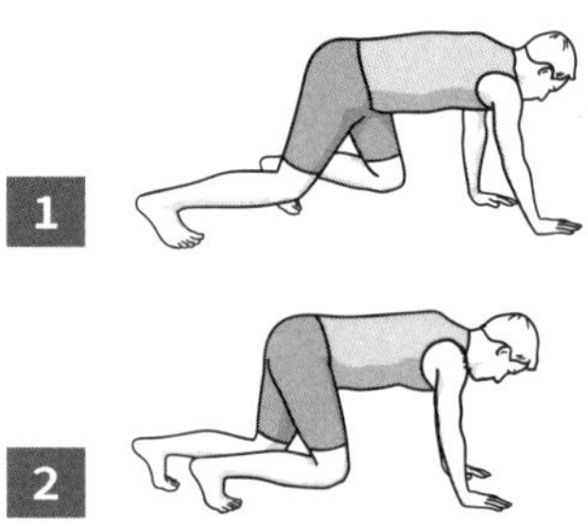

Krabbeln

1. Im Vierfüßlerstand Knie anheben, sodass sie leicht über dem Boden schweben. Rücken stabil halten.
2. Fuß und Hand diagonal anheben, also rechter Fuß und linke Hand. Beides ein Stück weiter vorne wieder geschmeidig absetzen. Seite wechseln.

Pigeon Stretch

Aus dem Kniestand einen Fuß nach vorn setzen, den anderen nach hinten ausstrecken und ablegen. Das vordere Schienbein ablegen und die Hände aufstützen. Setze eine Hand hinter die abzulegende Hacke, damit der ideale Winkel von 90 Grad erhalten bleibt und der Stretch optimal wirken kann. Den Oberkörper aufrichten und die Hüfte in einer Linie mit den Schultern ausrichten.

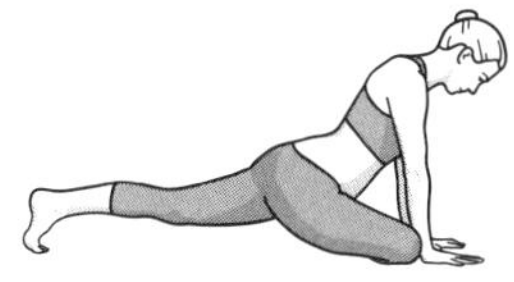

Popo Touch

1. Schulterbreit mit einer Fußbreite Abstand mit dem Rücken vor eine Wand stellen. Arme nach vorne ausstrecken.
2. Das Gesäß nun kontrolliert nach hinten schieben, bis es die Wand berührt. Aufrichten, Füße etwas weiter weg von der Wand platzieren und erneut die Wand mit dem Gesäß berühren. Ist die Wand zu weit weg, 5 Millimeter zurück gehen und Position erneut für 10 bis 20 Sekunden halten. Der gesamte Fuß bleibt während der Übung auf dem Boden.

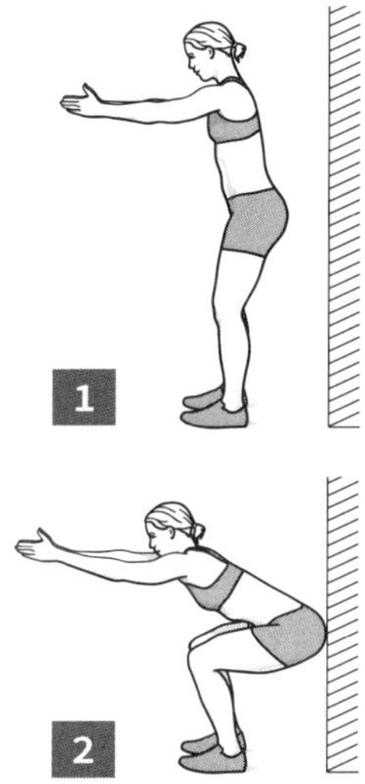

Schulterkreise

1. Gerade stehen, Schultern nach hinten und möglichst hoch ziehen.
2. In einer Kreisbewegung die Schultern nach vorne und tief nach unten ziehen (viel Hals zeigen). Richtungswechsel nach 20 Sekunden.

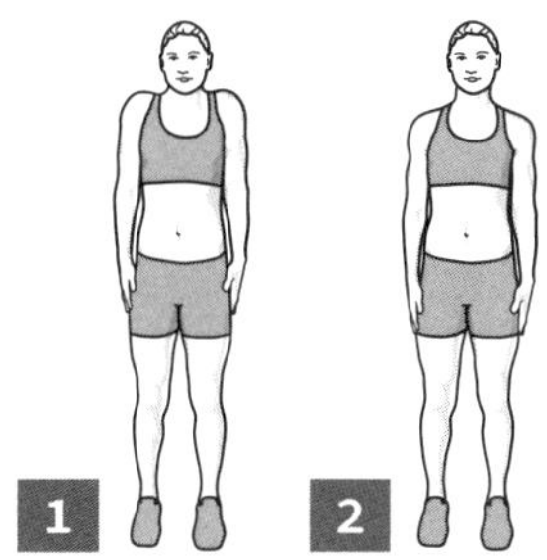

Armkreise

1. Arme nach vorne ausstrecken und nach oben führen.
2. Von dort nach hinten kreisen und zurück nach vorne kommen. Richtungswechsel nach 20 Sekunden.

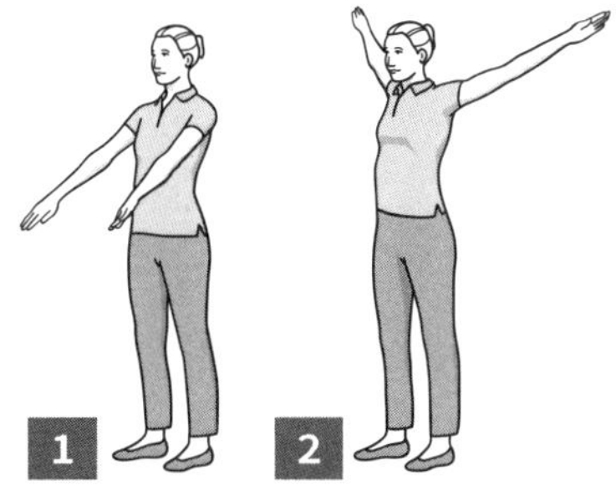

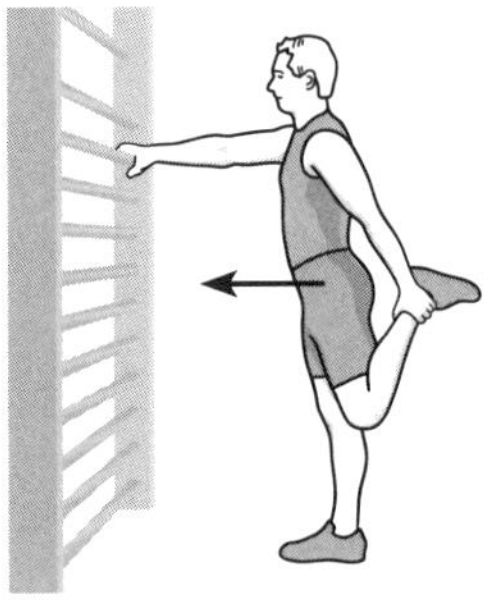

Standing Quad Stretch

Auf einem Bein stehen. Die Ferse des angehobenen Beins zum Gesäß ziehen, festhalten. Die Knie geschlossen halten. Die Hüfte langsam und kontrolliert nach vorne schieben. Position für etwa 5 Atemzüge halten, dann Bein wechseln.

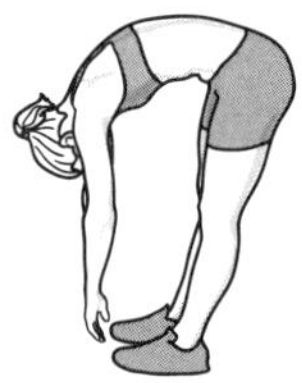

Toe Touch

Aufrechter Stand, die Beine sind hüftbreit aufgestellt. Die Hüfte beigen und mit gestreckten Beinen die Fingerspitzen so weit wie möglich zu den Zehen führen. Endposition für 10 bis 20 Sekunden halten, langsam wieder nach oben kommen.

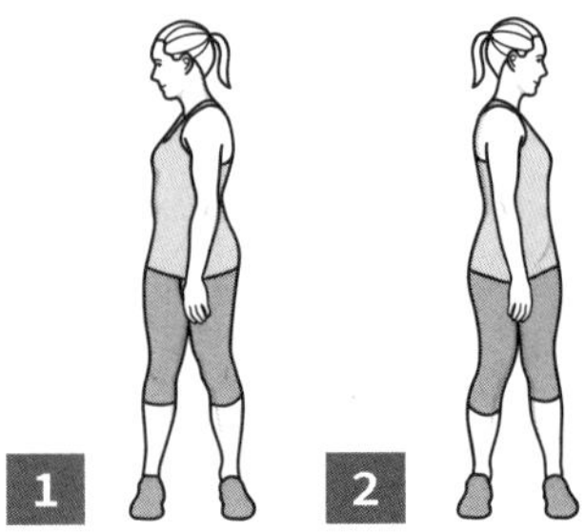

Torso Twist

1. Aufrechter Stand, die Beine sind hüftbreit aufgestellt. Den Oberkörper nach rechts drehen, Blick geht nach hinten. Hüfte bleibt nach vorne ausgerichtet.
2. Wieder nach vorne kommen und Oberkörper nach links drehen, Blick nach hinten, Hüfte bleibt gerade. Und wieder zurück in die Mitte.

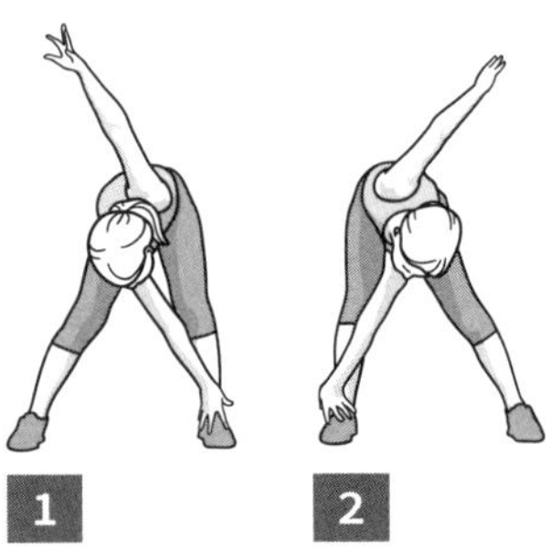

Windmühle

1. Aufrechter Stand, Beine etwas mehr als hüftbreit auseinander. Die Arme sind auf Schulterhöhe zu den Seiten ausgestreckt. Den Oberkörper beugen und mit dem rechten Arm zur linken Fußaußenseite drehen. Der linke Arm zeigt gerade nach oben, Blick geht zum Fuß.
2. Wieder in die Ausgangsposition kommen. Mit dem linken Arm zur rechten Fußaußenseite drehen, rechter Arm geht nach oben und Blick nach unten.

Upper Push (Oberkörperdruck)

Bent Press

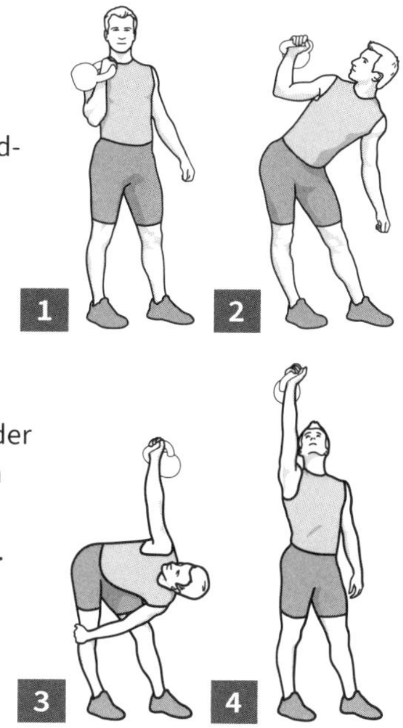

1. Aufrecht in der Rack-Position stehen. Also, die Kettlebell mit gebeugtem Arm auf Schulterhöhe halten. Die Kugel zeigt dabei nach außen, die Handinnenfläche nach innen. Die Ellbogen liegen eng am Torso an.
2. Die Kettlebell mit gebeugtem rechten Arm nach hinten nehmen, sodass der Oberarm auf dem Lat aufliegt. Der Unterarm ist senkrecht, die Knöchel zeigen zur Decke. Die Hand bleibt während der ganzen Übung exakt auf dieser Höhe.
3. Nun den Oberkörper nach unten beugen, das Gesäß bewegt sich dabei nach hinten. Da die Faust immer auf derselben Höhe bleibt, streckt sich der Arm beim Runtergehen. Mit der freien Hand oder dem freien Arm auf den Oberschenkel abstützen und für mehr Stabilität in Richtung Knie gleiten. Die Beine können dabei leicht gebeugt sein. Der Blick folgt der Kettlebell.
4. Sobald der Arm komplett gestreckt ist, den gesamten Körper mit gestrecktem Arm aufrichten. Der Arm ist nun gerade über dem Kopf ausgestreckt, wie bei der Military Press. Anschließend die Kettlebell vorsichtig wieder in die Rack-Position sinken lassen.

Bottom-up Press

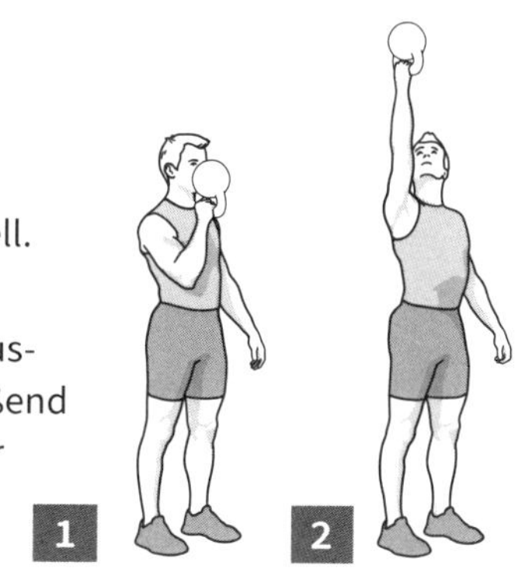

1. Aufrecht stehen und die Kettlebell fest in einer Hand halten, wenn nötig Kreide für besseren Halt verwenden. Die Kettlebell zeigt dabei mit der Kugel nach oben, der Arm ist angewinkelt mit dem Blick auf die Kettlebell. Den Griff verstärken, damit die Kettlebell nicht kippen kann.
2. Einatmen, Bauch und Gesäß fest anspannen. Den Arm nun nach oben ausstrecken. Die Luft anhalten, bis der schwerste Punkt vorbei ist. Anschließend mit einem »Tzz« scharf ausatmen. Der Blick ruht die gesamte Zeit auf der Kettlebell, um rechtzeitig zu reagieren, falls sie kippen sollte.

Windmill

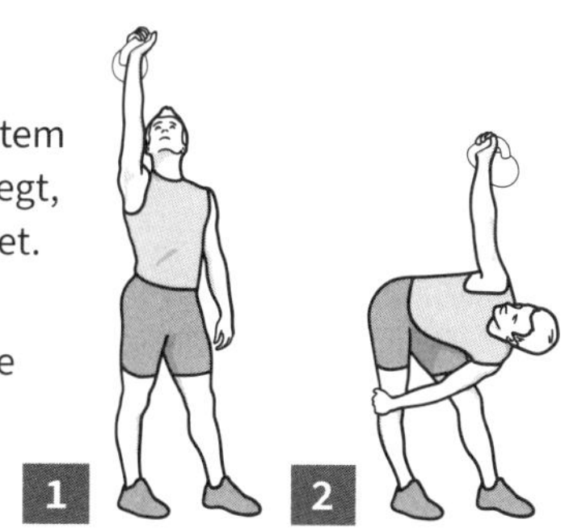

1. Aufrechten Stand einnehmen und die Kettlebell in einer Hand mit gestrecktem Arm über dem Kopf halten. Mit dem Bein, das gegenüber der Kettlebell liegt, einen Schritt nach vorne gehen. Der Blick ist immer zur Kettlebell gerichtet.
2. Schiebe nun die Hüfte so weit wie möglich nach hinten und beuge mit gestreckten Beinen den Oberkörper nach vorne. Der Rücken bleibt gerade und die freie Hand geht zum Knie des gegenüberliegen Beins. Kurz in der Position bleiben und mit der Kraft des Rumpfes wieder aufrichten.

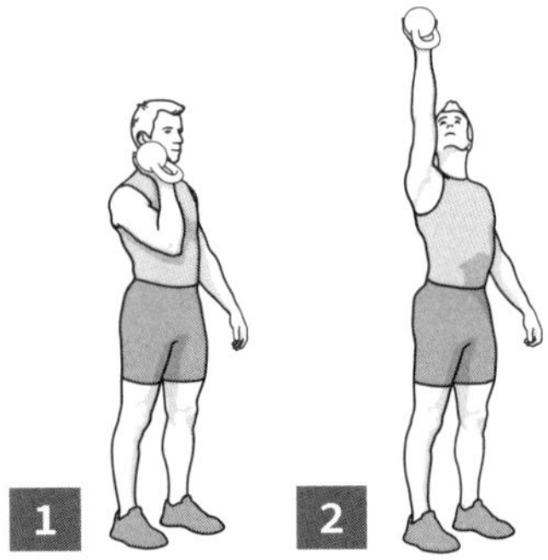

Cannonball Press

1. Die Kugel der Kettlebell so in der Handfläche platzieren, dass der Griff den Arm entlang nach unten zeigt.
2. Einatmen, Bauch und Po anspannen. Die Luft anhalten, bis der schwerste Punkt vorbei ist. Anschließend mit einem scharfen »Tzz« ausatmen und die Kugel nach oben drücken.

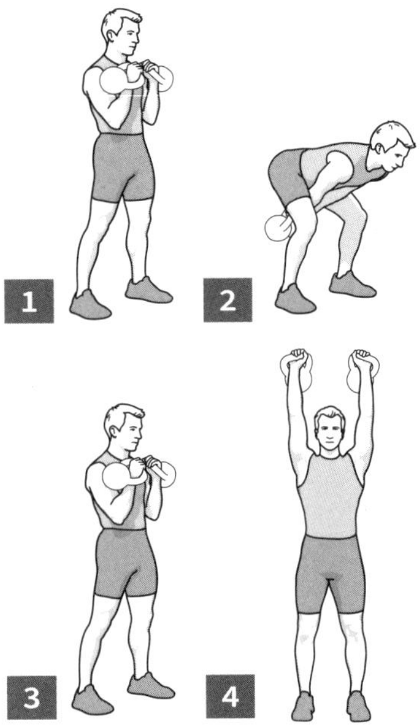

Double Clean und Press

1. Beide Kettlebells mit gebeugten Armen vor der Brust in der Rack-Position halten.
2. Bei der Abwärtsbewegung vom Clean mit geradem Rücken zwischen den Beinen nach hinten pendeln.
3. Kugeln wieder in die Rack-Position (Ausgangsposition) bringen.
4. Einatmen, Bauch und Po anspannen. Die Luft anhalten, bis der schwerste Punkt vorbei ist. Anschließend mit einem scharfen »Tzz« ausatmen und die Kettlebells nach oben drücken. Die Knöchel zeigen dabei immer zur Decke, um Stabilität in den Handgelenken zu gewährleisten.

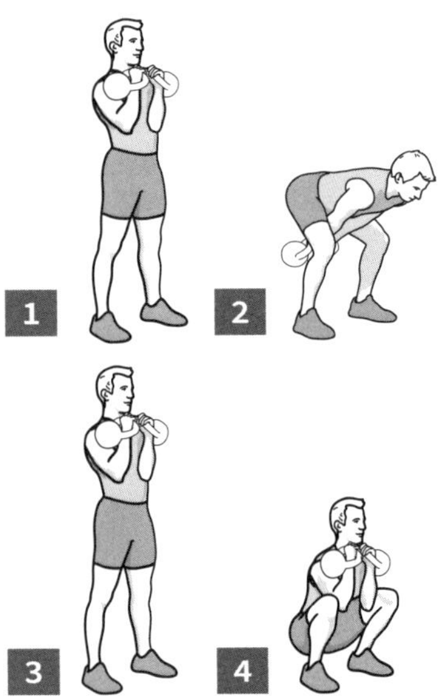

Double Clean und Double Front Squat

1. Beide Kettlebells mit gebeugten Armen vor der Brust in der Rack-Postition halten.
2. Bei der Abwärtsbewegung vom Clean die Kettlebells, mit geradem Rücken zwischen den Beinen nach hinten pendeln.
3. Kugeln wieder in die Ausgangsposition bringen (Rack-Position). Einatmen, Po und Bauch anspannen. Luft anhalten.
4. Nun mit geradem Rücken die Beine so tief beugen wie möglich. Anschließend die Beine wieder strecken. Wenn der schwerste Punkt vorbei ist, mit einem »Tzz« ausatmen.

Double Press

1. Die Kettlebells mit gebeugten Armen vor der Brust halten (Rack-Position).
2. Einatmen, Bauch und Po anspannen. Die Luft anhalten, bis der schwerste Punkt vorbei ist. Anschließend mit einem scharfen »Tzz« ausatmen und die Kettlebells nach oben drücken. Die Knöchel zeigen dabei immer zur Decke, um Stabilität in den Handgelenken zu gewährleisten. In der oberen Position 1 bis 2 Sekunden halten. Anschließend die Kettlebells kontrolliert zurück in die Ausgangsposition führen.

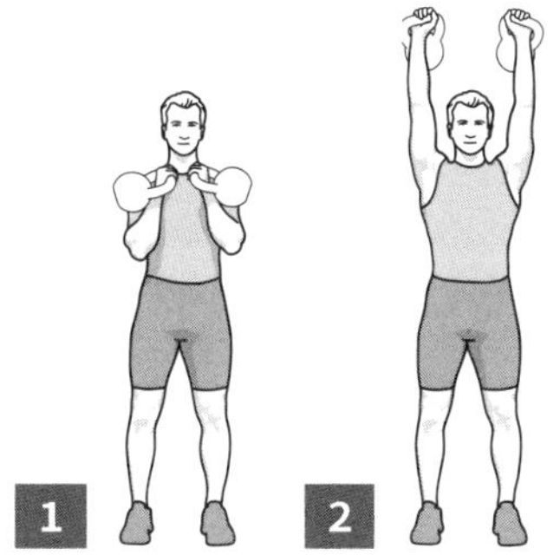

Half Kneeling Press

1. Aufrecht stehen mit der Kettlebell in Rack-Position. Einen Ausfallschritt nach vorne machen und das Knie der Seite, mit der die Kettlebell halten wird, am Boden absetzen. Die Hüfte etwas nach vorne schieben sowie Bauch und Gesäß fest anspannen.
2. Einatmen, Bauch und Po anspannen. Die Luft anhalten, bis der schwerste Punkt vorbei ist. Anschließend mit einem scharfen »Tzz« ausatmen und die Kettlebell nach oben drücken. Die Knöchel zeigen dabei immer zur Decke, um Stabilität in den Handgelenken zu gewährleisten.

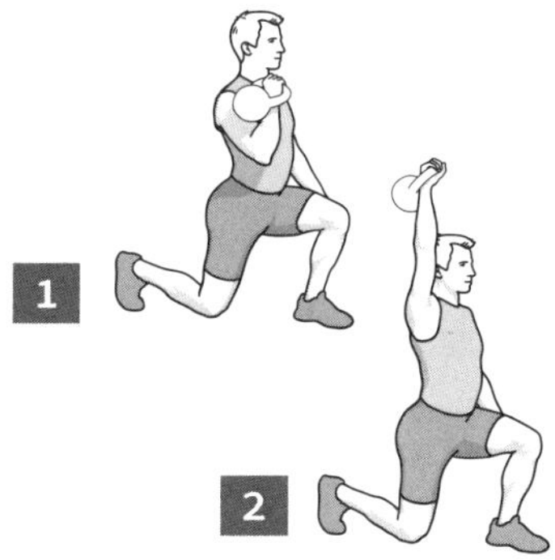

Kick-back

1. Aufrecht stehen, den Oberkörper nach vorne beugen und mit der freien Hand auf dem Bein abstützen. Den Arm mit der Kettlebell beugen, Oberarm möglichst senkrecht, Unterarm zeigt nach unten.
2. Arm schnell nach hinten und oben strecken, Position halten, langsam und kontrolliert absenken.

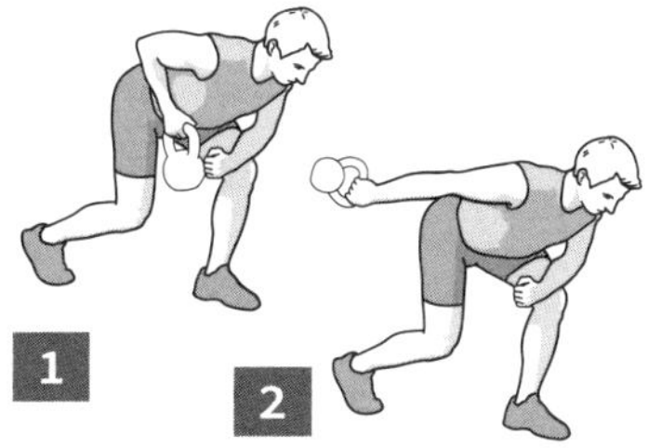

Military Press

1. Im schulterbreiten Stand die Kettlebell mit gebeugtem Arm vor der Brust halten (Rack-Position). Tief einatmen, Luft anhalten. Bauch und Po fest anspannen. Der freie Arm ist unter Spannung, entweder zeigen die Fingerspitzen oder die Faust aktiv zum Boden.
2. Um das Handgelenk stabil zu halten, zeigen die Knöchel der Griffhand zur Decke. Den Arm nach oben ausstrecken, mit einem scharfen »Tzz« ausatmen, sobald der schwerste Punkt vorbei ist. Oben mindestens 1 Sekunde halten.

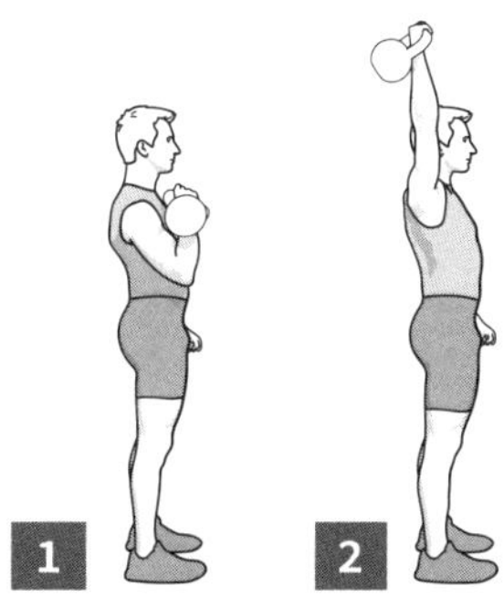

MOBILITY | UPPER PUSH (OBERKÖRPERDRUCK) | UPPER PULL (OBERKÖRPERZUG) | LOWER PUSH (UNTERKÖRPERDRUCK) | LOWER PULL (UNTERKÖRPERZUG) | CORE, CARRIES, GRIP

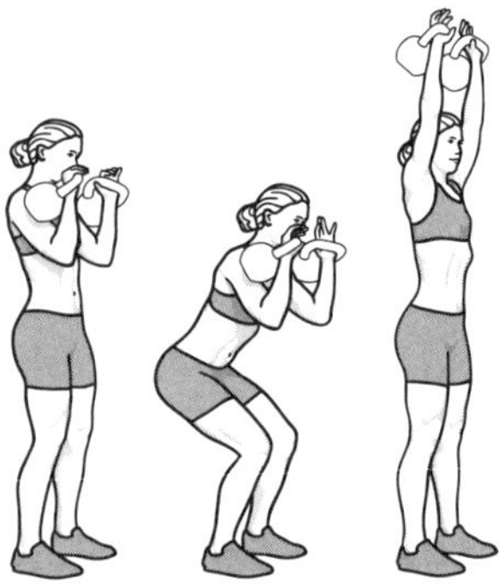

1 2 3

Push Press

1. Aufrechter Stand, die Arme mit den Kettlebells sind angewinkelt, die Kugeln liegen in der Armbeuge (Rack-Position). Kräftig duch die Nase einatmen und den Atem halten. Po und Bauch anspannen.
2. Nun mit einer schnellen, explosiven Bewegung die Knie einknicken und das Gesäß nach hinten schieben. Der Rücken bleibt gerade. Die Hüfte schnellt nun nach vorn und der Kopf nach oben.
3. Erst kurz vor der vollständigen Streckung der Beine verlassen die Hände die Schultern und drücken die Kettlebells nach oben. Anschließend mit einem scharfen »Tzz« ausatmen. Die Knöchel zeigen dabei immer zur Decke, um Stabilität in den Handgelenken zu gewährleisten. In der oberen Position 1 bis 2 Sekunden halten. Anschließend die Kettlebells kontrolliert zurück in die Ausgangsposition führen.

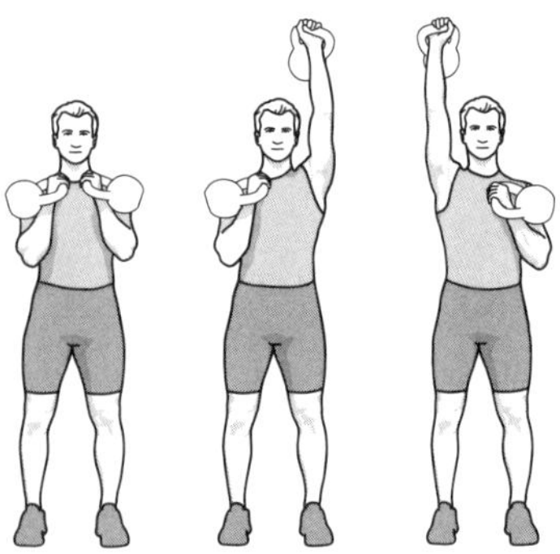

1 2 3

Seasaw Press

1. Aufrechter Stand, die Arme mit den Kettlebells sind angewinkelt, die Kugeln liegen in der Armbeuge (Double Rack-Position).
2. Ein Arm wie bei der Military Press nach oben ausstrecken. Der andere Arm bleibt in der Rack-Position angewinkelt. Dieser wird genutzt, um mehr Körperspannung zu erzeugen, indem die Faust in die Schulter gedrückt wird und der Ellenbogen fest an der Schulter zieht.
3. Den Arm wieder in Rack-Position senken und den anderen Arm nach oben strecken.

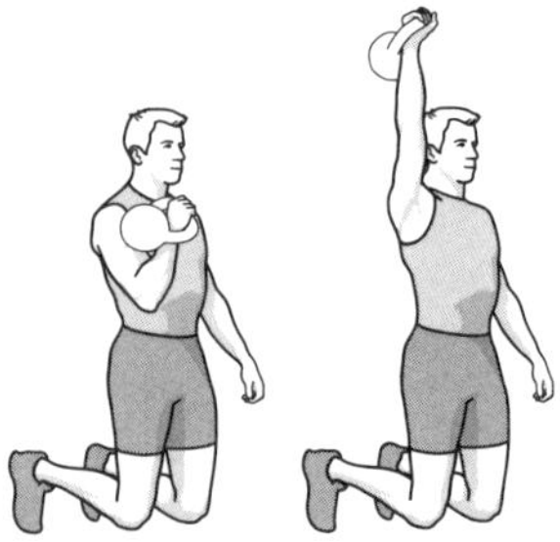

1 2

Tall Kneeling Press

1. Auf dem Boden knien, ein Arm hält eine Kettlebell in Rack-Position. Die Kugel liegt in der Armbeuge. Der freie Arm zeigt kraftvoll nach unten, die Hand ist zur Faust geballt oder die Fingerspitzen weisen aktiv zum Boden. Bauch und Po sind angespannt.
2. Den angewinkelten Arm nach oben ausstrecken. Kontrolliert zurück in Ausgangsposition führen. Es gelten alle Regeln der Military Press.

Turkish Get-up (TGU)

1. Rückenlage, Beine sind aufgestellt. Die linke Hand hält die Kettlebell. Die freie Hand umschließt die Griffhand, der Daumen geht unter den Griffdaumen. Beide Hände drücken die Kettlebell nach oben. Die Kettlebell zur Sicherheit immer im Blick behalten. Die Knöchel der Griffhand zeigen zur Decke.
2. Die freie Hand lässt nun los und legt sich auf die Hüfte. Dabei ruht dann der Ellenbogen auf dem Boden.
3. Rechtes Bein strecken, Hacke auf den Boden drücken und die Zehen zum Schienbein ziehen. Den freien Arm stecken, sodass die Hand auf Hüfthöhe ruht und nicht auf der Hüfte anliegt.
4. Auf den Oberarm stützen, sodass Oberarm, Schultern und der gestreckte Kettlebell-Arm eine Linie bilden. Die Kettlebell eher balanciert als nach oben gedrückt. Die freie Hand bleibt auf ihrer Position. Die Finger zeigen nach hinten.
5. Den aufgestützen Oberarm nun strecken. Wenn du fast gestreckt bist, auf dem Handballen die Finger nach hinten drehen. Nun Hüfte nach oben in eine hohe Brücke schieben.
6. Den rechten Fuß nun vom Boden lösen und das Knie dort platzieren, wo gerade vorher noch dein Gesäß war. Stützhand, Knie und Fuß bilden eine Linie. Das aufgestellte Bein steht im rechten Winkel.
7. Hüfte leicht Richtung Fuß senken, die Stützhand vom Boden lösen, den Oberkörper aufrichten, den Fuß auf dem Knie nach hinten drehen, sodass der Unterschenkel nach hinten und der aufgestellte Oberschenkel in die gewünschte Aufstehrichtung zeigt. Für mehr Gleichgewicht geht der Blick nun weg von der Kettlebell und geradeaus.
8. Gezielt den Po anspannen und in einem Schritt schulterweit aufstehen, die linke Hand mit der Kettlebell zeigt dabei nach oben wie bei der Endposition der Military Press.
9. Nun das Ganze wieder Schritt für Schritt rückwärts ausführen, bis die Ausgangsposition erreicht ist. Bei Schritt 5 die Kettlebell wieder ständig im Blick behalten. Auf dem Rückweg bei Schritt 4 keine hohe Brücke ausführen, sondern gleich dahinsetzen, wo vorher das abgelegte Knie auf dem Boden war. Am Schluss die Kettebell mit dem ganzen Körper auf der Seite drehen, Finger von der Kettlebell lösen. Erst, wenn die Kettlebell auf dem Boden steht, die Seitenlage verlassen.

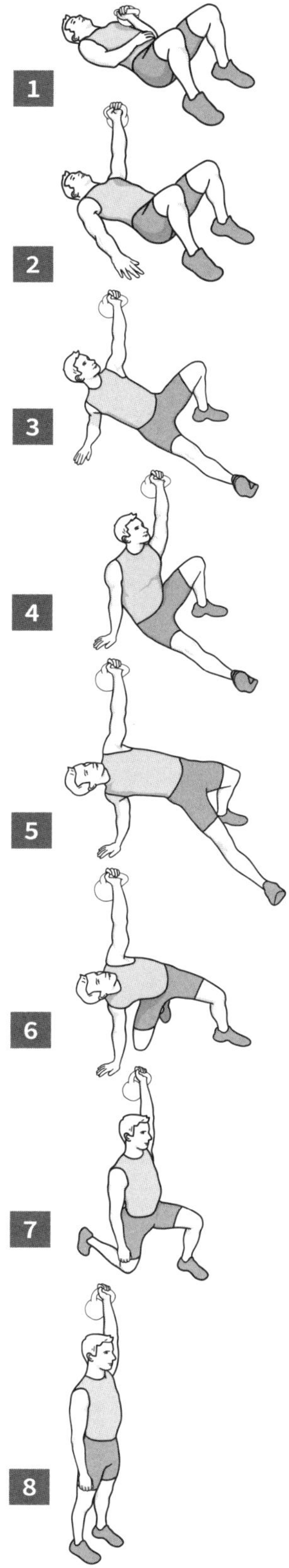

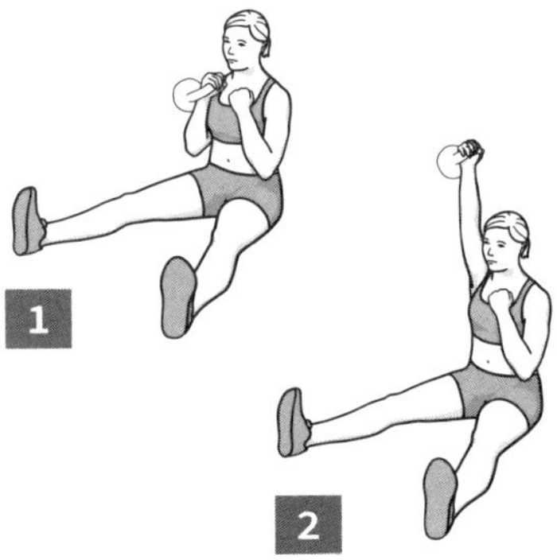

V-Sit Press

1. Auf dem Boden sitzen, Beine v-förmig ausgestreckt, Arme angewinkelt, Bauch angespannt. Der rechte Arm hält die Kettlebell in der Rack-Position, die Kugel liegt in der Armbeuge. Der freie Arm wird ebenfalls in der Rack-Position gehalten und erzeugt Spannung.
2. Um das Handgelenk stabil zu halten, zeigen die Knöchel der Griffhand zur Decke. Den rechten Arm nach oben ausstrecken, mit einem scharfen »Tzz« ausatmen, sobald der schwerste Punkt vorbei ist.

Upper Pull (Oberkörperzug)

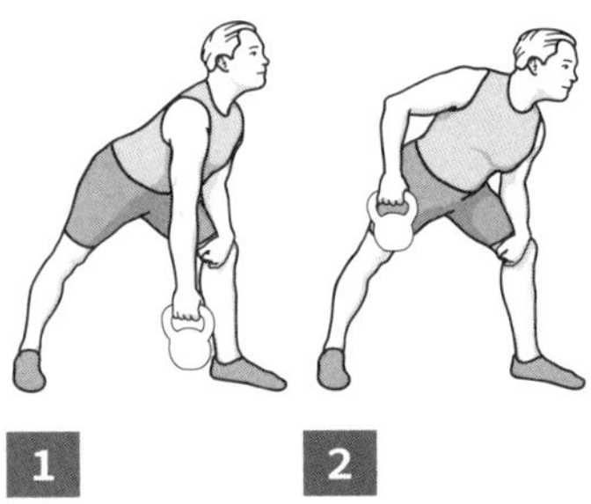

1-Arm Rows (abgestützt)

1. Aufrecht stehen, mit der rechten Hand die Kettlebell greifen und den rechten Fuß etwa 45 Grad nach außen drehen. Das linke Bein einen Schritt nach vorne setzen und leicht beugen. Nun die linke Hand auf dem Oberschenkel abstützen.
2. Mit dem rechten Arm eine Ruderbewegung ausführen: Den Ellbogen nach hinten oben ziehen, der Unterarm zeigt dabei immer zum Boden. Deine Griffhand befindet sich am höchsten Punkt dort, wo normalerweise die vorderen Hosentaschen sind. Langsam über 3 Sekunden den Arm wieder senken. 2 Sekunden die Kettlebell unten halten, um eine Pendelbewegung zu vermeiden.

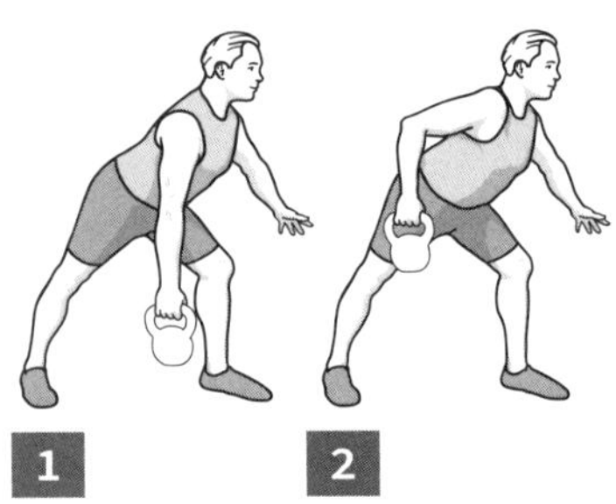

1-Arm Rows (ohne Abstützen)

1. Aufrecht stehen, mit der rechten Hand die Kettlebell greifen und den rechten Fuß etwa 45 Grad nach außen drehen. Das linke Bein einen Schritt nach vorne setzen und leicht beugen. Den linken Arm anspannen und zur Seite austrecken.
2. Mit dem rechten Arm eine Ruderbewegung ausführen: Den Ellbogen nach hinten oben ziehen, der Unterarm zeigt dabei immer zum Boden. Deine Griffhand befindet sich am höchsten Punkt dort, wo normalerweise die vorderen Hosentaschen sind. Langsam über 3 Sekunden den Arm wieder senken. 2 Sekunden die Kettlebell unten halten, um eine Pendelbewegung zu vermeiden

AT-AT-Walks

1. Beginne im Vierfüßlerstand. Greife dabei mit jeder Hand oben am Griff eine Kettlebell und stütze dich darauf ab. Die Knie sind vom Boden abgehoben.
2. Nun die rechte Hand und den linken Fuß nach vorne setzen, anschließend die linke Hand und den rechten Fuß. Vollführe so eine abwechselnde fließende Gehbewegung. In der Regel sind 16-Kilogramm-Kettlebells stabil genug für diese Übung. Bei leichteren wird die Handfläche auf der Kugel platziert und der Griff an der Seite festgehalten.

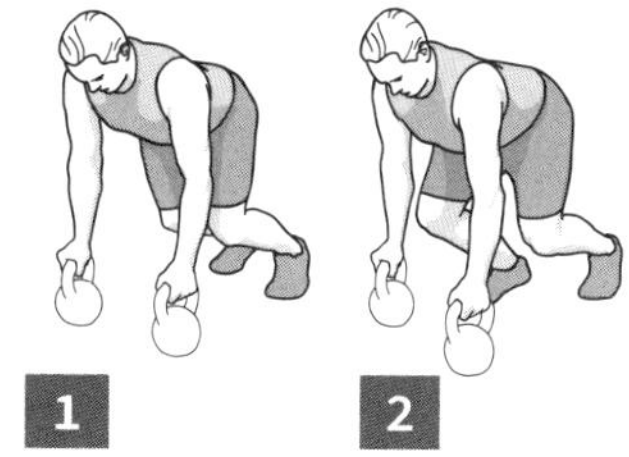

Belt Curls

1. Einen stabilen Gurt (Judo-Gürtel) durch den Griff der Kettlebell führen, im aufrechten Stand je ein Ende greifen. Die Beine sind schulterbreit und die Arme fest am Körper angelegt.
2. Mit festem Griff Arme nun anwinkeln und Kettlebell in einer Curlbewegung nach oben führen. In der Endposition die Daumen nach außen drehen. 3 Sekunden oben halten und über 3 Sekunden absenken.

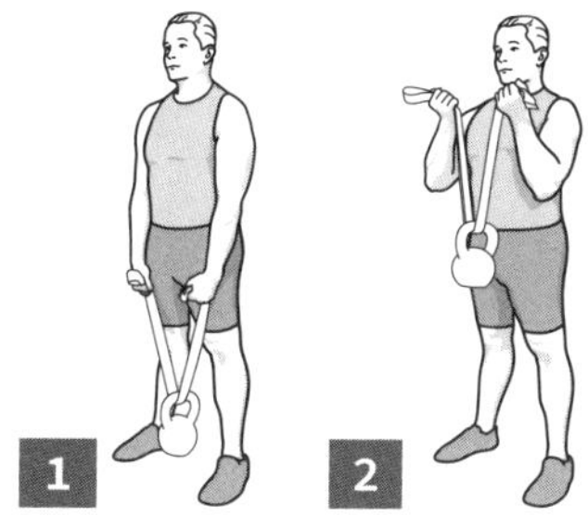

Bat Wings

1. Im aufrechten Stand mit jeder Hand eine Kettlebell greifen. Nun den Oberköper mit geradem Rücken nach vorne neigen. Die Beine sind dabei leicht gebeugt.
2. Nun die Elllenbogen nach hinten oben ziehen. Dabei können diese etwas weiter über den Rücken hinaus zeigen. Die Hände sind in der Endposition auf Höhe der vorderen Hosentasche. Die Schultern bleiben unten und weg von den Ohren. Langsam absenken und 2 Sekunden in der Ausgangspose verweilen.

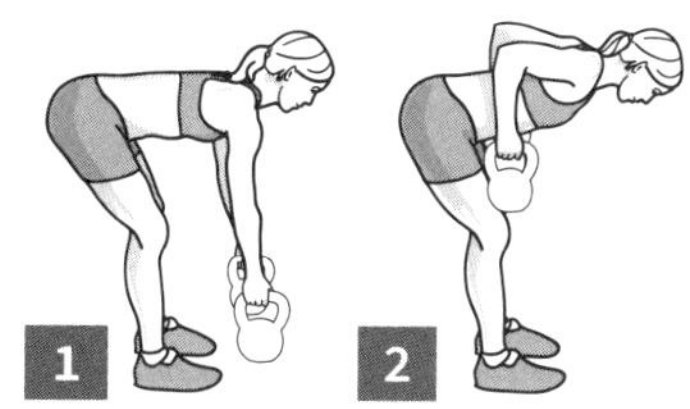

Flat Pull-over

1. In Rückenlage die Beine aufstellen. Die Kettlebell mit beiden Händen am Griff festhalten und mit gestreckten Armen nach oben führen.
2. Die gestreckten Arme nun langsam und kontrolliert über den Kopf hinweg zum Boden führen. Den Bauch dabei anspannen, der Rücken bleibt fest am Boden.

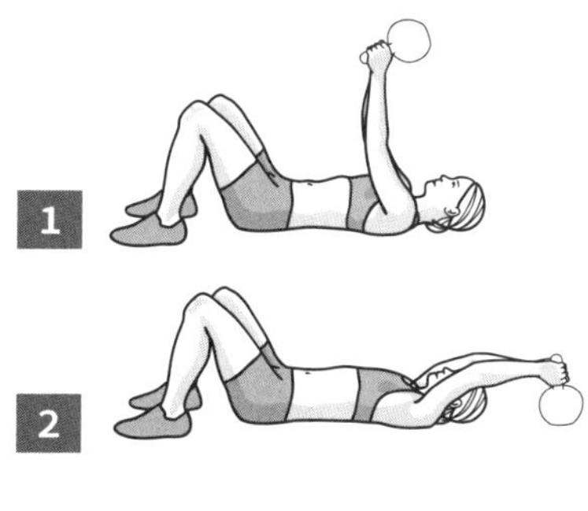

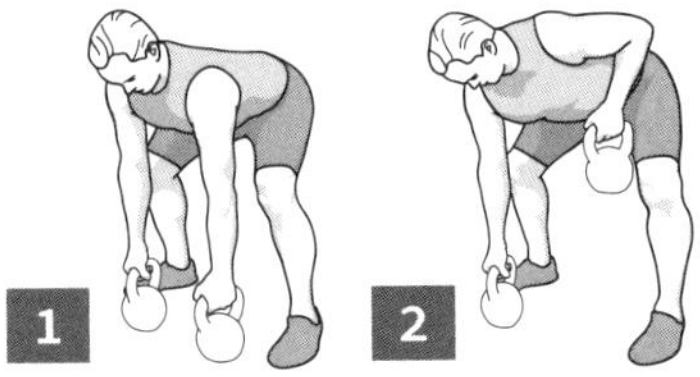

Gorilla Rows

1. Beine breiter als hüftbreit aufstellen und leicht beugen. Nun den Oberkörper nach vorne neigen und auf die schulterbreit aufgestellten Kettlebells greifen. Der Rücken bleibt während der ganzen Übung gerade.
2. Nun das Gewicht auf eine Kettlebell verlagern und darauf abstützen. Der andere Arm zieht die zweite Kettlebell bis zur Hüftbeuge hoch. Die Kettlebell langsam wieder zurückführen, abstützen und die andere vom Boden heben.

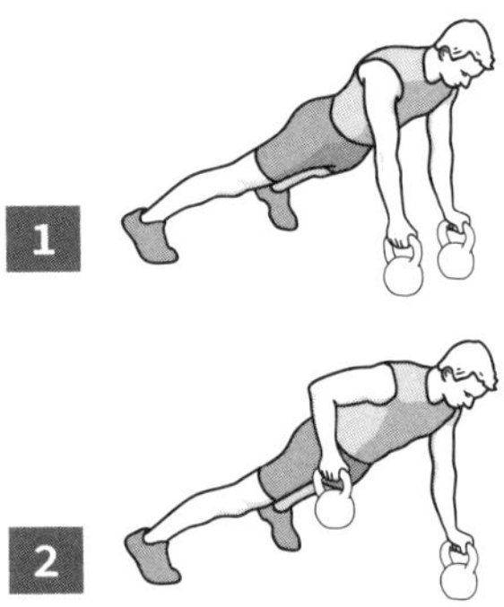

Renegade Rows

1. In der Liegestützposition mit beiden Händen jeweils eine Kettlebell fest greifen und darauf abstützen. Die Kettlebells stabil halten. In der Regel sind ab 16 Kilogramm die Kettlebells stabil genug für die Übung. Bei leichteren Kettlebells die Handfläche auf der Kugel platzieren und den Griff an der Seite festhalten.
2. Den Körper fest anspannen und eine Kettlebell in einer Ruderbegwegung nach hinten oben ziehen. Der Unterarm zeigt dabei die ganze Zeit nach unten. Körper und Blick bleiben gerade nach unten ausgerichtet. Halte Hüfte und Schulter parallel zum Boden. Die Kettlebell dann kontrolliert zurück auf den Boden absetzen, dann Seiten wechseln.

Lower Push (Unterkörperdruck)

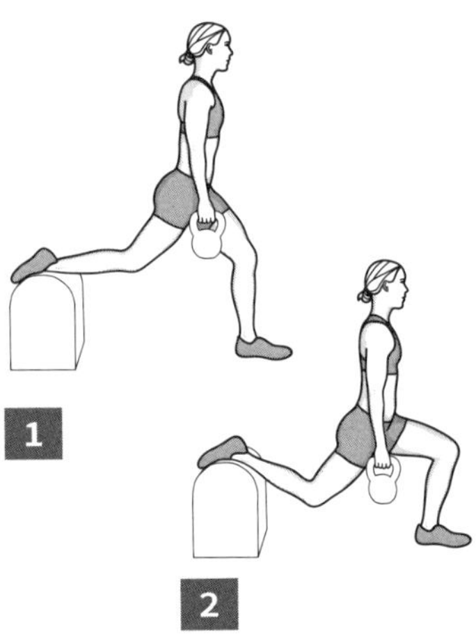

Bulgarian Split Squat

1. Aus dem Stand einen Fuß auf eine stabile Erhöhung (Bank, Hocker oder Ähnliches) ablegen. In jeder Hand befindet sich eine Kettlebell. Spannung im Oberkörper aufbauen, die Schultern zurückziehen und die Brust nach vorne strecken.
2. Standbein kontrolliert beugen, bis das hintere Knie kurz über dem Boden schwebt, dabei möglichst aufrecht im Oberkörper bleiben und die Spannung in den Schultern halten. Das Standbein nun wieder strecken. Um das Knie dabei zu schonen, sollte dieses leicht nach außen gedrückt werden.

Double Front Squat

1. Aufrecht stehen, jede Hand hält eine Kettlebell. Diese in die Rack-Position bringen, die Kettlebells ruhen dabei in der Armebeuge. Spannung im Oberkörper aufbauen. Durch die Nase tief einatmen und den Atem halten.
2. Nun beide Beine beugen und eine Kniebeuge ausführen. Dabei nur so tief gehen, wie der Rücken gerade bleiben kann. Beim Hochkommen die Knie nach außen drücken und unter Spannung halten. Nach dem schwersten Punkt mit einem »Tzz« ausatmen.

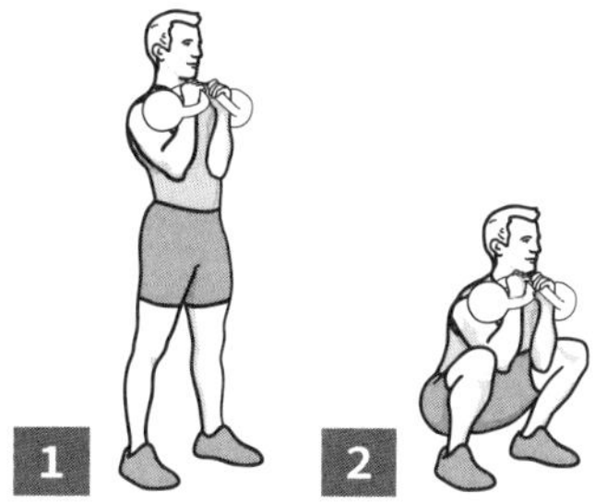

Double Kettlebell Thruster

1. Aufrecht stehen, jede Hand hält eine Kettlebell. Diese in die Rack-Position bringen, die Kettlebells ruhen dabei in der Armebeuge. Spannung im Oberkörper aufbauen. Durch die Nase tief einatmen und den Atem halten.
2. Die Beine beugen und mit geradem Rücken in die Hocke gehen. Nun explosionsartig die Beine strecken und aufrichten. Die Arme berühren so lange die Schulter, bis die Beine fast komplett gestreckt sind.
3. Die Arme schnell nach oben ausstrecken und mit einem scharfen »Tzz« ausatmen, sobald der schwerste Punkt vorbei ist. Um das Handgelenk stabil zu halten, zeigen die Knöchel der Griffhand zur Decke.

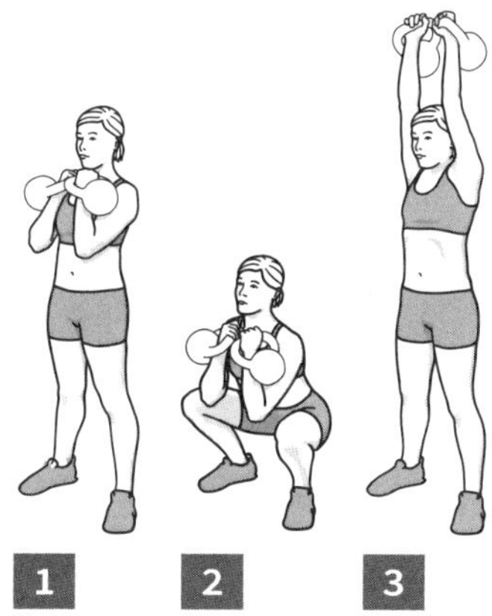

Front Squat

1. Aufrecht stehen und in einer Hand die Kettlebell halten. Diese in Rack-Position bringen. Spannung im Oberkörper aufbauen. Den freien Arm nach vorne ausstrecken und ebenfalls unter Spannung halten. Durch die Nase tief einatmen und den Atem halten.
2. Nun die Beine beugen und eine Kniebeuge ausführen. Dabei nur so tief gehen, wie der Rücken gerade bleiben kann. Beim Hochkommen die Knie nach außen drücken und unter Spannung halten. Nach dem schwersten Punkt mit einem »Tzz« ausatmen.

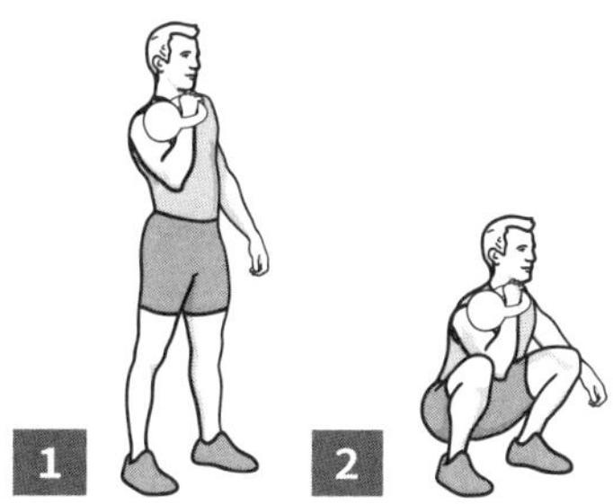

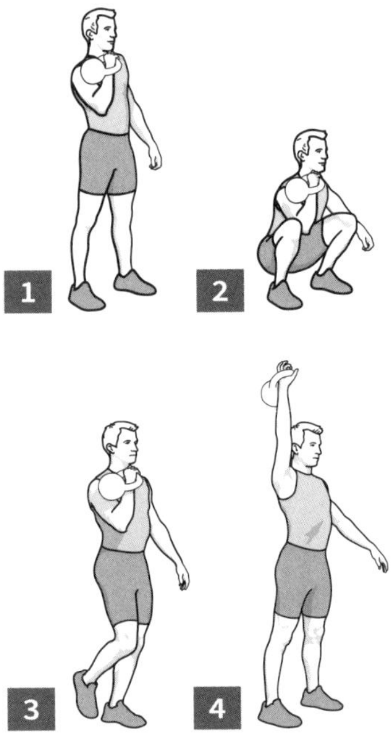

Front Squat + Schritt vor + Press + Schritt zurück

1. Aufrecht stehen und in einer Hand die Kettlebell halten. Diese in Rack-Position bringen. Spannung im Oberkörper aufbauen. Den freien Arm nach vorn unten ausstrecken und ebenfalls unter Spannung halten. Durch die Nase tief einatmen und den Atem halten.
2. Nun die Beine beugen und eine Kniebeuge ausführen. Dabei nur nur tief gehen, wie der Rücken gerade bleiben kann. Beim Hochkommen die Knie nach außen drücken und unter Spannung halten. Nach dem schwersten Punkt mit einem »Tzz« ausatmen. Wieder stabil und groß werden.
3. Einen kontrollierten Schritt nach vorne gehen, den anderen Fuß nachziehen und in der Rackposition stehen bleiben.
4. Nun die Kettlebell in einer Military Press nach oben drücken. Anschließen den Arm wieder senken und die Kettlebell in Rack-Position bringen. Nun einen Schritt zurück in die Ausgangsposition gehen.

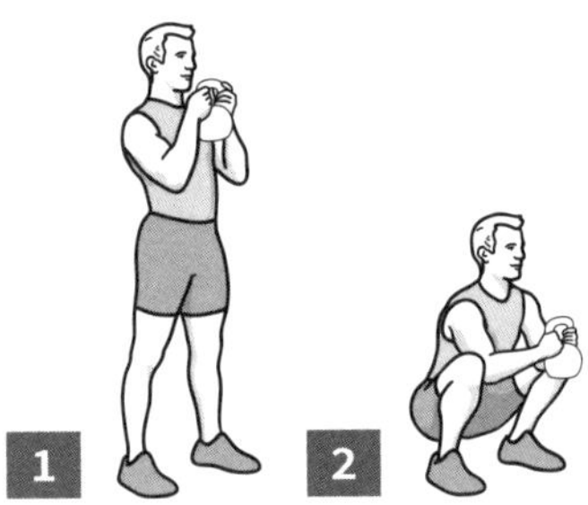

Goblet Squat

1. Einen aufrechten Stand einnehmen. Die Arme anwinkeln, die Kettlebell befindet sich vor dem Brustkorb.
2. Nun die beide Beine beugen und eine Kniebeuge ausführen. Dabei nur so tief gehen, wie der Rücken gerade bleiben kann. Die Ellenbogen gegen die Knie pressen und die Kettlebell während der Kniebeuge als Kontergewicht ebenfalls senken, bis sich die Unterarme parallel zum Boden befinden. Anschließend wieder mit geradem Rücken nach oben kommen.

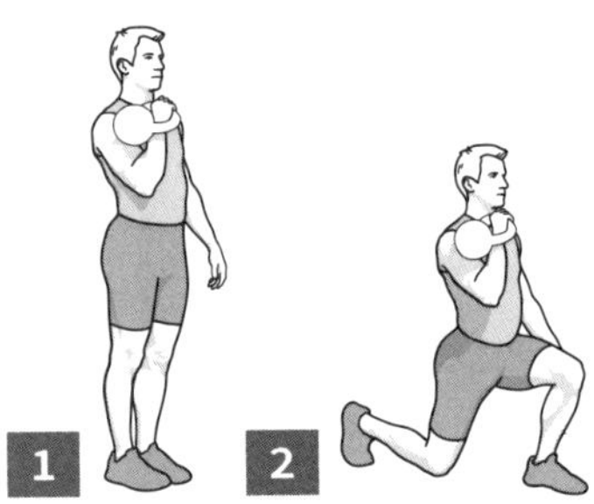

Rack Lunges

1. Einen aufrechten Stand einnehmen, die Kettlebell liegt in der Rack-Position in der Armbeuge.
2. Nun Spannung im gesamten Körper aufbauen und mit einem Bein einen Ausfallschritt nach vorne ausführen. Mit dem Bein wieder zurück in die Ausgangspositon gehen. Die Kettlebell bleibt die ganze Zeit in der Rack-Position. Anschließen mit dem anderen Bein nach vorne wiederholen.

Walking Lunges Kettlebell in Rack-Position

1. Einen aufrechten Stand einnehmen, die Kettlebell liegt in der Rack-Position in der Armbeuge.
2. Nun Spannung im gesamten Körper aufbauen und mit einem Bein einen Ausfallschritt nach vorne ausführen.
3. Das vordere Bein wieder strecken und anschließend mit dem hinteren Bein einen Ausfallschritt nach vorne machen. So abwechselnd fortschreiten.

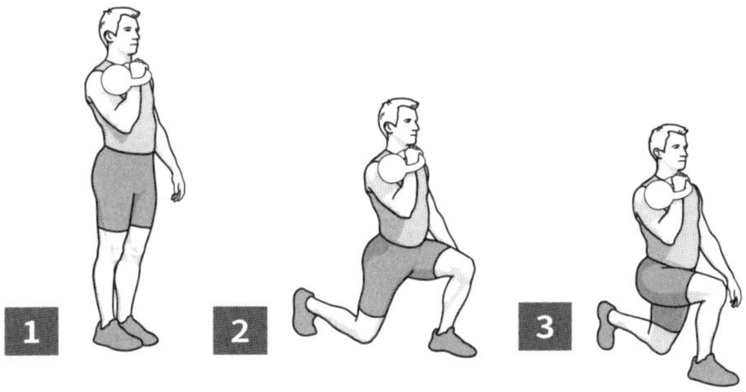

Walking Double Kettlebell Rack Lunges

1. Einen aufrechten Stand einnehmen, die Kettlebells liegen in der Rack-Position in der Armbeuge.
2. Nun Spannung im gesamten Körper aufbauen und mit einem Bein einen Ausfallschritt nach vorne ausführen.
3. Das vordere Bein wieder strecken und anschließend mit dem hinteren Bein einen Ausfallschritt nach vorne machen. So abwechselnd fortschreiten.

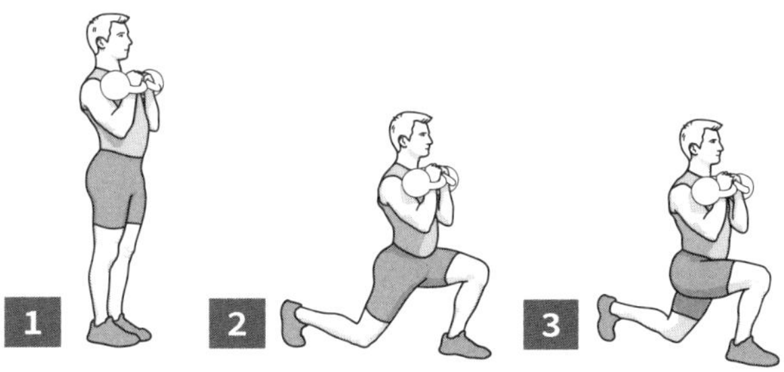

Lower Pull (Unterkörperzug)

Startposition für alle ballistischen Kettlebell-Übungen: Swing, Clean, Snatch

1. Die Kettlebell liegt etwa eine Armlänge vor den Füßen auf dem Boden.
2. Aus dem aufrechten Stand die Kettlebell greifen, den Griff um 45 Grad zum Körper kippen. Die Schultern sind hinten und unten. Die Kettlebell heranziehen, bis die Knie über den Fußgelenken stehen.
3. Die Kettlebell greifen und durch die Beine nach hinten oben führen. Schultern halten die Position (nicht nach unten ziehen lassen), bis die Kettlebell auf dem hintersten und höchsten Punkt ist.
4. Die Hüfte explosiv nach vorne schieben und den Kopf nach oben strecken. Der Kopf geht zur Decke, dabei nicht die Wirbelsäule nach hinten durchbiegen. Die Arme halten die Kettlebell nur fest. Der Schwung für die Höhe kommt aus der Hüfte.

Swing: Arme kommen auf Schulterhöhe (wer versucht höher zu schwingen, biegt sich meist nur nach hinten durch!)

Clean: Beim Setup ist der Griff der Kettlebell wie die Wirbelsäule ausgerichtet (Hammergriff). Wenn du den Hammergriff während der ganzen Ausführung beibehalten kannst, schmiegt sich die Kettlebell meist angenehmer an die Schulter. Beim Aufrichten wird der Arm schnell gebeugt, der Ellenbogen bleibt jedoch eng an der Hüfte. Wenn der Ellenbogen sich vom Torso entfern, kann die Kettlebell auf den Arm oder die Schulter knallen.

Snatch: Kettlebell wird relativ eng am Körper hochgezogen. Kurz vor der obersten Position den Griff an der Kugel vorbei nach oben schieben. So klappt die Kettlebell oben nicht um und schlägt schmerzhaft gegen den Unterarm.

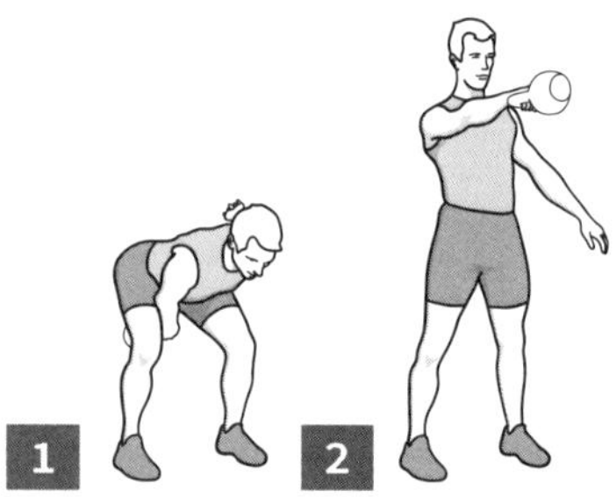

Swings (1-händig)

1. Aufrecht stehen, die Kettlebell am Boden mit einer Hand greifen. Die Schultern nach hinten unten ziehen, die Brust rausstrecken. Kettlebell heranziehen und durch die Beine nach hinten oben anheben. Die Schultern bleiben auf Position.
2. Am höchsten hinteren Punkt der Kettlebell die Hüfte explosiv nach vorne schieben und nur den Kopf nach oben strecken, dabei mit einem »Tzz« scharf ausatmen. Die Kettlebell auf Schulterhöhe schwingen. Die Schulter der Kettlebell-Hand lässt sich nicht nach vorne ziehen. Beide Schultern bleiben wie deine Hüfte ausgerichtet. Stolze Brust halten. Einatmen, während die Kettlebell wieder sinkt. So lange aufrecht bleiben, bis die Ellenbogen den Torso berühren. Anschließend wieder nach hinten klappen und den nächsten Swing initialisieren.

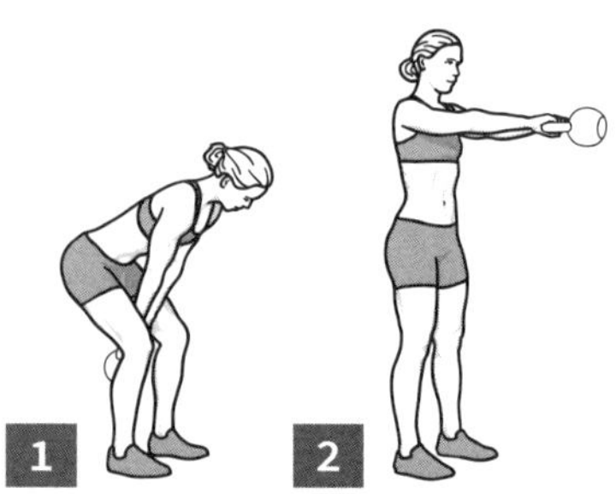

Swings (2-händig)

1. Aufrecht stehen, die Kettlebell am Boden mit beiden Händen greifen. Die Schultern nach hinten unten ziehen, die Brust rausstrecken. Kettlebell heranziehen und durch die Beine nach hinten oben anheben. Die Schultern bleiben auf Position.
2. Am höchsten hinteren Punkt der Kettlebell, die Hüfte explosiv nach vorne schieben und nur den Kopf nach oben strecken, dabei mit einem »Tzz« scharf ausatmen. Die Kettlebell auf Schulterhöhe schwingen. Einatmen, während die Kettlebell wieder sinkt. So lange aufrecht bleiben, bis die Ellenbogen den Torso berühren. Anschließend wieder nach hinten klappen und den nächsten Swing initialisieren.

Alternating Swings

1. Im aufrechten Stand mit einer Hand die Kettlebell greifen und durch die Beine nach hinten oben führen.
2. Die Hüfte explosionsartig nach vorne schieben und die Kettlebell bis auf Schulterhöhe schwingen. Die freie Hand schwingt immer auf Höhe der Kettlebell mit, ohne diese zu berühren.
3. Am höchsten Punkt die Kettlebell von der einen in die andere Hand wechseln. Auf eine sichere und saubere Übergabe achten. Bleibe währenddessen aufrecht stehen, die Schultern bleiben unten und die Brust rausgestreckt.

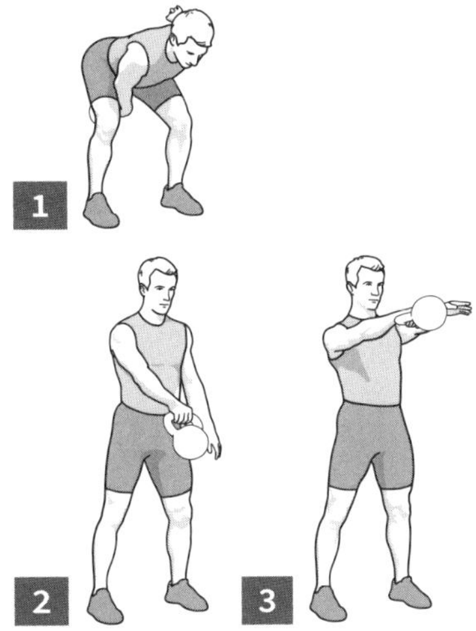

Banded Swings (2-händig)

1. Ein Gummiband am Griff der Kettlebell befestigen und mit beiden Füßen am Boden fixieren. Kettlebell mit beiden Händen greifen und zwischen den Beinen durchführen und nach hinten oben anheben.
2. Explosiv die Hüfte nach vorne strecken und Kopf nach oben aufrichten. Dieser Schwung bringt die Kettlebell trotz Gummiband auf Schulterhöhe. Da das Gummiband die Kettlebell abrupt abbremst, kann die Kugel der Kettlebell in der oberen Position nach oben zeigen. So lange aufrecht bleiben, bis die Ellenbogen den Torso berühren.
3. Anschließend wieder nach hinten klappen und den nächsten Schwung initialisieren.

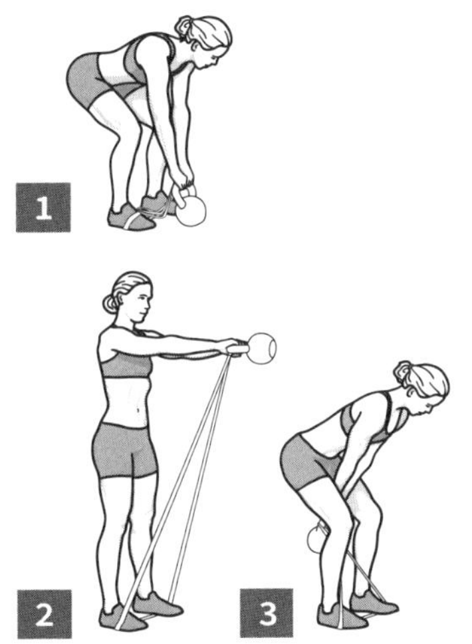

Clean

1. Einen aufrechten Stand einnehmen, die Kettlebell liegt in der Rack-Position in der Armbeuge. Nun Spannung im Oberkörper aufbauen. Der freie Arm ist nach unten gestreckt und baut ebenfalls Spannung auf. Der Ellenbogen bleibt in Kontakt mit dem Unterkörper. Nun die Kettlebell zwischen den Beinen hindurch nach hinten führen. Der Griff bleibt dabei senkrecht wie ein Hammer, der Rücken gerade und der Blick ist nach vorne gerichtet.
2. Die Hüfte nach vorne schieben und mit dem Kopf voran nach oben ausrichten. Der Ellenbogen bleibt die ganze Zeit im Kontakt

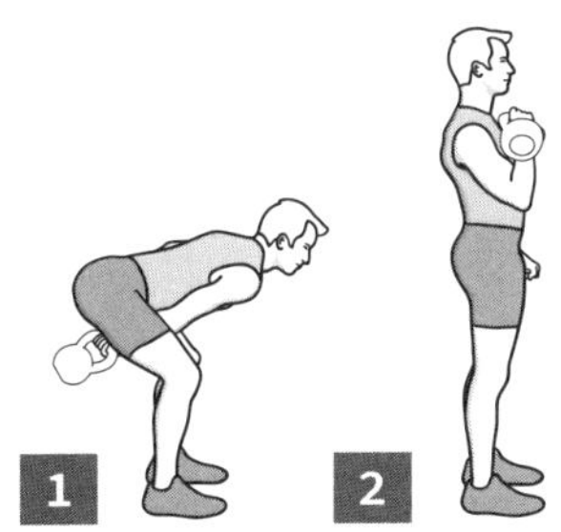

mit dem Körper. Die Kettlebell wird nach oben beschleunigt und kommt so wieder in die Rack-Position.

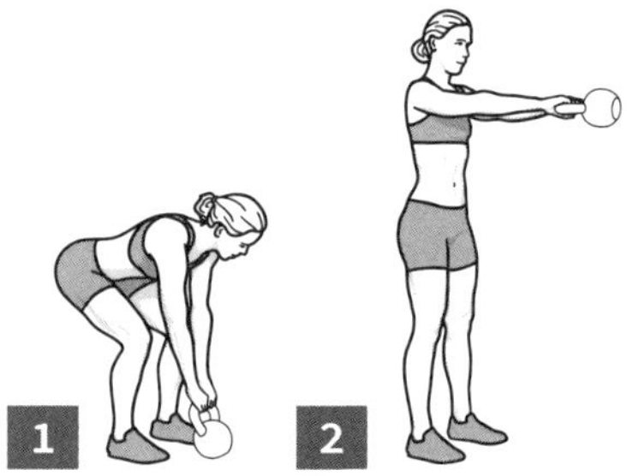

Dead-Stop Swings

1. Aufrecht stehen, die Kettlebell am Boden mit einer Hand greifen. Die Schultern nach hinten unten ziehen, die Brust rausstrecken. Kettlebell heranziehen und durch die Beine nach hinten oben anheben. Die Schultern bleiben auf Position.
2. Am höchsten hinteren Punkt der Kettlebell die Hüfte explosiv nach vorn schieben und nur den Kopf nach oben strecken, dabei mit einem »Tzz« scharf ausatmen. Die Kettlebell auf Schulterhöhe schwingen. Einatmen, während die Kettlebell wieder sinkt. So lange aufrecht bleiben, bis die Ellenbogen den Torso berühren. Dann wieder die Hüfte nach hinten schieben. Anstatt gleich den nächsten Schwung zu initiieren, die Kettlebell auf Fußhöhe abstellen. Aufrichten und wieder von vorne starten.

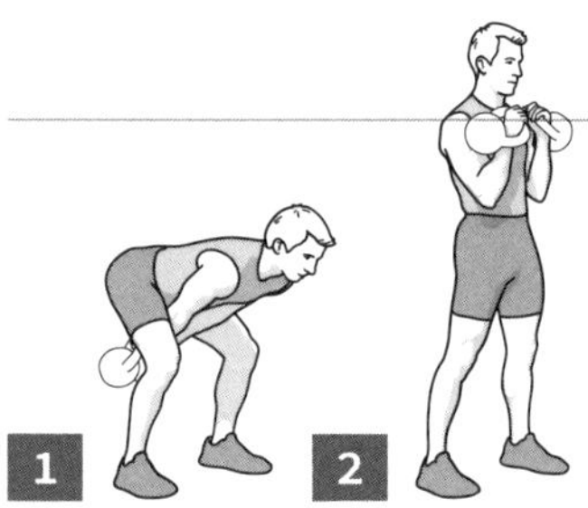

Double Clean

1. Einen aufrechten Stand einnehmen, die Kettlebells liegen in der Rack-Position in den Armbeugen. Nun Spannung im Oberkörper aufbauen. Die Ellenbogen bleiben in Kontakt mit dem Unterkörper. Nun die Kettlebells zwischen den Beinen hindurch nach hinten führen. Der Griff bleibt dabei senkrecht, der Rücken gerade und der Blick ist nach vorne gerichtet.
2. Die Hüfte nach vorne schieben und mit dem Kopf voran nach oben ausrichten. Der Ellenbogen bleibt die ganze Zeit im Kontakt mit dem Körper. Die Kettlebells werden nach oben beschleunigt und kommen so wieder in die Rack-Position.

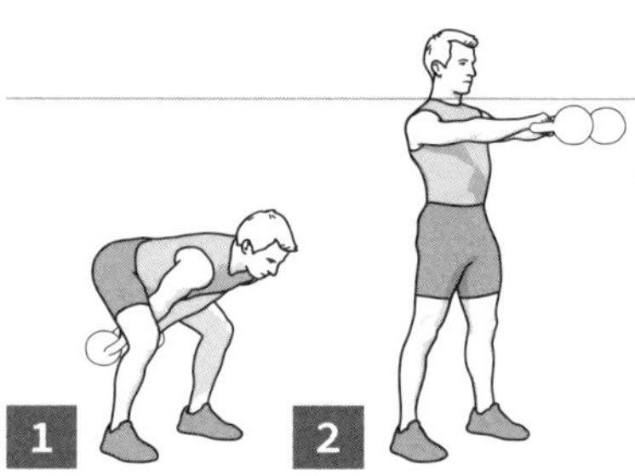

Double Swings

1. Aufrecht stehen, die zwei Kettlebells am Boden mit den Händen greifen. Die Schultern nach hinten unten ziehen, die Brust rausstrecken. Kettlebells heranziehen und durch die Beine nach hinten oben anheben. Die Schultern bleiben auf Position.
2. Am höchsten hinteren Punkt der Kettlebell die Hüfte explosiv nach vorn schieben und nur den Kopf nach oben strecken, dabei mit einem »Tzz« scharf ausatmen. Die Kettlebell auf Schulterhöhe schwingen. Einatmen, während die Kettlebell wieder sinken. So

lange aufrecht bleiben, bis die Ellenbogen den Torso berühren. Anschließend wieder nach hinten klappen und den nächsten Schwung initialisieren.

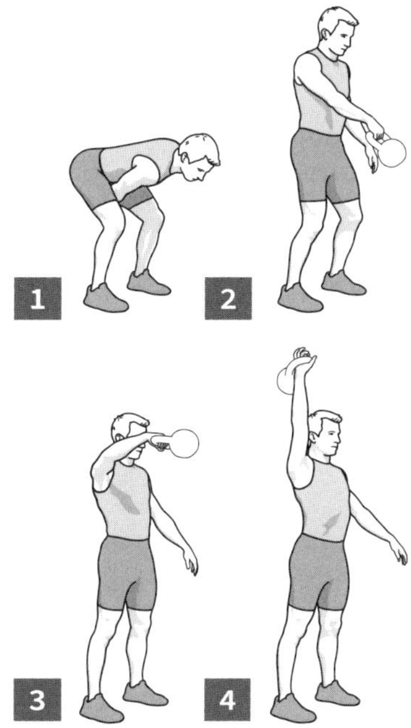

Snatch

1. Aufrecht stehen, die Kettlebell am Boden mit einer Hand greifen. Die Schultern nach hinten unten ziehen, die Brust rausstrecken. Kettlebell heranziehen und durch die Beine nach hinten oben anheben. Die Schultern bleiben auf Position.
2. Am höchsten hinteren Punkt der Kettlebell die Hüfte explosiv nach vorne schieben und nur den Kopf nach oben strecken. Der Arm bleibt dabei relativ nah am Körper.
3. Sobald die Kettlebell auf Augenhöhe ist, den Griff an der Kugel vorbei nach oben schieben.
4. Wenn die Kettlebell an ihrem höchsten Punkt ist, entspricht das der Endpose der Military Press. Du kannst die Hand offen oder geschlossen haben. In beiden Fällen zeigen die Knöchel zur Decke. Die Kettlebell anschließend wieder dicht am Körper herunterführen.

Core, Carries, Grip

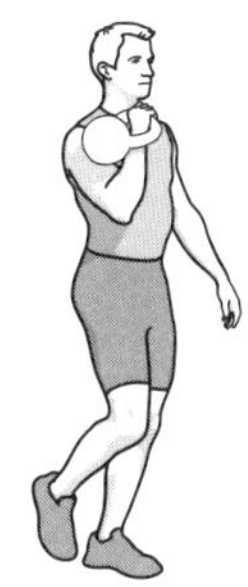

Rack Walk

Aufrecht stehen und mit der schwächeren Seite eine Kettlebell in die Rack Position bringen, so dass die Kugel in der Armbeuge liegt. Einen Fuß vor den anderen setzen und aufrecht gehen. Seitenwechsel und dieselbe Distanz/Dauer auf der anderen Seite.

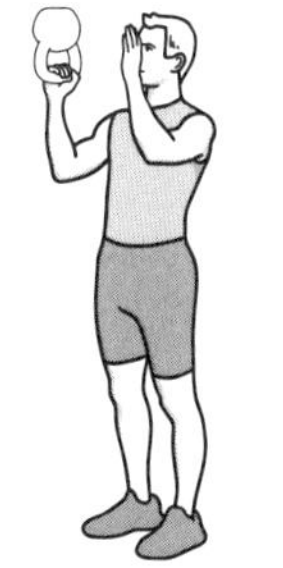

Bottom-up Rack Walk

Die Kettlebell mit einer Hand fest greifen, sodass die Kugel nach oben zeigt und nicht kippt, wenn nötig kannst du Kreide verwenden. Arm gebeut, der Unterarm zeigt nach oben. Die freie Hand neben der Kettlebell halten, um diese im Notfall stabilisieren zu können. Nun den gesamten Torso anspannen und einen Fuß vor den anderen setzen.

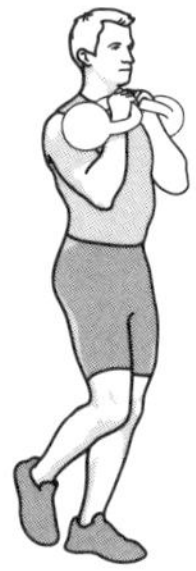

Double Rack Walk

Die Kettlebells mit beiden Händen greifen, Arme vor der Brust anwinkeln, die Kugeln liegen in der Rack-Position in der Armbeuge. Den gesamten Torso anspannen und den Kopf gerade nach oben ausrichten. Kontrolliert einen Fuß vor den anderen setzen.

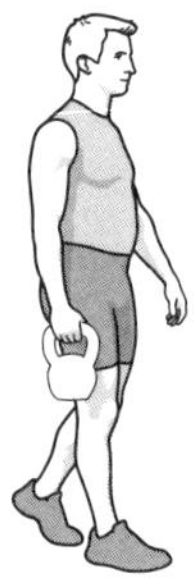

Suitcase Walk

Aufrechter Stand, eine Hand hält eine Kettlebell neben dem Körper. Einen Fuß vor den anderen setzen und gehen. Die Schultern dabei gerade halten und nicht zur Seite mit dem Gewicht absenken. Seitenwechsel und dieselbe Distanz/Dauer auf der anderen Seite. So aufrecht und kontrolliert gehen, dass man von der Körperhaltung nicht sehen kann, in welcher Hand die Kettlebell ist.

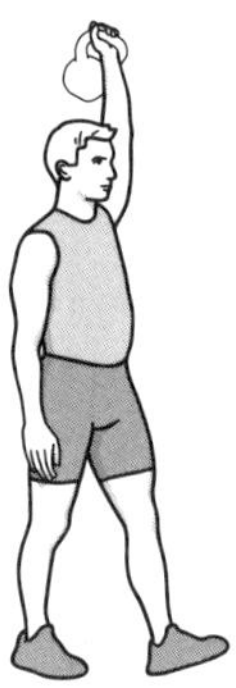

Waiter's Walk

Aufrechter Stand, ein Arm ist mit der Kettlebell nach oben gestreckt, stabiles Handgelenk, Knöchel zeigen zur Decke. Der freie Arm steht unter Spannung. Einen Fuß vor den anderen setzen und kontrolliert schreiten. Seitenwechsel und dieselbe Distanz/Dauer auf der anderen Seite. Stelle die Kettlebell zu deiner Sicherheit ab, falls du oben zu zittern oder schwanken anfängst.

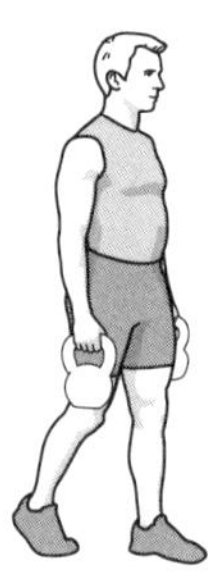

Farmer's Walk

Aufrechter Stand, eine Kettlebell in jeder Hand. Nun kontrolliert einen Fuß vor den anderen setzen.

Handtuch Pinch Walk

Ein 2-mal längs gefaltetes Handtuch durch den Griff der Kettlebell fädeln, die Enden umklappen und beide Handtuchenden mit einer Hand greifen (Daumen auf der einen, die restlichen Finger auf der anderen Seite). Einen Fuß vor den anderen setzen.

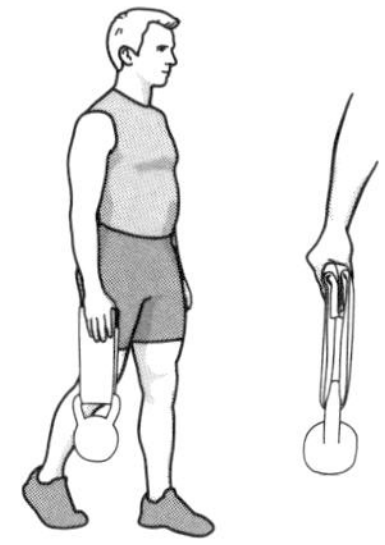

Eagle Claw Pick-ups

1. Beine sind hüftbreit aufgestellt, Kettlebell mit dem Griff etwas vor den Füßen auf den Boden stellen, die Beine beugen. Nun die Kettlebell mit einer Hand so greifen, dass die Kugel nach oben zeigt. Den freien Arm anspannen und zur Seite strecken.
2. Mit geradem, am Körper angelegten Arm aufrichten, wie beim Kreuzheben.

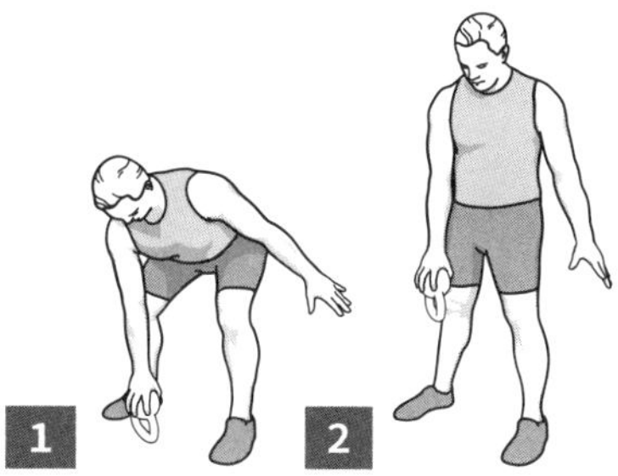

Hardstyle Plank

In der Liegestützposition die Unterarme auf dem Boden ablegen. Die Ellenbogen unter den Schultern platzieren und den Bauch anspannen. Füße hüftbreit auseinander, der Körper bildet eine Linie, Po und Rücken sind angespannt.

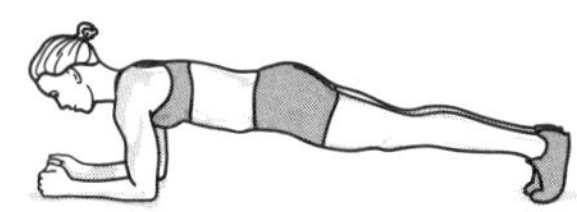

Wrist Turn

1. Im Vierfüßlerstand mit der rechten Hand die Kettlebell greifen, die Kugel zeigt nach oben.
2. Handgelenk nach außen drehen, die Kugel ablegen. Der Unterarm bleibt fest am Boden.
3. Handgelenk nach innen drehen, die Kugel anheben und auf der anderen Seite ablegen.

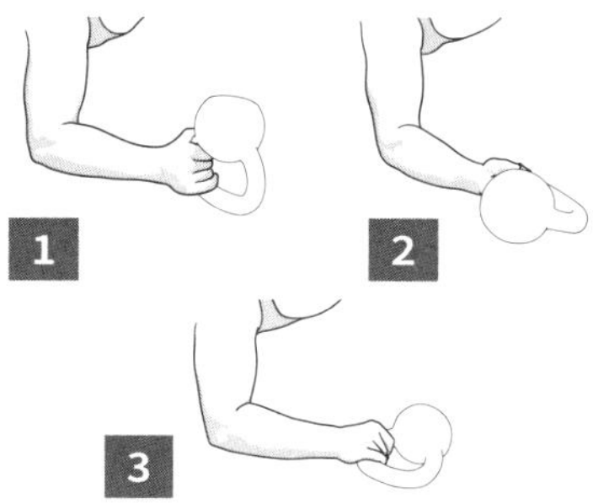

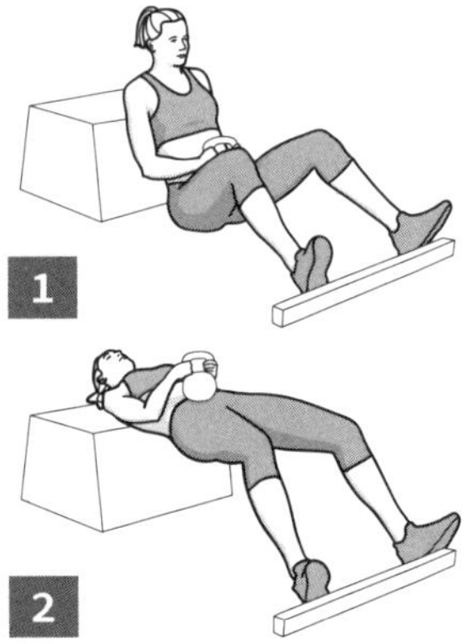

Kettlebell Hip Thrusters

1. Mit angezogenen Beinen an eine Hantelbank anlehnen, die Kettlebell auf den unteren Bauch legen, mit beiden Händen festhalten. Für etwas mehr Komfort ein Kissen oder Handtuch unter die Kettlebell legen.
2. Becken vom Boden abheben, Schultern hinten auf der Bank ablegen. Die Hüfte Richtung Decke strecken und dabei die Knie nach außen drücken.

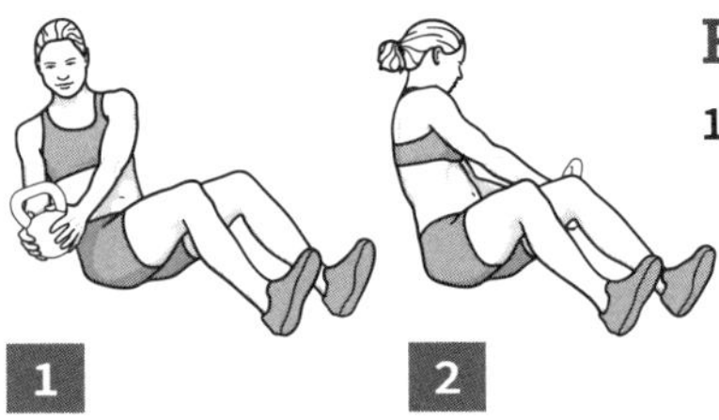

Russian Twist

1. Auf der Matte sitzen und die Beine angewinkelt aufstellen. Beide Hände halten die Kettlebell etwa auf Brusthöhe, der Oberkörper ist etwas nach hinten gelehnt. Oberkörper nach rechts drehen. Die Füße bleiben am Boden. Wenn du die Füsse über dem Boden schweben lässt, wird die Übung schwerer.
2. Zurück zur Mitte und Oberkörper nach links drehen.

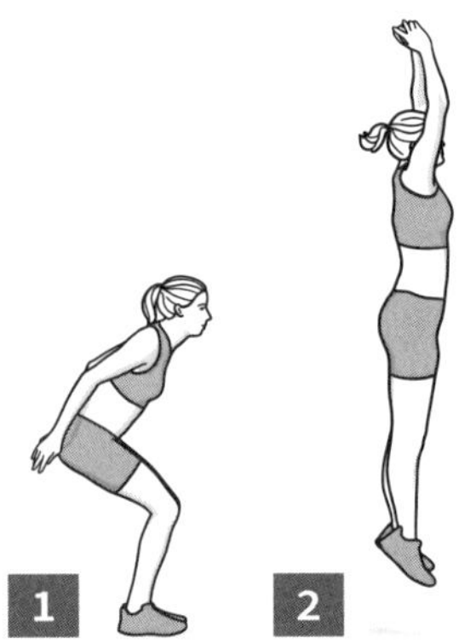

Strecksprung

1. Aufrechter Stand, leicht in die Hocke gehen, die Arme zum Schwungholen leicht nach hinten nehmen.
2. So hoch wie möglich springen, dabei die Arme nach oben führen und möglichst geräuschlos und damit knieschonend landen.

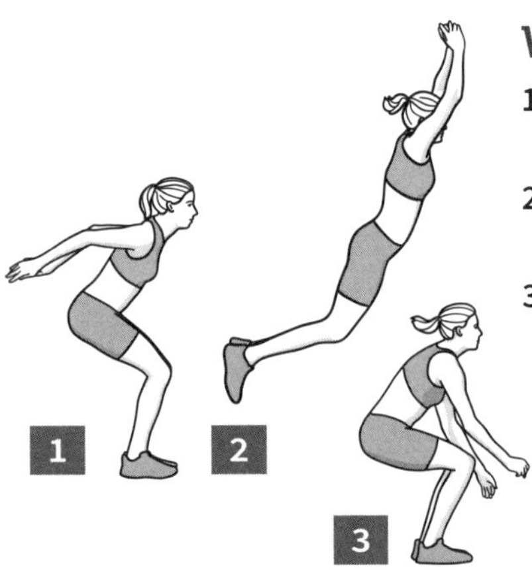

Weitsprung

1. Aufrechter Stand, leicht in die Hocke gehen, die Arme zum Schwungholen leicht nach hinten nehmen.
2. Kraftvoll nach vorne und oben abspringen, dabei die Arme nach vorne mitnehmen.
3. Springe so weit wie möglich. Man gilt als fit, sowie man mindestens seine eigene Körperlänge springen kann.